图表式基础医学复习考试指导丛书

丛书主编　余承高　陈栋梁　秦达念

系统解剖学复习考试指导

丁自海　主编

编者　（以姓氏笔画为序）

丁　炯　教授　南京医科大学
丁自海　教授　南方医科大学
刘恒兴　教授　新乡医学院
佟晓杰　教授　中国医科大学
吴开云　教授　苏州大学医学院
李文春　教授　郧阳医学院
李振中　教授　山东大学医学院
杨桂娇　教授　山西医科大学
汪华侨　教授　中山大学中山医学院
苏海茜　教授　首都医科大学燕京医学院
郑黎明　教授　复旦大学上海医学院
隋鸿锦　教授　大连医科大学
蒋常文　教授　桂林医学院
韩　卉　教授　安徽医科大学
臧卫东　教授　郑州大学医学院

中国协和医科大学出版社

图书在版编目（CIP）数据

系统解剖学复习考试指导／丁自海主编．—北京：中国协和医科大学出版社，2008.10
（图表式基础医学复习考试指导丛书／余承高等主编）
ISBN 978-7-81136-087-5

Ⅰ．系…　Ⅱ．丁…　Ⅲ．系统解剖学-图解　Ⅳ．R322-64

中国版本图书馆CIP数据核字（2008）第152827号

图表式基础医学复习考试指导丛书
系统解剖学复习考试指导

丛书主编： 余承高　陈栋梁　秦达念
主　　编： 丁自海
责任编辑： 陈永生　何海青

出版发行： 中国协和医科大学出版社
（北京东单三条九号　邮编100730　电话65260378）
网　　址： www.pumcp.com
经　　销： 新华书店总店北京发行所
印　　刷： 北京丽源印刷厂

开　　本： 787×1092毫米　1/16开
印　　张： 17.5
字　　数： 400千字
版　　次： 2009年4月第1版　2009年4月第1次印刷
印　　数： 1—5000
定　　价： 32.00元

ISBN 978-7-81136-087-5/R·087

前　言

应中国协和医科大学出版社之邀，我们约请了解剖学界目前工作在教学一线，有丰富教学经验的14位教授，编写了《图表式基础医学复习考试辅导丛书》中的《系统解剖学复习考试指导》分册，经过3个月的通力合作，基本完成任务，希望能对本科医学生的系统解剖学复习效果的提高有所帮助。

系统解剖学内容多，学时少，难以掌握。以图表形式归纳解剖学内容，能使其条理清晰，层次分明，简明扼要，重点突出，是帮助学生复习的一种较好形式。本书主要以柏树令教授主编、人民卫生出版社出版的十一五规划教材《系统解剖学》（第六版），丁自海教授主编、中国科学技术出版社出版的十一五规划教材《人体解剖学》（第二版）和徐达传教授主编、高等教育出版社出版的十一五规划教材《系统解剖学》（第二版）为蓝本，并结合各自的教学经验进行编写的。名词和体质调查数据以科学出版社出版的《解剖学名词》和人民卫生出版社出版的《中国人解剖学数值》为准。每章的内容包括复习重点、名词解释、基本内容复习、试题精选。试题精选包括填空题、选择题、简答题和填图题。试题后附有部分参考答案。考虑到系统解剖学为形态学科，提高学生对图中结构的识别能力非常重要，每一章设有2~3个填图内容，填图题的答案请参照教材相关图谱。

在此我向所有付出辛勤劳动的作者表示谢意。书中的内容可能还会有一些不妥甚至错误，同时教材的内容也在不断变化，希望读者在使用中及时提出批评、意见或建议，以便使其日臻完善。

丁自海

2009年4月于广州

出版说明

为适应我国高等医学教育改革和发展的需要，医学统编教材不断修订，日益完善。本套丛书针对最新版医学统编教材而作。

医学学科教学内容繁多，学时相对较少，学生学习压力大，许多拥有多年教学经验的教师发现：将医学教学内容归纳为图表的形式，简明扼要，重点突出，能够帮助学生更深刻的理解和记忆所学内容、更直观的构建知识体系、更快捷的培养分析与综合能力，是帮助学生学习和复习的一种好方法。

基础医学是医学院校学生首先接触到的医学课程，是学好临床医学课程不可或缺的根基。为了帮助医学生学好各门基础医学课程，我社策划出版了这套丛书，丛书的编者都是来自国内数十所医学院校的工作在教学第一线，具有丰富教学经验的老师们。本丛书按照基础医学科目分为9个分册：生物化学、生理学、病理学、病理生理学、药理学、系统解剖学、组织胚胎学、医学免疫学、医学微生物学。

本丛书以第七版（或最新版）医学本科国家级规划教材为依据，首先介绍了基础医学的复习和考试的方法（名为"漫谈基础医学的复习和考试"）；每册主要内容按照教材的章节顺序对应编写；每章分为4个部分：第一部分列出本章的学习要求，分为掌握、熟悉和了解，帮助学生把握学习重点；第二部分将本章常用名词术语列表做解释；第三部分，将本章的基本内容以总结性图和表的形式进行系统的归纳总结，第四部分，试题精选（包括参考答案），分别设置填空题、选择题（多为A、B、X型题等）、简答题，帮助学生熟悉考试题型，并对本章重点难点与基本知识点做简单回顾与自我检测。

为了节省学生的时间和经费，每一分册均为教材的精要，希望可以给广大医学生提供有益帮助。

中国协和医科大学出版社

目　录

漫谈基础医学课程的复习与考试

基础医学课程大致可分为形态学和机能学两大类。如组织胚胎学、人体解剖学、病理解剖学、微生物学、寄生虫学等可划归为形态学课程；生理学、生物化学、药理学、病理生理学等可划归为机能学课程。学好基础医学对于后续课程的学习和成为一名合格的医务工作者具有十分重要的意义。

一、复习与记忆

每一门基础医学课程的内容都十分丰富。平均课堂教学时间很紧，又常与其他课程交叉进行，因此，学生在每次课讲完后，应及时复习。及时地、有计划地进行复习。往往会获得事半功倍的效果。每门课程学习完毕后，必须经过系统、全面的复习，才能使所学到的知识得到巩固和提高。应当强调的是，复习也是教学中不可忽视的一个重要环节。

复习时，第一步要理解各章节的内容，先把每章的基本知识点的内容搞清楚，然后再掌握其具体细节，这叫做“先抱西瓜，后拣芝麻”；第二步要进行前后联系，做到融会贯通，培养和提高分析、综合能力；第三步要进一步归纳总结，把所学的知识系统化、条理化，掌握基本知识点，这样才能便于记忆。许多学生往往只进行了第一步，仅有较少学生进行第二步和第三步。因此复习记忆的效果较差。

学习形态学课程，在复习时还应注意多看实物标本、切片和图谱，直观、形象的东西容易理解和记忆。

记忆就是把输入到大脑的信息（资料）经过复制、编码而贮存起来，需要时再经过解码而使之再现和读出的过程。记忆术就是要设法使编码有利于今后的索取（解码或回忆）。学习和记忆的方法很多，每个人都有一套自己的学习和记忆的方法。学习基础医学，我们体会到，根据每门课程的内容（资料）的特点对之适当加工，可以提高记忆效果。下面介绍几种学习和记忆的方法供参考，同时，我们希望大家不断摸索和总结适合于自己的学习和记忆的方法，提高学习和记忆的效果。

（一）连续性资料——“穿针引线”法

1. 以事件发生的时间先后顺序为线索，将资料串联起来

［例］生理学——心室肌细胞动作电位产生的机制

先按心室肌细胞动作电位产生的时间过程分为除极期（0 期）和复极期，由于复极期比较复杂，再按其发生的时间顺序发为 1、2、3、4 期，然后分别记忆其产生的机制，如表 1 所示：

表1　心室肌细胞动作电位的产生机制

	电活动分期	历　时	产　生　机　制
除极期	0 期	1 ~ 2ms	刺激使膜除极化达阈电位，快 Na 通道大量开放，Na^+ 迅速内流，0 期末（超射部分）还有 Ca^{2+} 内流的参与。此时 K^+ 外流暂时减弱。
复极化期	1 期（初期快速复极）	10ms 左右	Na^+ 内流停止，K^+ 瞬时外流
	2 期（平台期）	100 ~ 150ms	Ca^{2+}（还有 Na^+）缓慢内流和 K^+ 的外流
	3 期（末期快速复极）	100 ~ 150ms	Ca^+ 内流停止，K^+ 迅速外流
	4 期（静息期）		通过 $Na^+ - K^+$ 泵及 $Na^+ - Ca^{2+}$ 交换机制等使膜内、外离子成分恢复正常

2. 按地点的连续次序记忆

［例］解剖学——输尿管的三个狭窄部位，如表 2 所示：

表2　输尿管

分段	三个狭窄部位
腹　部	第一狭窄：肾盂与输尿管移行处
盆　部	第二狭窄：与髂血管交叉处
壁内部	第三狭窄：穿膀胱壁处

3. 按内在联系和环节记忆

［例］药理学——利尿药作用的生理学基础，尿液的生成是通过肾小球滤过、肾小管和集合管的重吸收及分泌而实现的，利尿药通过作用于肾单位的不同部位而产生利尿作用，如图 1 所示。

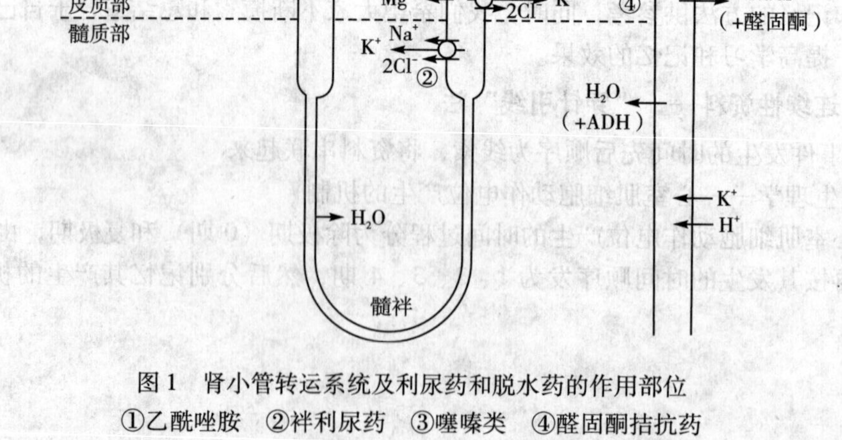

图 1　肾小管转运系统及利尿药和脱水药的作用部位

①乙酰唑胺　②袢利尿药　③噻嗪类　④醛固酮拮抗药

4．“构成因素就是影响因素”

机能课程中，常有一些分析讨论“影响××因素”之类的问题。此时应从构成该事件的因素着手，先列举出构成该事件有哪几项因素，然后假设其他条件不变，逐一分析构成该事件的各项因素发生变化（增强或减弱）时，对该事件造成的影响。

［例］分析影响动脉血压的因素

构成动脉血压的因素是：充足的循环血量是产生动脉血压的前提：外周阻力是产生动脉血压的充分条件：心脏收缩射血（心输出量）是产生动脉血压的必要条件；而心输出量是由心收缩力（每搏输出量）和心率决定的：大动脉的弹性对动脉血压有缓冲作用（“第二心脏”）。因此，影响动脉血压的因素主要有以上五条。然后再根据动脉血压的形成原理逐条推导它们对收缩压、舒张压、脉搏压和平均动脉压的影响（表3）。

表3　各种因素对动脉血压的影响

影响因素	作用				说明
	收缩压	舒张压	脉压	平均动脉压	
每搏输出量	↑↑	↑	↑	↑	正常人收缩压的高低可反映每搏输出量的多少
心率↑	↑	↑↑	↓	↑	
外周阻力↑	↑	↑↑↑	↓↓	↑	正常人舒张压的高低可反映外周阻力的大小
大动脉弹性↓	↑	↓	↑↑	↓或不变	
循环血量↓	↓↓	↓	↓	↓↓	

5．形态和机能相联系进行记忆

形态结构是生理机能活动的基础，学好了器官组织的形态结构，有利于学习和掌握其生理机能。懂得了器官、组织的生理机能，反过来又可增强对器官、组织形态结构的认识和记忆。例如，眼球视网膜中两类感光细胞之比较（表4）。

我们在学习或复习医学基础课程中，在学习形态结构课程时，应注意了解其生理机能；在学习机能课程时，应复习和熟悉相关的器官、组织或细胞的形态结构，这样才能学得好，记得牢。

表 4　视锥细胞与视杆细胞的比较

	项　目	视锥细胞	视杆细胞
结构	分布	密集于视网膜中央凹	主要在视网膜边缘部
	与双极细胞、神经节细胞联系	多呈单线联系	多呈聚合式联系
	外段（感光）	短	长
	部分形状	呈圆锥状	呈柱状
	含感光色素量	较少	较多
	感光色素种类	三种（感红、感绿、感蓝感光色素）	一种（视紫红质）
功能	作用条件	强光时作用大	暗光时作用大
	主司视觉	明视觉	暗视觉
	对光敏感	弱	强
	视敏度	高（对物体分辨力强）	低（对物体分辨力弱）
	色觉	有	无或不完善
	种系特点	白天活动的动物为主（如鸡）	夜间活动的动物为主（如猫头鹰）

（二）复杂的资料——“化整为零”法

1. 化繁为简

例如，解剖学中脑干的结构比较复杂，可以把它进行分解，成为几个小的问题，再分别加以记忆。这里介绍一种“三三式”记忆法。第一步，将脑干从上到下横切两刀，将其分为中脑、脑桥、和延髓三部分；同时将由脑干发出的脑神经分三组，中脑发出第Ⅲ、Ⅳ对脑神经，脑桥发出第Ⅴ、Ⅵ、Ⅶ和Ⅷ对脑神经，延髓发出第Ⅸ、Ⅹ、Ⅺ和Ⅻ对脑神经。其歌曰：“中脑ⅢⅣ桥三叉，沟中连着ⅥⅦⅧ，延髓发出后四对，舌咽迷副和舌下。”第二步，将脑干从腹侧到背侧方向切两刀，将其分为腹侧部、中间部和背侧部三部分。其中腹侧部中的主要结构有下行传导束（如锥体束）纤维；中间部的主要结构有各种上行传导束和脑干网状结构；背侧部的主要结构有脑神经核团。第三步，对脑神经核团在脑干中的配布进行记忆。如表 5 所示。

由表 5 可见，脑神经核团可分为六个功能柱，其中三个运动功能柱位于中央沟与界沟之间，三个感觉功能柱则位于界沟的外侧。一般躯体运动功能柱有动眼神经核、滑车神经核、展神经核和舌下神经核，可简记为：“动眼、滑车、展、舌下。”特殊内脏运动柱有三叉神经运动核、面神经运动核、疑核和副神经核。可简记为：“三运、面运、疑和副。”一般内脏运动核有动眼神经副核（可简称为缩瞳核）、上泌涎核、下泌涎核和迷走神经背核，可简记为：“缩瞳、上、下、迷走背。”内脏感觉核为孤束核，可简记为：“内脏感觉孤束核。”一般躯体感觉核有三叉神经中脑核、三叉神经脑桥核和三叉神经脊束核。”可简记为：“躯体传入三叉系。”特殊躯体感觉传入柱有前延神经核和蜗神经核，可简记为：“特殊前庭蜗神经。”记住了以上六句顺口溜，就把脑干中脑神经核团的名称及其大致位置都记住了，可以收到执简驭繁的效果。

表5　脑神经核在脑干代表性横切面的位置

机能柱			一般躯体运动柱	特殊内脏运动柱	一般内脏运动柱		内脏感觉柱（一般和特殊）	一般躯体感觉柱	特殊躯体感觉柱
位置			在中线两侧	在一般躯体运动柱的腹外侧	在躯体运动柱的背外侧		在一般内脏运动柱的外侧	在内脏感觉柱的腹外侧	在最外侧（前庭区深方）
脑神经核所在代表性横切面		上丘	动眼神经核（Ⅲ）		动眼神经副核（Ⅲ）			三叉神经中脑核（Ⅴ）	
		下丘	滑车神经核（Ⅳ）						
	脑桥	上部							
		中部		三叉神经运动核（Ⅴ）		界沟		三叉神经脑桥核（Ⅴ）	
		中下部	展神经核（Ⅵ）	面神经核（Ⅶ）	上泌涎核（Ⅷ）		孤束核；核的上部为味觉核，下部为心－呼吸核（Ⅶ、Ⅸ、Ⅹ）	三叉神经脊束核（Ⅴ、Ⅶ、Ⅸ、Ⅹ）	前庭神经核Ⅷ　蜗神经核Ⅷ
	延髓	橄榄上部			下泌涎核（Ⅸ）				
		橄榄中部	舌下神经核（Ⅻ）	疑核（Ⅸ、Ⅹ、Ⅺ）	迷走神经背核（Ⅹ）				
		内侧丘系交叉							
		锥体交叉		副神经核（Ⅺ）					

注：每一代表性横切面代表脑干的相应阶段。

2. 示意图解

机能学科中有些内容比较抽象而复杂，可以设计一些简单的示意图，将抽象的理论变得比较直观而形象；把复杂的过程比较简明扼要地表达出来，这样既容易理解，也便于记忆，例如，G蛋白耦联受体介导的跨膜信号转导过程，我们设计了下图加以显示（图2）。

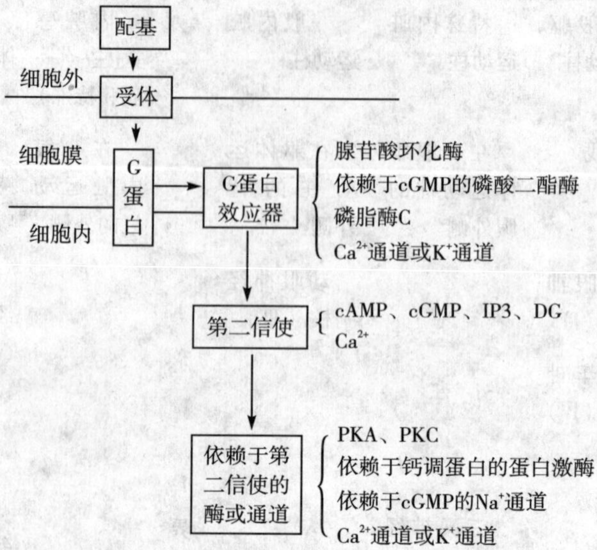

图2 G蛋白耦联导体介导的跨膜信号转导过程

（三）类似的资料——“对比分析”法

1. 列成图表

类似的资料容易混淆，如果相互比较，找出差异，再进一步列成图表加以归纳，既对比鲜明，又简明扼要，也容易记忆。本系列辅导教材已将各门教材学科中的基本内容用总结性图表加以归纳，编排在各书各章的《基本内容复习总结》中，可供参考。

2. “特点”——找对立面

例如，生理学中常论述“××的生理特点”。孤立的事物难以发现其特点，某一事物的特点是在与其相类似的事物的对比中概括出来的。例如，生命的基本特征是与非生命物质相比较而言的；心、脑、肺、肾、肝及皮肤的血液循环特点是它们分别相对于一般器官组织的血液循环而有所不同；心肌的生理特性是在与骨骼肌和平滑肌的比较中概括出来的；兴奋（动作电位）在突轴传递的特点是与兴奋在神经纤维上传导相对比而言的。因此，找到相应的对立物或相类似的事物，然后进行对比分析，其不同之处就是“特点”。

（四）零散性资料记其要点——“执简驭繁”法

歌诀或顺口溜简洁押韵，或富有联想性，容易记忆。有的资料比较零散，可将其要点编成歌诀。如果不易编成歌诀，只要掌握其关键词也可大大提高记忆效率。现举例如下。

［例1］十二对脑神经名称歌：一嗅二视三动眼，四滑五叉六外展，七面八听九舌咽，十迷十一副神经，十二舌下要记清。

［例2］人体有8种氨基酸不能自身合成，必须由食物供给，称为营养必需氨基酸，它们是：苏氨酸、缬氨酸、亮氨酸、异亮氨酸、赖氨酸、色氨酸、苯丙氨酸和甲硫氨酸（蛋氨酸），可简记为“苏、缬、亮、异亮；赖、色、苯丙、蛋。”

［例3］肝小叶的结构歌：肝小叶，棱柱状，中央静脉贯中央，肝板放射向周围，板间

肝窦较宽畅，板内隐行胆小管，血胆二流不同向。

［例4］各类RNA在蛋白质合成中的作用歌：RNA译蛋白质，mRNA是模子，tRNA作载体，rRNA为产地。

［例5］：糖的有氧氧化歌：有氧氧化三阶段，葡萄糖至丙酮酸，后者生成乙酰A，乙酰进入三羧环。草酰乙酰柠檬酸，酮戊二酸团团转。全程38ATP，二氧化碳水生完。氧化彻底产能高，供体利用并保暖。

［例6］：细菌特殊结构歌：荚膜护菌强致病，鞭毛运动可鉴定。普通菌毛附黏膜，性毛传递耐药性。芽胞形态辨细菌，灭菌标准抗力硬。

［例7］：细胞的革兰染色及抗酸染色结构判断歌：革阳像男爱紫蓝，革阴似女喜红衫。抗酸染色正相反，阳是红来阴是蓝。

［例8］：病毒的特征歌：电镜观察固最细，油镜可见包涵体。核心底壳和包膜，核酸类型只单一。附入合成装释放，胞内生长是复制。抗菌无效用干扰，耐冷怕热要注意。

［例9］：女性骨盆特点歌：上口圆，下口大，盆腔宽短弓角大。

［例10］：上消化道概念歌：口咽食管胃，十二指肠共组配。

二、考试

考试是教学中的最后一个重要环节。通过考试可以评定学生的学习成绩，也可在一定程度上反映教师的教学情况。

（一）考试的题型及要求

目前国内一些医学院校基础医学课程考试的题型有名词解释、选择题和问答题，部分院校可能还有填空题。

1. 名词解释

要求给一个名词下一个定义，有时可能还要求写出其外文名称，有时先给出英文名词，要求译成中文名词后，再加以解释，答题要求概念正确，用词准确、严密、简明扼要。

2. 选择题

具有考查内容的知识面广、评分客观、简便等特点。其题型有A、B、C和X四种类型。

（1）A型题　又称为最佳回答题，是由一段简短的文字叙述和4个或5个备选答案组成，备选答案中只有1个是最佳、最正确的，其中的几个均为干扰答案。这种题型可以考核学生对生理学知识的记忆、理解，数据资料的理解与应用以及初步综合分析的能力。

（2）B型题　又称为配伍题。题目的开头先列出A、B、C、D、E 5个共用的备选答案，随后提出2~3个或更多的问题。每个备选答案可用1次或1次以上，也可以1次也未被选用，它们仅起着干扰作用。要求学生从备选答案中给每题选配1个最合适的答案。B型题是一种难度较高的题型，它主要考核学科中有密切相关性的一些知识。本系列复习教材为了节省篇幅，常将内容相关的A型题编成B型题，因此每个B型题实际上也可变成一道A型题。

（3）C型题　是变相的多项是非题，A、B、C、D 4个备选答案在前，问题在后，其中A和B是实质性内容，C和D则分别表示与A、B两者有关或无关，要求学生为每题选配1个正确答案。如果题目只与A有关，则答案为A；如果只与B有关，则答案为B；如果与A

和B均有关，则答案为C；如果与A和B均无关，则答案为D。该类型试题考查的知识面与B型题相同。有些学校不大考C型题。

（4）K型题　复合是非题，如果答案①、②、③正确，则用A表示；①、③正确则用B表示；②、④正确则用C表示；④正确则用D表示；①、②、③、④均正确则用E表示。

（5）X型题　每题有4个或5个备选答案，其中有2个或2个以上是正确的，答题时应将正确答案都选出来，多选或少选均为错。这类题相当于一道简答题的答题要点，在各种选择题中其难度最大。本系列教材编入了较多X型题，且正确答案较多，其目的是为了帮助学员梳理各章节的重要知识点。

3．问答题

又可分为简答题和论述题。简答题给分较少，只要求与试题有关的内容做简明扼要的回答，不要求详细分析（只要求写出答题要点），论述题给分较多，要求将与试题有关的内容都写出来，除了答出要点外，还要逐条分析讨论。

4．填空题

每题由一段含有一处或几处空白的叙述构成。答题时将适当的词语填入空白处，使这段叙述完整、正确。所填的内容多为重要的结论、构成或影响某事物的因素，或者是重要的数据，所填写的字数往往不多，一般大、中专学生考填空题，本科生、研究生考填空题的极少。本系列辅导教材所列的填空题是该章中的重点或主要内容，通过做填空题，主要为了帮助学员掌握该章的重点内容。

（二）试题的章节分布

试题的章节分布通常比较全面，各章都有可能考题列入试卷中。通常重点章节出考题量多，出问答题或论述题的机会也较多，一般性章节的考量较少，出问答题（尤其是论述题）的机会也少一些。每个学校通常3～4年内的主要试题不重复或少重复。

（三）考试答题时的注意事项

1．答题顺序

多数人在考试的第一小时内头脑最清醒，故应在第一小时左右基本解决问题。我们建议先花几分钟看一下问答题，写出答题要点或提纲。接着依次回答是非题、填空题、名词解释和多选题（对无把握的多选题可在该题号上做个记号，留待以后做，先不要为几个小题目花费太多时间），最后详细回答问答题，每答完一题，后面最好留出空白3～5行，以备修改或补充时用，注意留出15～30分钟检查或补漏。

2．对各种题型的应对措施

（1）选择题　除X型题外，A、B、C型题要求一题选一个答案，有近似的答案出现时也只能选其中最佳的那个答案。做A型题时，首先做有把握的题；对无把握的题，可先排除明显错误的备选答案，在剩下的备选答案中选出最可能的答案。B型题，一般选同一答案的较少，因此没有把握时，先做最有把握的题，另一题的答案则在剩下的备选答案中猜测，注意在无把握的题号前做一适当记号，以便最后重点检查。另外还要注意每题都做，即使猜错了也不会倒扣分。我们在批改试卷时发现，有些学生的选择题答卷常常遗漏了几题甚至十多题的答案，使考试成绩大大降低。同学们要引以为戒。

（2）填空题　一般考重要的概念或结论。

（3）名词解释　要求准确严密、简明扼要。如果答不出，也要尽量回忆该名词可能属于哪一章节、哪一方面，以缩小范围。回答时若用自己的话描写，只要表达的意思相近，也可得分。

（4）问答题　要求内容全面、条理分明、分析正确、语句通顺，字迹清楚、无错别字、卷面整洁。答题时要先审题，理解题意，问啥答啥，切忌答非所问。不能准确理解题意时，可将与该题有关的前后内容也写出来，以求覆盖题目。答题时注意全面，如果把握不大，可把自己知道的内容尽量写详细一些，争取少丢分。由于考试时间有限，问答题数量较少，但占的分数较多，丢掉一题，损失很大，因此在复习时一定要注意全面。切忌只抓重点，个别问题较难，可能是该题内容涉及面较广，不易答全；也可能是具有一定深度，需要做分析和推导。此类问题有的是教材中的难点内容，有的是教材中容易混淆的问题，有的是需要通过实验设计加以论证的问题。平时复习时要有意识地做一些相应的准备。有了准备，就能化难为易。

另外，一些形态课程还要考实物标本及模型、切片等，而且占总成绩的20%～30%，复习时要认真复习相关内容，才能提高学习成绩。

余承高　华中科技大学同济医学院
陈栋梁　武汉肽类物质研究所
秦达念　汕头大学医学院

绪　论

一、复习要点

1. 人体解剖学标准姿势，人体的轴、面及方位术语。
2. 系统解剖学的定义，人体的系统和分部。

二、基本内容复习

1. 解剖学术语

术　语	定　义
方位术语	用于描述人体器官或结构等相互位置关系的术语
上、下	近头者为上，近足者为下
前、后	近腹面者为前（腹侧），近背面者为后（背侧）
内、外	近内腔者为内，远离内腔者为外
浅、深	近体表者为浅，远离体表者为深
内侧、外侧	近人体前后正中线者为内侧，远离正中线者为外侧
四肢的方位术语	用于描述四肢各部相互位置关系的术语
近侧、远侧	近躯干的一端为近侧，远离躯干的一端为远侧
尺侧、桡侧	前臂的内侧为尺侧，外侧为桡侧
胫侧、腓侧	小腿的内侧为胫侧，外侧为腓侧
掌侧	手的掌面为掌侧
跖侧	足的底面为跖侧
轴	用于描述关节运动的术语
垂直轴	上下方向，与身体长轴平行且与地面垂直的轴
矢状轴	前后方向，与垂直轴和冠状轴垂直相交的轴
冠状轴（额状轴）	左右方向，与垂直轴和矢状轴垂直相交的轴
切面	为描述人体、各局部及器官结构所显示的剖面
矢状面	从前后方向将人体纵切为左、右两部分的切面
冠状面（额状面）	从左右方向将人体纵切为前、后两部分的切面
水平面	与人体长轴成直角，将人体分为上、下两部分的切面
纵切面	沿器官长轴所做的切面

续表

术　语	定　义
横切面	与器官长轴垂直的切面
正常与异常	用于描述人体器官结构、位置或形态等出现概率的术语
正常	统计学上占大多数的器官或结构
异常	统计学上正常之外的器官或结构，根据器官或结构异常程度，分为变异和畸形
变异	与正常结构形态差异明显，但生理功能基本正常
畸形	与正常结构形态差异显著，严重影响生理功能，属于病理范畴

注：上述方位均以人体解剖学姿势为基础，左右概念与普通方位用语一致。方位术语均成对出现，相对比较而言，有各自的标准。

2．解剖学姿势与立正姿势的比较

	身体	双眼	上肢	下肢	手指	手掌	足跟	足尖
立正姿势	直立	平视前方	垂于体侧	伸直	并拢微屈	向内侧	并拢	分开60°
解剖姿势	直立	平视前方	垂于体侧	伸直	自然伸直	向前	并拢	向前

注：解剖学姿势与立正姿势的主要差别在手和足尖的姿势和方向。

3．人体的组成

细胞—组织—器官—系统—人体

人体按功能分为：
- 运动系统
- 内脏学：消化系统、呼吸系统、泌尿系统、生殖系统
- 脉管系统：心血管系统、淋巴系统
- 感觉器
- 神经系统
- 内分泌系统

人体按局部分为：头部、颈部、胸部、腹部、盆部、会阴、上肢、下肢、脊柱区

三、试题精选

（一）填空题

1 以解剖学姿势为准，近正中矢状面者为①________，远者为②________。

2 以解剖学姿势为准，病人仰卧于手术台上时，近①________者为上，近②________为下。

3 沿器官长轴所做的切面为①________切面，与其长轴垂直的切面为②________切面。

（二）选择题

【A 型题】

1. 描述与空腔器官方位关系的是
   A 上和下
   B 前和后
   C 内和外
   D 内侧和外侧
   E 深和浅
2. 关于矢状轴叙述正确的是
   A 呈上下方向
   B 呈前后方向与身体长轴垂直
   C 呈垂直方向
   D 与垂直轴平行
   E 与身体长轴平行
3. 前臂的内侧也称
   A 桡侧
   B 胫侧
   C 尺侧
   D 腓侧
   E 臂侧
4. 以人体正中矢状面为标准的方位术语是
   A 近侧和远侧
   B 内和外
   C 颅侧和尾侧
   D 腹侧和背侧
   E 内侧和外侧
5. 下述哪一项不符合解剖学姿势
   A 身体直立
   B 两眼向前平视
   C 双上肢垂于躯干两侧
   D 手掌向内侧
   E 两足并立、足尖向前
6. 关于方位术语的正确描述是
   A 人体仰卧时，近腹者为上
   B 近正中矢状面者为近侧
   C 远正中矢状面者为外侧
   D 近内腔者为内侧
   E 远头顶者为远侧
7. 当臂上举手掌向前时，描述正确的是
   A 小指在拇指的外侧
   B 腕关节在肘关节的上方
   C 手掌在腹侧、手背在背侧
   D 肩关节处于外旋位
   E 前臂处于旋后位

【B 型题】

A 将人体分为上下两部分
B 将人体分为左右两部分
C 将人体分为前后两部分
D 将人体分为左右相等的两部分
E 将人体分为上下相等的两部分

1. 冠状面
2. 水平面
3. 正中矢状面
4. 矢状面

A 沿垂直轴运动
B 沿冠状轴运动
C 沿水平轴运动
D 沿矢状轴运动
E 沿纵轴运动

5. 肩关节内收外展
6. 膝关节屈伸
7. 肩关节旋前旋后

【X 型题】

1. 解剖学姿势
   A 掌心向前
   B 足尖向前
   C 上肢垂于体侧
   D 手指并拢微屈
   E 双眼平视前方

2．描述关节运动的轴包括
A 纵轴
B 垂直轴
C 冠状轴
D 矢状轴
E 水平轴

3．与冠状面平行的轴为
A 左右方向的水平轴
B 前后方向的水平轴
C 与人体长轴平行的轴
D 与人体长轴相交的轴
E 与人体长轴垂直的轴

三、简答题

1．描述解剖学姿势。

2．用方位术语描述眼、鼻、耳的相互位置关系。

参 考 答 案

（一）填空题

1．①内侧 ②外侧
2．①头 ②足
3．①纵 ②横

（二）选择题

【A 型题】

1．C 2．B 3．C 4．E 5．D 6．C 7．C

【B 型题】

1．C 2．A 3．D 4．B 5．D 6．B 7．A

【X 型题】

1．ABCE 2．BCD 3．AC

（三）简答题

1．答：身体直立，双眼平视前方，上肢垂于体侧，手掌向前，下肢伸直，两足并拢，足尖向前。

2．答：眼位于鼻的上外侧，耳的前上内侧；鼻位于眼的下内侧，耳的前内侧；耳位于眼的后下外侧，鼻的后外侧。

（刘恒兴）

第一章 骨　学

一、复习要点

1. 骨的形态、分类和构造。

2. 颈椎、胸椎、腰椎和骶骨的结构特点。

3. 胸骨、肋骨的形态构造及胸骨角、肋沟的位置和意义。

4. 颅的组成，各颅骨的位置及名称，颅底内面的主要孔、裂及结构，翼点的组成及意义；骨性口腔、鼻腔、眶腔的组成及交通；新生儿颅的特征。

5. 肩胛骨、肱骨、尺骨、桡骨、髋骨、股骨、胫骨的位置和主要结构。手骨、足骨的名称与排列。

二、名词解释

1. 扁骨	指呈板状的骨，主要构成骨性体腔的壁，对腔内器官有保护作用，如颅盖骨、肋骨等
2. 板障	颅盖骨的内、外板之间的松质称为板障，有板障静脉通过
3. 含气骨	有些不规则骨的内部具有含气的空腔，并借助孔与外界相通，这些骨称含气骨，如上颌骨、额骨等
4. 骨膜	指覆盖于除关节面之外的骨表面的致密结缔组织膜。骨膜富有血管、淋巴管和神经，对骨的营养、生长、修复和感觉有重要意义（指骨外膜）
5. 骨髓	位于骨髓腔和骨松质空隙中的柔软而富有血液的组织，骨髓可分为红骨髓和黄骨髓，前者有造血功能，后者主要为脂肪组织，已失去造血功能
6. 髓腔	又名骨髓腔，指长骨骨干内的腔隙，多呈管状，腔内含有骨髓
7. 骨松质	位于骨内部的疏松或蜂窝状的骨组织，由互相交错的骨小梁构成，弹性较大。骨松质的骨小梁排列方式与压力和相应的张力方向是一致的，它可使压力向各方向分散，因而可承受较大的压力
8. 骺软骨	在幼年时期，长骨骨干与骺之间存在的软骨称骺软骨，其软骨细胞不断分裂、增殖，使骨加长；成年后，骺软骨骨化，骨干与骺融为一体，两者之间遗留一条线，称为骺线，骨的生长随之停止
9. 干骺端	长骨骨干与骺相邻的部分称为干骺端

续 表

10. 内、外板	颅盖骨的内、外两层密质分别称为内板和外板。内板较薄而脆，易破折，故又名玻璃样板
11. 关节结节	指颞骨在下颌窝前方的横行隆起
12. 筛板	为筛骨的水平骨板，构成鼻腔的顶，骨板上有筛孔，有嗅丝通过
13. 冠状缝	额骨与两侧顶骨之间连接处的骨缝称为冠状缝
14. 矢状缝	两侧顶骨之间连接处的骨缝称为矢状缝
15. 人字缝	两侧顶骨与枕骨之间连接处的骨缝称为人字缝
16. 颅囟	新生儿的颅顶各骨尚未完全发育完善，骨与骨之间的缝隙被纤维缔组织膜封闭，该部位称囟，其中在矢状缝与冠状缝相接处，呈菱形，最大，称为前囟，1～2岁时闭合；在矢状缝与人字缝汇合处，呈三角形，较小，称为后囟，出生后不久闭合
17. 颈静脉孔	位于颅后窝，由颞骨岩部与枕部围成的呈葫芦形孔，有舌咽神经、迷走神经、副神经和颈内静脉通过
18. 枕骨大孔	位于颅后窝中央，为颅腔与椎管相接处，有脊髓、椎动脉等通过
19. 椎间孔	由相邻椎骨的上、下切迹共同围成的孔，有脊神经和血管通过
20. 翼点	在颞窝前下部，由额、顶、颞、蝶四骨汇合后所构成的“H”形的缝，称翼点。此处骨质薄弱，内面恰好有脑膜中动脉前支通过，骨折后可能导致硬脑膜外血肿
21. 椎弓根	椎弓两端与椎体后外侧连接的部分较细，称为椎弓根
22. 椎弓板	两侧椎弓根向后内扩展变宽的部分称为椎弓板，参与构成椎管的后壁
23. 椎孔	由椎体后面与椎弓围成。各椎孔相连构成椎管，容纳脊髓
24. 界线	由骶岬向两侧经弓状线、耻骨梳、耻骨结节至耻骨联合上缘构成的环形线，为大、小骨盆的分界
25. 翼腭窝	位于颞下窝内侧，为上颌骨、蝶骨翼突和腭骨之间的窄间隙
26. 股骨颈干角	是股骨体与股骨颈轴线的夹角，在男性为132°，在女性为127°
27. 喙突	肩胛切迹外侧一向前呈屈指状的突起称为喙突
28. 肩胛冈	肩胛骨后面上部有一由内侧向外侧逐渐高起的堤状隆起，称为肩胛冈，其外端向外突出部称肩峰
29. 三角肌粗隆	肱骨体外侧面的中部有一粗糙隆起，称三角肌粗隆，是三角肌的附着处
30. 尺神经沟	肱骨内上髁后方的浅沟称为尺神经沟，有尺神经经过
31. 颞下窝	颧弓下方的不规则的间隙称为颞下窝。窝内容纳翼内肌、翼外肌和血管神经等。窝前壁为上颌骨和颧骨，内壁为翼突外侧板，外壁为下颌支
32. 耻骨下角	是两侧坐骨支与耻骨下支构成的耻骨弓之间的夹角，在男性为70°～75°，在女性为80°～100°

续 表

33. 桡神经沟	在肱骨三角肌粗隆的后下方，有一条由内后上方起向外前下方，略呈螺旋形的浅沟，称为桡神经沟，有同名神经和肱深动脉通过
34. 骶角	骶管裂孔两侧向下的突起，是骶管麻醉的定位标志
35. 提携角	伸肘时，前臂偏向外侧，构成10°左右的外偏角称提携角
36. 髂前上棘	髂嵴的前端称为髂前上棘
37. 髋臼	髋骨的外侧面有一圆形深窝，称为髋臼，是由髂骨体、坐骨体和耻骨体间的软骨骨化后融合而成。以此为标志，分为上部的髂骨、前下部的耻骨及后下部的坐骨三部分
38. 骶岬	指骶骨底的前缘明显向前突出的部分，为测量骨盆的重要标志
39. 骶管	骶骨中央纵贯全长的三棱柱形管道称为骶管
40. 胸骨角	胸骨柄与体相接处形成的微向前突的角称胸骨角，两侧平对第2肋，是计数肋的重要标志
41. 胸骨下角	是两侧肋弓在中线构成的向下开放的角，又称肋弓角或腹上角
42. 椎管	全部椎骨的椎孔共同串连成的管称椎管，管内容纳脊髓及其被膜等结构

三、基本内容复习

1. 骨的分类

分 类	形态特征	分 布	功 能	举 例
长骨	呈长管状，一体两端	四肢	大幅度运动	股骨
短骨	立方形小骨	腕部和跗部	复杂运动	腕骨
扁骨	板状	颅腔、胸腔壁	保护、造血	顶骨
不规则骨	不规则	颅底、躯干	保护、支持、运动	椎骨

2. 骨的构造和作用

分 部	结 构	作 用
骨膜	骨外膜：由致密结缔组织构成，含丰富的血管和神经	营养、保护、再生
	骨内膜：衬于骨髓腔内面，含成骨细胞、破骨细胞	营养、再生、修复
骨质	骨密质：分布于骨表面和长骨干，致密坚韧	承重、抗压
	骨松质：分布于骨内部和长骨骺，由交织的骨小梁构成	承重
骨髓	红骨髓：为造血组织	造血功能
	黄骨髓：为脂肪组织	慢性贫血时可转化为红骨髓

3. 骨的表面特征

	表面特征	定　义	举　例
关节平面	髁	大而圆的膨大	枕髁
	头	骨末端的球形膨大	股骨头
	面	平而宽阔的骨面	股骨的腘面
骨性突起	突	骨的细长延伸	颞骨的颧突
	结节	小而圆的突起	肱骨小结节
	粗隆	大而粗糙的突起	桡骨粗隆
	转子	股骨上端大的隆起	股骨大转子
	棘	尖的小突起	髂前上棘
	嵴	窄而长的突起	髂嵴
	上髁	髁上突出的部分	股骨内上髁
窝和孔	窝	浅的凹陷	颞窝
	沟	长而宽的凹陷	肱骨桡神经沟
	裂	裂隙状凹陷	眶上裂
	管	长的骨性通道	颈动脉管
	槽	深凹	牙槽
	孔	短的骨性通道	枕骨大孔
	窦	骨内的空腔	额窦
	凹	浅的窝	齿突凹
	切迹	骨缘处的弧性凹陷	坐骨大切迹

4. 颅骨的主要孔

孔的名称	位　置	穿行结构
颈动脉管	颞骨岩部	颈内动脉和交感神经
腭大孔	腭骨硬腭	腭大神经和腭血管
舌下神经管	枕骨大孔前外侧缘	舌下神经
切牙孔	硬腭上切牙后方	鼻腭神经和腭血管分支
眶下裂	上颌骨与蝶骨大翼之间	上颌神经、颧神经、眶下血管
眶下孔	眶下方	眶下神经和血管
颈静脉孔	颞骨岩部和枕骨之间	颈内静脉、迷走神经、舌咽神经和副神经
破裂孔	颞骨岩部和蝶骨之间	咽动脉分支

续 表

孔的名称	位　置	穿行结构
卵圆孔	蝶骨大翼	下颌神经
枕骨大孔	枕骨	延髓和脊髓移行处
下颌孔	下颌支内侧	下牙槽神经和血管
颏孔	下颌骨外侧第 2 前磨牙下方	颏神经和血管
鼻泪管	泪骨	容纳泪道
筛孔	筛骨筛板	嗅丝
视神经管	眶腔后方蝶骨小翼内	视神经和眼动脉
眶上孔	眶上缘	眶上神经和动脉
圆孔	蝶骨体	上颌神经
棘孔	蝶骨后角	脑膜中动脉
茎乳孔	颞骨茎突与乳突之间	面神经和茎乳动脉
眶上裂	蝶骨大、小翼之间	动眼神经、滑车神经、眼神经、展神经

5. 颅底内面观

分　部	组　成	主要孔裂及连通	通过的结构
颅前窝	额骨眶板 筛骨筛板 蝶骨小翼	筛孔→鼻腔	嗅丝
颅中窝	蝶骨体 蝶骨大翼 颞骨岩部和鳞部	视神经管→眶 眶上裂→眶 圆孔→翼腭窝 卵圆孔→颞下窝 棘孔→颞下窝	Ⅱ、眼动脉 Ⅲ、Ⅳ、Ⅵ、V_1 V_2 V_3 脑膜中动脉
颅后窝	颞骨岩部的后面 枕骨	枕骨大孔→椎管 舌下神经管→颅底外面 内耳门→内耳道 颈静脉孔→颅底外面	脊髓、椎动脉、副神经脊髓根 Ⅻ Ⅶ、Ⅷ 颈内静脉，Ⅸ，Ⅹ，Ⅺ

6. 椎骨的一般形态

前方：**椎体**

↓

共同围成：**椎孔**⟶椎管（容纳脊髓）

↑

后方：**椎弓** { **椎弓根**（有椎上、下切迹）—相邻椎骨上下切迹⟶**椎间孔**（有脊神经和血管通过）; **椎弓板** }

↓

发出 7 个突起⟶
- **横突**（1 对）
- **上关节突**（1 对）
- **下关节突**（1 对）
- **棘突**（1 个）

7. 各部椎骨的比较

项 目	颈 椎	胸 椎	腰 椎
椎体	小，椭圆形	中等大，心形，侧面有肋凹	大，蚕豆形
椎孔	大，三角形	小，圆形	大，三角形
横突	有横突孔	有横突肋凹	—
棘突	分杈	长，向后下呈叠瓦状	垂直板状，向后平伸
关节突	近水平位	额状位	矢状位

注：特殊椎骨有第 1 颈椎（寰椎）、第 2 颈椎（枢椎）、第 7 颈椎（隆椎）。

附：颈、胸、腰椎特点歌诀

颈椎体小椎孔大，横突有孔棘分杈。

胸椎横突有肋凹，棘突长而向后下。

腰椎棘突短宽扁，水平后伸椎体大。

8. 肩胛骨的结构

肩胛骨是三角形扁骨，有三角、两面、三缘、两突。

三角
- 外侧角：肥厚，有一浅窝，称为关节盂
- 上（内侧）角：平对第 2 肋
- 下角：平对第 7 肋

两面
- 前面：稍凹，称肩胛下窝
- 后面：有肩胛冈，冈上窝和冈下窝

三缘
- 内侧缘：又称脊柱缘
- 外侧缘：又称腋缘
- 上缘：有肩胛切迹

两突
- 肩峰：为肩胛冈的外侧端
- 喙突：在关节盂的内上方

9．附肢骨的配布

		上　肢　骨	下　肢　骨
上肢带骨		肩胛骨、锁骨	髋骨
自由肢骨	近侧部	肱骨	股骨
	中间部	桡骨（外侧）	胫骨（内侧）
		尺骨（内侧）	腓骨（外侧）、髌骨
	远侧部	腕骨：手舟骨、月骨、三角骨、豌豆骨、大多角骨、小多角骨、头状骨、钩骨	跗骨：距骨、足舟骨、跟骨、骰骨，第 1、2、3 楔骨
		掌骨：5 块，第 1 ~ 5 掌骨；指骨：拇指为 2 节，其余指均为 3 节（共 14 块）	跖骨：5 块，第 1 ~ 5 跖骨；趾骨：踇趾 2 节，其余趾均为 3 节（共 14 块）

附 1．腕骨名称和排列歌诀：舟月三角豆，大小头状钩。

附 2．跗骨名称和排列歌诀：后列距跟舟，前列三楔骰。

10．肱骨

- 肱骨
  - 上端
    - 肱骨头
    - 解剖颈
    - 大结节→大结节嵴
    - 小结节→小结节嵴
    - 结节间沟
    - 外科颈
  - 肱骨体
    - 三角肌粗隆
    - 桡神经沟
  - 下端
    - 内上髁（后内侧有尺神经沟
    - 外上髁
    - 肱骨小头
    - 肱骨滑车
    - 鹰嘴窝、冠突窝

11．骨性鼻腔组成及毗邻

分　部	组　　成	毗　　邻	主要的结构
顶	筛板	颅前窝	筛孔
底	上颌骨腭突、腭骨水平部	口腔	切牙管
外侧壁	鼻骨、上颌骨、筛骨、腭骨、蝶骨	筛窦、上颌窦和眶腔	上、中、下鼻甲，上、中、下鼻道，蝶筛隐窝
鼻中隔	筛骨垂直板、犁骨		

12. 眶各壁的组成、毗邻及主要结构

分 部	组 成	毗 邻	主要结构
眶尖	蝶骨	颅前窝	视神经管
眶底	额骨、颧骨、上颌骨		上缘有眶上孔或切迹，下缘有眶下孔
上壁	额骨、蝶骨	颅前窝	前外有泪腺窝
内侧壁	上颌骨、泪骨、筛骨、蝶骨	筛窦、鼻腔	前下有泪囊窝
下壁	上颌骨	上颌窦	眶下裂、眶下沟、眶下管
外侧壁	颧骨、蝶骨	颧部	后上方有眶上裂

13. 鼻窦的位置及开口

名 称	位 置	开口部位
额窦	眉弓的深面，额骨内	中鼻道（前部）
蝶窦	鼻腔后上方，蝶骨体内	蝶筛隐窝
筛窦	鼻腔外上方，筛骨迷路	前群、中群：中鼻道；后群：上鼻道
上颌窦	鼻腔外侧，上颌骨体内	中鼻道

14. 人体骨的组成及数目

分 类	名 称	数目
颅骨		23
脑颅骨	额骨$_1$、枕骨$_1$、蝶骨$_1$、筛骨$_1$、颞骨$_2$、顶骨$_2$	
面颅骨	上颌骨$_2$、泪骨$_2$、鼻骨$_2$、颧骨$_2$、下鼻甲$_2$、腭骨$_2$、犁骨$_1$、下颌骨$_1$、舌骨$_1$	
躯干骨	椎骨（颈椎$_7$、胸椎$_{12}$、腰椎$_5$、骶骨$_1$、尾骨$_1$）、肋骨$_{24}$、胸骨$_1$	51
上肢骨	锁骨$_2$、肩胛骨$_2$、肱骨$_2$、尺骨$_2$、桡骨$_2$、腕骨$_{16}$（舟骨$_2$、月骨$_2$、三角骨$_2$、豌豆骨$_2$、大多角骨$_2$、小多角骨$_2$、头状骨$_2$、钩骨$_2$）、掌骨$_{10}$、指骨$_{28}$	64
下肢骨	髋骨$_2$、股骨$_2$、髌骨$_2$、胫骨$_2$、腓骨$_2$、跗骨$_{14}$（跟骨$_2$，距骨$_2$，足舟骨$_2$，外、中、内侧楔骨$_6$，骰骨$_2$）、跖骨$_{10}$、趾骨$_{28}$	62
合计		200

注：5块骶椎融合成1块骶骨，2~3块尾椎融合成1块尾骨，籽骨只计入髌骨，6块听小骨未计入。

15. **男、女性骨盆的形态差异**

项 目	男 性 骨 盆	女 性 骨 盆
骨盆外形	高而狭窄	短而宽
骨盆上口	较小，呈心形	较大，呈圆形或椭圆形
骨盆腔	长而狭，呈漏斗状	短而宽，呈圆筒状
骨盆下口	较小	较大
耻骨下角	70°～75°	90°～100°
髂骨翼	较垂直	较水平
闭孔形状	椭圆形	三角形

附：骨盆组成歌诀

骨盆无底呈骨环，成自骶尾与两髋。

耻骨联合连于前，关节韧带固后面。

16. **重要骨性标志**

部 位	能摸到的重要骨性标志
颅骨	乳突、颧弓、下颌角、眶上缘、眶上切迹、眶下缘、眉弓、额结节、顶结节、枕外隆凸
躯干骨	第7颈椎棘突、胸椎棘突、腰椎棘突、颈静脉切迹、胸骨角、剑突、第2～12对肋、肋弓、骶角
上肢骨	锁骨、喙突、肩胛冈、肩峰、肩胛骨下角、肱骨大结节、肱骨内上髁、肱骨外上髁、鹰嘴、尺骨头、尺骨茎突、桡骨茎突、豌豆骨
下肢骨	髂嵴、髂前上棘、髂后上棘、髂结节、耻骨结节、耻骨嵴、坐骨结节、大转子、股骨内上髁、股骨外上髁、胫骨粗隆、内踝、腓骨头、外踝

四、试题精选

（一）填空题

1. 根据骨的外形，可将骨分为①________、②________、③________和④________四类。骨主要由⑤________、⑥________和⑦________构成。

2. 骨髓位于①________和②________的间隙中，可分为③________和④________两种。

3. 颅盖骨的骨质分为①________、②________和③________三部分。

4. 躯干骨包括①________、②________和③________。

5. 脊柱由24块①________、1块②________和1块③________借椎间盘、韧带和关节

连结而成。

6. 椎骨由位于前方的①________和后方的②________组成。相邻的椎上、下切迹围成③________，有④________通过。

7. 从侧面观察，脊柱有四个生理性弯曲，从上到下依次为①________、②________、③________和④________。

8. 胸廓由12块①________、12对②________、1块③________和它们之间的连结共同组成。

9. 上肢带骨包括①________和②________，自由上肢骨包括③________、④________、⑤________、⑥________、⑦________和⑧________。

10. 腕骨近侧列由桡侧向尺侧依次为①________、②________、③________和④________，远侧列由桡侧向尺侧依次为⑤________、⑥________、⑦________和⑧________。

11. 自由下肢骨包括①________、②________、③________、④________、⑤________、⑥________和⑦________。

12. 不成对的脑颅骨包括①________、②________、③________、和④________，成对的脑颅骨包括⑤________和⑥________，不成对的面颅骨包括⑦________、⑧________和⑨________。

13. 位于两顶骨与额骨之间的颅囟称为①________，位于两顶骨与枕骨之间的颅囟称为②________。

14. 鼻腔外侧壁有三个骨片，自上而下为①________、②________和③________。

（二）选择题

【A 型题】

1. 下列属于长骨的是
   A 胸骨
   B 肋骨
   C 肩胛骨
   D 颞骨
   E 指骨
2. 下列除哪块骨外，其余终生都有红骨髓
   A 椎骨
   B 肋骨
   C 胸骨
   D 髂骨
   E 肱骨干
3. 每块椎骨均有
   A 横突
   B 横突孔
   C 肋凹
   D 上、下关节突
   E 末端分杈的棘突
4. 颈椎
   A 均有椎体和椎弓
   B 第1、2颈椎无横突孔
   C 第7颈椎称为隆椎
   D 棘突末端都分杈
   E 第6颈椎棘突末端膨大成颈动脉结节
5. 胸椎
   A 有横突孔
   B 椎体和横突有肋凹
   C 棘突分杈
   D 椎体大而粗壮
   E 没有明显的上、下关节突
6. 胸骨角平对

A 第1肋软骨
B 第2肋软骨
C 第3肋软骨
D 第4肋软骨
E 第7肋软骨

7. 黄韧带连于两个相邻的
A 椎弓板之间
B 椎弓根之间
C 椎弓之间
D 棘突之间
E 椎体之间

8. 肩胛骨下角平对
A 第4肋
B 第5肋
C 第6肋
D 第7肋
E 第8肋

9. 腰椎
A 椎体断面呈心形
B 关节突几乎呈水平位
B 关节突呈冠状位
D 棘突宽短呈板状
E 棘突呈叠瓦状斜向后下方

10. 上鼻甲属于哪块骨的一部分
A 上颌骨
B 筛骨
C 蝶骨
D 泪骨
E 腭骨

11. 下列哪一结构不在颅中窝
A 垂体窝
B 鼓室盖
C 内耳门
D 三叉神经压迹
E 颈动脉管内口

12. 卵圆孔位于
A 额骨
B 颞骨
C 蝶骨
D 筛骨
E 上颌骨

13. 上颌窦
A 在上颌骨体内
B 窦顶为颧弓
C 底通口腔
D 窦口低于窦底部
E 开口于下鼻道

14. 属于脑颅骨的是
A 上颌骨
B 下颌骨
C 筛骨
D 舌骨
E 泪骨

15. 具有乳突的骨是
A 额骨
B 顶骨
C 枕骨
D 颞骨
E 蝶骨

16. 肱骨
A 肱骨头朝向上、前、内
B 头周围的浅沟称为外科颈
C 肱骨小头位于下端外侧部
D 内上髁的前方有尺神经沟
E 体后面中部有自外上斜向内下的桡神经沟

17. 与桡骨头关节凹相关节的是
A 肱骨小头
B 尺骨头
C 肱骨滑车
D 尺骨桡切迹
E 尺骨滑车切迹

18. 胫骨下端
A 内侧面有关节面
B 向内下的突起为内踝
C 前面有胫骨粗隆

D 与足舟骨形成关节
E 膨大形成内侧髁和外侧髁

19. 属于足骨的是
A 月骨
B 距骨
C 三角骨
D 头状骨
E 大多角骨

【B 型题】

A 股骨
B 椎骨
C 上颌骨
D 肩胛骨
E 胸骨

1. 有骨髓腔的骨是
2. 内有含气空腔的骨是

A 肱骨
B 桡骨
C 尺骨
D 肩胛骨
E 腕骨

3. 有尺切迹的骨是
4. 有桡切迹的骨是

A 手舟骨、月骨、三角骨和豌豆骨
B 三角骨、月骨、大多角骨、头状骨
C 手舟骨、三角骨、小多角骨、钩骨
D 大多角骨、小多角骨、头状骨、钩骨
E 手舟骨、月骨、大多角骨、三角骨

5. 近列腕骨，由外向内依次排列的顺序是
6. 远列腕骨，由外向内依次排列的顺序是

A 大转子
B 髂股韧带
C 外踝
D 弓状线
E 髁间隆起

7. 腓骨有
8. 髋关节有
9. 胫骨有
10. 股骨有
11. 髂骨有

A 桡神经
B 腋神经
C 肱动脉
D 正中神经
E 肱二头肌长头腱

12. 穿经肱骨结节间沟的是
13. 绕肱骨外科颈行走的是
14. 穿经腕管的是

【X 型题】

1. 长骨
A 分布于四肢
B 分一体两端
C 体内有髓腔
D 端的内部为松质
E 只含黄骨髓

2. 颈椎
A 椎体较小
B 有横突孔
C 椎孔呈三角形
D 第 2 颈椎有齿突
E 第 7 颈椎棘突最长

3. 腰椎
A 椎体厚而粗壮
B 椎孔大，呈三角形
C 棘突间的间隙较宽
D 关节突关节面呈冠状位
E 棘突宽短呈板状，水平向后

4. 筛骨
A 参与颅底和眶的组成

B 参与骨性鼻腔的构成
C 参与鼻中隔的构成
D 为含气骨
E 可分为筛骨垂直板和筛骨迷路

5. 不成对的脑颅骨包括
A 额骨
B 顶骨
C 枕骨
D 颞骨
E 蝶骨

6. 成对的面颅骨包括
A 腭骨
B 鼻骨
C 舌骨
D 犁骨
E 上颌骨

7. 肱骨上端的主要结构有
A 大结节
B 小结节
C 肱骨头
D 三角肌粗隆
E 肱骨小头

8. 尺骨的结构有
A 滑车切迹
B 桡切迹
C 尺切迹
D 冠突
E 鹰嘴

9. 下颌骨
A 分一体两支
B 下颌支外侧面有下颌孔
C 下颌体上缘为牙槽突
D 体的前外侧面有颏孔
E 下颌支后缘与下颌体相交处是下颌角

10. 翼腭窝的交通
A 向前经眶上裂通眼眶
B 向内经蝶腭孔通鼻腔
C 向后借圆孔通颅中窝
D 向下移行为腭大管
E 向外借翼上颌裂通颞下窝

11. 开口于中鼻道的鼻旁窦有
A 额窦
B 上颌窦
C 蝶窦
D 筛窦前群
E 筛窦后群

12. 属颅中窝的结构有
A 视神经孔
B 眶下裂
C 垂体窝
D 颈静脉孔
E 棘孔

13. 体表计数肋骨的方法是
A 胸骨角平对第 2 肋软骨
B 肩胛骨上角平对第 2 肋
C 乳头平对第 4 肋间隙或第 5 肋
D 肩胛骨下角平对第 7 肋或第 7 肋间隙
E 第 11 肋和第 12 肋为浮肋

14. 骨的功能有
A 支持、保护作用
B 参与生长发育
C 造血功能
D 参与钙、磷代谢
E 与肌肉、关节构成运动系统

15. 体表确定棘突的方法有
A 肩胛冈内侧端连线处为第 3 胸椎棘突
B 两侧髂嵴最高点连线处为第 4 腰椎棘突
C 髂后上棘连线处为第 2 骶椎棘突
D 后正中线上棘突最突出的为第 7 颈椎棘突
E 以上都正确

16. 与老年人的骨相比较，幼儿的骨

A 含有机质较多
B 含无机质较少
C 硬度较小
D 韧性较大
E 受暴力时骨易形成青枝骨折

17. 属于肩胛骨上的结构有
A 三角肌粗隆
B 肩峰
C 关节盂
D 喙突
E 冠突

18. 属于肱骨上的结构有
A 滑车
B 冠突
C 桡神经沟
D 内上髁
E 三角肌粗隆

19. 属于股骨上的结构有
A 内侧髁
B 大转子
C 内踝
D 外上髁
E 臀肌粗隆

20. 属于胫骨上的结构有
A 内侧髁
B 内上髁
C 内踝
D 外踝
E 胫骨粗隆

（三）简答题

1. 简述骨的分类及作用。
2. 简述骨的构造及作用。
3. 骨有哪些表面特征？
4. 在活体上能摸到哪些重要骨性标志？
5. 颅骨上有哪些主要孔、裂？各通过哪些结构？
6. 简述颅底内面观。
7. 试比较各部椎骨的特点。
8. 简述肩胛骨的结构。
9. 简述上肢骨的组成。
10. 简述下肢骨的组成。
11. 试比较男、女性骨盆的差异。
12. 骨盆界线是怎样围成的？何谓大、小骨盆？
13. 面、脑颅骨各有哪些？
14. 骨性口腔是如何构成的？
15. 骨性鼻腔是如何构成的？
16. 为什么颞窝翼点处易骨折？骨折后有何严重后果？
17. 新生儿颅有何特点？
18. 简述腕骨的名称及位置关系。
19. 简述眶的连通。
20. 简述翼腭窝的连通。

（四）填图

1．腰椎

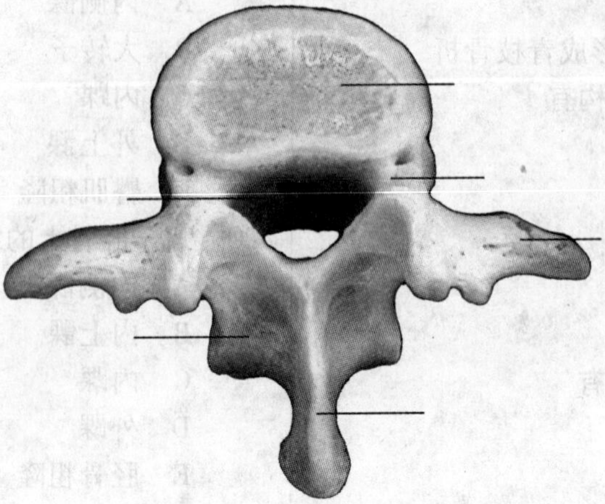

2．肩胛骨

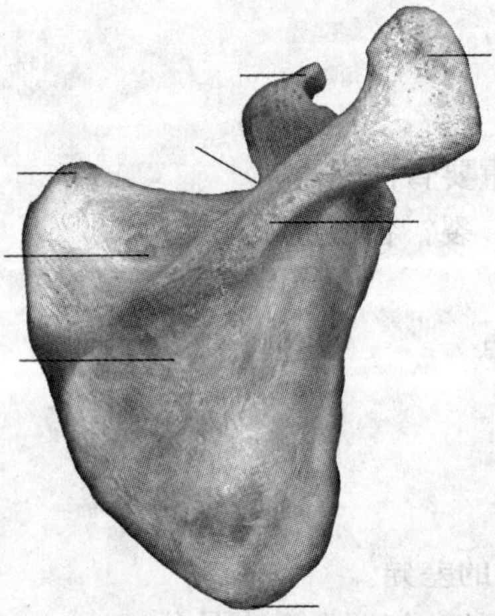

3. 髋骨

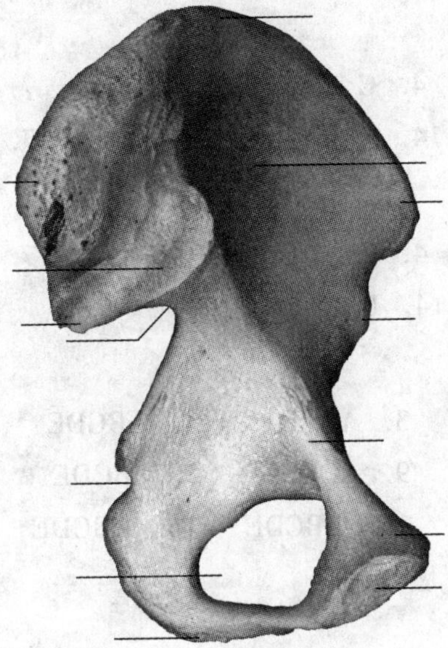

参考答案

（一）填空题

1. ①长骨　②短骨　③扁骨　④不规则骨　⑤骨膜　⑥骨质　⑦骨髓
2. ①骨髓腔　②松质　③红骨髓　④黄骨髓
3. ①外板　②内板　③板障
4. ①椎骨　②胸骨　③肋骨
5. ①椎骨　②骶骨　③尾骨
6. ①椎体　②椎弓　③椎间孔　④脊神经
7. ①颈曲　②胸曲　③腰曲　④骶曲
8. ①胸椎　②肋骨　③胸骨
9. ①锁骨　②肩胛骨　③肱骨　④尺骨　⑤桡骨　⑥腕骨　⑦掌骨　⑧指骨
10. ①手舟骨　②月骨　③三角骨　④豌豆骨　⑤大多角骨　⑥小多角骨　⑦头状骨 ⑧钩骨
11. ①股骨　②髌骨　③胫骨　④腓骨　⑤跗骨　⑥跖骨　⑦趾骨
12. ①额骨　②筛骨　③蝶骨　④枕骨　⑤顶骨　⑥颞骨　⑦下颌骨　⑧犁骨　⑨舌骨
13. ①前囟　②后囟
14. ①上鼻甲　②中鼻甲　③下鼻甲

（二）选择题

【A型题】

1. E 2. E 3. A 4. C 5. B 6. B 7. A 8. D 9. D 10. B
11. C 12. C 13. A 14. C 15. D 16. C 17. A 18. B 19. B

【B型题】

1. A 2. C 3. B 4. C 5. A 6. D 7. C 8. B 9. E 10. A
11. D 12. E 13. B 14. D

【X型题】

1. ABCD 2. ABCDE 3. ABCE 4. ABCDE 5. ACE 6. ABE
7. ABC 8. ABDE 9. ACDE 10. BCDE 11. ABD 12. ACE
13. ABCDE 14. ABCDE 15. ABCDE 16. ABCDE 17. BCD 18. ACDE
19. ABDE 20. ACE

（三）问答题

1～11答题要点参阅本章相关基本内容复习。

12. 答：骨盆界线由骶岬、弓状线、耻骨梳、耻骨结节和耻骨联合上缘共同围成。此界线以上为大骨盆，以下为小骨盆。

13. 答：颅骨的分类如下表所示。

	成对的骨	不成对的骨
面颅骨	上颌骨、腭骨、颧骨、鼻骨、泪骨、下鼻甲	犁骨、下颌骨、舌骨
脑颅骨	顶骨、颞骨	额骨、蝶骨、枕骨、筛骨

14. 答：骨性口腔由上颌骨、腭骨及下颌骨围成，顶即骨腭，前壁及外侧壁由上、下颌骨牙槽部及牙围成。

15. 答：骨性鼻腔可分为顶、底、内侧壁和外侧壁四部分。顶主要由筛板构成，底由骨腭构成，内侧壁是由犁骨和筛骨垂直板构成的骨性鼻中隔，外侧壁由上、中、下鼻甲和上、中、下鼻道构成。

16. 答：翼点为顶骨、额骨、颞骨和蝶骨四骨相接处，骨质薄弱，故容易骨折。其内面的脑膜中动脉前支若被骨折碎片刺伤，可形成硬膜外血肿。

17. 答：新生儿颅的特征：①脑颅比面颅大；②颅顶呈五角形；③有颅囟，主要是前囟和后囟；④额骨正中缝尚未愈合，额窦尚未发育，眉弓及眉间不明显。

18. 答：腕骨共8块，排列成近、远侧列。近侧列由桡侧向尺侧依次为手舟骨、月骨、三角骨和豌豆骨，远侧列为大多角骨、小多角骨、头状骨和钩骨。

19. 答：眶的连通如下：

向后：
- 视神经管→颅中窝，视神经通过
- 眶上裂→颅中窝，动眼神经、滑车神经、展神经、眼神经等通过

向前→眶下沟→眶下管→眶下孔，眶下神经通过

向下→泪囊窝→鼻泪管→下鼻道

20. 答：翼腭窝是颞下窝内侧的裂隙，位于上颌骨体、蝶骨翼突和腭骨垂直部之间。翼腭窝的连通是：

向前→眶下裂→眶

向后→圆孔→颅中窝

向内→蝶腭孔→鼻腔

向外→翼上颌裂→颞下窝

向下→翼腭管→腭大孔→口腔

（四）填图题

答案请参考教材插图，全书同。

（刘恒兴　丁自海）

第二章　关　节　学

一、复习要点

1. 骨连结的形式。

2. 滑膜关节的基本结构、辅助结构和运动形式。

3. 椎间盘的形态结构特点及其临床意义，椎骨间的连结。脊柱的整体观及其运动。

4. 胸廓的组成、形态和运动。

5. 颞下颌关节的组成和运动。颅囟的形态、位置和临床意义。

6. 肩关节、肘关节、桡腕关节、髋关节、膝关节、距小腿关节的组成和运动形式。足弓的构成及功能。

7. 骨盆的组成、分部和性别差异。

二、名词解释

1. 滑膜关节	简称关节，是骨连结的最高分化形式。由相应骨的关节面、关节囊和关节腔共同构成。关节囊的内层为滑膜层，能分泌少量滑液，以减少运动时关节面间的摩擦，使关节具有较大的灵活性
2. 关节盘	位于相邻两关节面之间的纤维软骨板，将关节腔分为两部，可调整关节面使之更为适宜、匹配，减少外力对关节的冲击和震荡
3. 关节唇	是附着于关节窝周缘的纤维软骨环，有加深关节窝深度、增大关节面面积、增加关节稳定性的作用
4. 滑膜襞	有些关节囊的滑膜层表面积大于纤维层，出现滑膜重叠、卷折，突向关节腔，形成的结构称滑膜襞。由于滑膜襞填充了关节腔内的自然腔隙，使关节更加稳定，同时滑膜襞扩大了滑膜的面积，有利于其分泌和吸收
5. 滑膜囊	为封闭的结缔组织囊，壁薄，内有滑液。多位于肌或肌腱与骨面相接触处，以减少两者间的摩擦
6. 关节面和关节软骨	两骨相关节的对应面称为关节面，其表面覆盖一层光滑的软骨，称为关节软骨，可减少骨面间的摩擦，缓冲撞击，增加关节的灵活性
7. 联合关节	指两个关节在结构上完全独立，但在功能上必须是同时运动的关节，如两侧颞下颌关节，桡尺近、远侧关节
8. 直接连结	骨与骨之间借结缔组织、软骨或骨连结，其间没有间隙，活动范围极小或完全不能活动，这种连结称为直接连结，又称不动关节

续 表

9. 环转运动	两轴或三轴关节，其关节头在原位转动，骨的远端做圆周运动，运动时全骨描绘成一圆锥形轨迹，该运动称为环转运动，是关节屈、展、收、伸的依次连续运动
10. 钩椎关节	颈椎椎体钩与上位椎体下面两侧唇缘相接，形成的结构称钩椎关节，如过度增生，会使椎间孔狭窄，压迫脊神经，为颈椎病的病因之一
11. 关节突关节	由上位椎骨的下关节突和下位椎骨的上关节突的关节面构成的关节称为关节突关节或椎间关节。此种关节运动微弱，运动范围较小，能做屈伸、侧屈、旋转和环转等活动
12. 韧带	是连结相邻两骨之间的致密结缔组织结构，分囊内和囊外两种
13. 椎间盘	指连结上、下两个椎体之间的纤维软骨盘，由周围部的纤维环和中央部的髓核构成。成人的椎间盘共有 23 块，有缓冲震荡的作用，也可增加脊柱的运动幅度
14. 耻骨联合	由两侧耻骨联合面借纤维软骨构成的耻骨间盘连结而成，其上方有耻骨上韧带，下方有耻骨弓状韧带
15. 耻骨弓	由两侧坐骨支和耻骨下支连结而成
16. 前纵韧带	是椎体前面的一束坚固的纤维束，宽而坚韧，起自枕骨大孔前缘，向下延伸至骶骨上部。其纵行的纤维牢固地附着于椎体和椎间盘，有限制脊柱过度后伸和椎间盘向前脱出的作用
17. 后纵韧带	是椎体后面的一束坚固的纤维束，窄而坚韧。起自枢椎并与覆盖枢椎椎体的覆膜相续，下达骶骨。与椎间盘纤维环及椎体上、下缘紧密连结，而与椎体结合较为疏松，有限制脊柱过度前屈的作用
18. 黄韧带	连结相邻两个椎弓板之间的韧带，参与围成椎管，由黄色的弹性纤维构成，又称为弓间韧带，坚韧而富有弹性，有限制脊柱过度前屈的作用
19. 囊内韧带	位于关节囊内，连于相邻两骨之间的致密纤维结缔组织束，被滑膜包裹。可加强关节的稳定性、限制关节向某个方向的过度运动，还可为骨提供血管通行的桥梁，如股骨头韧带
20. 膝交叉韧带	为膝关节的囊内韧带，有前、后两条。前交叉韧带起自胫骨髁间隆起前方，斜向后上外方，附着于股骨外侧髁的内侧面；后交叉韧带起自髁间隆起的后方，斜向前上内方，附着于股骨内侧髁的外侧面。可防止胫骨相对股骨的前、后移位，使其连结更加牢固
21. 肋弓	由第 8 ~ 10 肋软骨与上位的肋软骨依次连结而成
22. 肘后三角	是指正常肘关节屈肘呈直角时，肱骨内、外上髁与尺骨鹰嘴尖端之间所呈的等腰三角形，肘关节伸直时，三者呈一直线。当肘关节脱位或骨折时，上述正常关节即发生改变

续 表

23. 足弓	跗骨和跖骨借骨连结构成的突向上方的弓，可分为前后方向的内、外侧纵弓和内外方向的一个横弓，其作用是保证直立时足支撑的稳定性、行走和跑跳时的弹性，缓冲震荡，避免对足底血管神经的压迫

三、基本内容复习

1. 骨连结的种类

分　类	分　型	举　例
直接连结	纤维连结	缝、韧带连结
	软骨连结	椎间盘、肋软骨
	骨性结合	骶骨、髋骨
间接连结	关节	肩关节、髋关节

2. 骨连结的结构和运动

分　类	结　构	运　动	举　例
韧带连结	两骨间借条索状或膜板状纤维结缔组织连结	轻微运动	椎骨棘突之间的棘间韧带、前臂骨间膜
缝	两骨间借少量纤维结缔组织连结，骨缘呈锯齿形	无	颅骨缝
透明软骨结合	两骨之间借透明软骨相连	无	长骨的骺软骨
纤维软骨联合	两骨之间借纤维软骨相连	轻微运动	椎间盘
球窝关节	关节头呈球形、关节窝呈杯状	屈、伸、收、展、环转、旋转	肩关节
鞍状关节	相对两面均呈鞍状	屈、伸、收、展、环转	拇指腕掌关节
椭圆关节	椭圆形凸面和凹面相关节	屈、伸、收、展、环转	桡腕关节、寰枕关节
屈戌关节	一骨的凹面和另一骨的凸面构成	屈、伸	膝关节、肘关节、指骨间关节
车轴关节	关节头呈圆柱状、关节窝常由骨和韧带连成的环构成	沿垂直轴旋转	寰枢正中关节，桡尺近侧关节
平面关节	关节面平坦而光滑或有轻微弧度	滑动或转动	腕骨间关节

3. 关节的构造

名 称		结 构	作 用
基本结构	关节面	被覆有关节软骨的骨面	承受负荷；吸收震荡
	关节囊	由纤维膜（外层）和滑膜（内层）构成	包围关节；封闭关节腔；分泌滑液
	关节腔	由关节面和关节囊滑膜层共同围成的密闭腔隙，内有少量滑液，腔内呈负压	稳定关节
辅助结构	韧带	连于相邻两骨之间的致密结缔组织束，分囊内、囊外两类	加强关节的稳固，限制其过度运动
	关节盘	位于两关节面之间的纤维软骨板	适应关节面；弹性缓冲；增加运动轴
	关节唇	附着于关节窝周缘的纤维软骨环	加深关节窝；增大关节面；稳固关节
	滑膜襞	关节囊滑膜向关节腔折叠而成	填充作用；可扩大滑膜面积
	滑膜囊	关节囊滑膜向关节囊外突出的囊状物	减少肌活动时与骨面之间的摩擦

4. 关节类型和运动

运动轴数	关节类型	运 动 轴	运 动	举 例
单轴	屈戌关节	冠状轴	屈、伸	膝关节
	车轴关节	垂直轴	旋前、旋后	寰枢正中关节
双轴	椭圆关节	冠状轴	屈、伸	桡腕关节
	鞍状关节	矢状轴、冠状轴	屈、伸、收、展、环转	拇指腕掌关节
多轴	球窝关节	三个轴屈、伸、收、展、旋内、旋外及环转	肩关节	
	平面关节	三个轴	微动	腕骨间关节

5. 主要关节的组成和形态特点

关节名称	组 成	形态特点	运 动
颞下颌关节	由颞骨的下颌窝、关节结节和下颌骨的下颌头构成	①关节面覆纤维软骨；②关节囊前部薄弱，外侧有外侧韧带加强；③关节腔内有关节盘	为联合关节，可使下颌骨上提、下降、前进、后退和侧方运动
肩关节	由肱骨头和肩胛骨关节盂构成	①肱骨头大、盂浅小，周缘有关节唇加深；②关节囊松弛、前、后、上方均有肌腱加入，以前下方较薄弱；③关节腔内有肱二头肌长头腱通过	典型的球窝关节，可做屈、伸、收、展、旋转和环转运动

续 表

关节名称	组 成	形态特点	运 动
肘关节	由肱骨下端和桡、尺骨上端构成	①为复关节（肱尺关节、肱桡关节、桡尺近侧关节）；②关节囊前后薄弱，两侧有副韧带增强；③桡骨头周围有桡骨环状韧带	可做屈、伸、旋前、旋后运动
桡腕关节	由舟、月、三角骨作为关节头，桡骨的腕关节面和尺骨头下方的关节盘作为关节窝构成	①椭圆关节；②前、后及两侧均有韧带加强，掌侧韧带较为强韧	屈、伸、收、展和环转
髋关节	由髋臼和股骨头构成	①髋臼深且有盂缘加深，股骨头小，几乎3/4位于髋臼内；②关节囊肥厚、坚韧，前方有髂股韧带，关节囊后部包绕股骨颈内侧2/3；③关节腔内有股骨头韧带	球窝关节，可做屈伸、收展、旋转和环转运动，但运动幅度小于肩关节
膝关节	由胫骨内、外侧髁，股骨内、外侧髁，以及髌骨构成	①关节窝浅形成平台，垫以内侧、外侧半月板，内侧的呈“C”形，外侧的呈“O”形；②关节囊前方有髌韧带，内侧有胫侧副韧带，外侧有腓侧副韧带，后方有腘斜韧带；③关节腔内有前、后交叉韧带；④关节囊滑膜层广阔，形成滑膜襞和髌上囊	屈戌关节，主要做屈伸运动，在半屈位时可做旋转运动
距小腿关节（踝关节）	胫、腓骨下端与距骨滑车构成	①距骨滑车前宽后窄，足跖屈时稳固；②关节囊前后松弛，有内侧韧带和外侧韧带加强	可做足背屈和足跖屈运动

6. 肩关节与髋关节的比较

项 目	肩 关 节	髋 关 节
关节构成	由肱骨头和肩胛骨关节盂构成，关节盂浅而小	由股骨头与髋臼构成，髋臼较深
关节囊	薄而松弛，前下方较薄弱，易引起前下方脱位，囊内有肱二头股长头肌腱通过	坚厚，后下方薄弱，易引起后脱位，有囊内韧带连于股骨头与髋臼横韧带间
韧带	其上有喙肩韧带保护肩关节，防止向上脱位	周围均有韧带加强
稳固性与灵活性	灵活性大于稳固性	稳固性大于灵活性

7. 肩关节与膝关节的比较

项 目	肩 关 节	膝 关 节
关节构成	由肱骨头和肩胛骨关节盂构成，是典型的多轴关节	由股骨下端、胫骨上端和髌骨构成，是人体最大、最复杂的关节
关节面	关节窝浅，有盂唇加深关节窝	有半月板调整关节面，缓冲压力
关节囊	薄而松弛，囊的前壁和后壁有多个肌腱加入，以增加关节的稳定性	薄而松弛，附着于各关节面的周缘，周围有韧带加固，以增加关节的稳定性
韧带	喙肱韧带、盂肱韧带、喙肩韧带等	髌韧带、腓侧副韧带、胫侧副韧带、腘斜韧带、膝交叉韧带等
运动	可做屈伸运动、收展运动、旋内及旋外运动、环转运动	主要做屈伸运动

9. 脊柱概况

- 脊柱
  - 形态
    - 前面观：自上而下，椎体宽度由窄变宽
    - 后面观：棘突的形态及椎间隙宽窄有差
    - 侧面观：四个生理性弯曲（颈曲、胸曲、腰曲、骶曲）
  - 椎骨间连结
    - 椎体间连结：椎间盘、前纵韧带
    - 突起间连结：横突间韧带、棘间韧带、韧上韧带、关节突关节
  - 关节－寰枕关节、寰枢关节
  - 功能
    - 支持—体重
    - 保护—脊髓
    - 运动—屈伸、侧屈、旋转和环转运动

附：脊柱三长两短韧带

连结椎骨的三条长韧带分别是前纵韧带、后纵韧带和棘上韧带，连结椎骨的两条短韧带分别是棘间韧带和黄韧带。

10. 椎骨连结

- 椎骨连结
  - 椎体间
    - 椎间盘
      - 纤维环
      - 髓核
    - 前纵韧带
    - 后纵韧带
  - 椎弓板间：黄韧带
  - 棘突间
    - 棘上韧带
    - 棘间韧带
  - 关节突间：关节突关节

11．胸廓概况

- 胸廓
  - 组成
    - 胸椎 12
    - 肋骨 24
    - 胸骨 1
  - 形态
    - 后：肋椎关节
      - 肋头关节
      - 肋横头关节
    - 前
      - 第 1 肋与胸骨柄间为软骨结合
      - 第 2 ~7 肋与胸骨构成胸肋关节
      - 第 8 ~10 肋依次与上位连接成肋弓
    - 上口：由胸骨柄上缘、第 1 肋和第 1 胸椎围成
    - 下口：宽阔，由剑突、肋弓、第 11 肋前端、第 12 肋、第 12 胸椎体构成
  - 功能
    - 保护胸腔器官
    - 参与呼吸运动

12．骨盆概况

- 骨盆
  - 组成
    - 髋骨
    - 骶骨
    - 尾骨
  - 界线：骶岬、弓状线、耻骨梳、耻骨结节、耻骨联合上缘
  - 分部：界线将其分为
    - 大骨盆：由界线上方的髂骨翼和骶骨构成
    - 小骨盆：
      - 上口：界线
      - 骨盆腔
      - 下口：尾骨尖、骶结节韧带、坐骨结节、坐骨支、耻骨支和耻骨联合下缘围成
  - 功能：传导重力、支持保护盆腔脏器

13．人体主要关节的运动形式及参加的肌

关节名称	运动形式	参加运动的肌
肩关节	前屈	三角肌（前部）、胸大肌、喙肱肌、肱二头肌（长头）
	后伸	三角肌（后部）、背阔肌、肱三头肌（长头）
	外展	三角肌、冈上肌
	内收	胸大肌、背阔肌、肩胛下肌、大圆肌、喙肱肌、肱三头肌（长头）
	旋外	三角肌（后部）、冈下肌、小圆肌
	旋内	三角肌（前部）、肩胛下肌、胸大肌、背阔肌、大圆肌
肘关节	前屈	肱肌、肱二头肌、肱桡肌、旋前圆肌、桡侧腕屈肌、指浅屈肌
	后伸	肱三头肌、肘肌、指伸肌、旋后肌
	旋前	旋前圆肌、旋前方肌
	旋后	旋后肌、肱二头肌
桡腕关节	前屈	桡侧腕屈肌，尺侧腕屈肌，掌长肌，指浅、深屈肌，拇长屈肌

续 表

关节名称	运动形式	参加运动的肌
桡腕关节	后伸	桡侧腕长、短伸肌，尺侧腕伸肌、指伸肌、
	外展	桡侧腕屈肌，桡侧腕长、短伸肌
	内收	尺侧腕屈肌、尺侧腕伸肌
髋关节	前屈	髂腰肌、缝匠肌、股直肌、阔筋膜张肌
	后伸	臀大肌、股二头肌、半腱肌、半膜肌
	外展	臀中肌（前部肌束）、臀小肌、梨状肌
	内收	长、短、大收肌，股薄肌，耻骨肌
	旋外	梨状肌，闭孔内肌，上、下孖肌，股方肌，闭孔外肌，髂腰肌，臀大肌，臀中肌（后部肌束），臀小肌（后部肌束），内收肌群
	旋内	臀中肌（前部肌束）、臀小肌（前部肌束）
膝关节	后屈	半腱肌、半膜肌、缝匠肌、股薄肌、股二头肌、腘肌、腓肠肌
	前伸	股四头肌
踝关节	背屈（伸）	胫骨前肌、跗长伸肌、趾长伸肌
	跖屈（屈）	小腿三头肌、跗长屈肌、胫骨后肌、趾长屈肌
颞下颌关节	上提	颞肌、咬肌、翼内肌
	下降	二腹肌前腹、下颌舌骨肌、颏舌骨肌、翼外肌
脊柱	前屈	腹直肌、腹外斜肌、腹内斜肌、腹横肌、髂腰肌
	后伸	竖脊肌
	侧屈	腹外斜肌、腹内斜肌、腹横肌、腰方肌
	旋转	腹外斜肌、腹内斜肌、腹横肌

四、试题精选

（一）填空题

1. 关节的基本结构包括①________、②________和③________，关节的辅助结构有④________、⑤________、⑥________和⑦________。

2. 关节囊由外层的①________和内层的②________构成。

3. 存在关节盘的关节有①________、②________和③________。

4. 颞下颌关节由下颌骨的①________、颞骨的②________和③________构成。

5. 肩关节由①________和肩胛骨的②________构成。

6. 肘关节由①________下端、②________上端和③________的上端构成的复关节，它包括三个关节，即④________、⑤________和⑥________。

7. 髋关节由①________和②________构成。髋关节的关节囊增厚形成韧带，如前方的

③________。另外关节囊内还有④________韧带。

8. 膝关节由①________、②________和③________构成；膝关节周围的韧带，前方有④________，内侧有⑤________，外侧有⑥________，囊内有⑦________和⑧________。

9. 骨盆由①________、②________、③________、④________和⑤________等围成。

10. 椎间盘核容易向①________方向脱出，椎间盘脱出症最常见的部位是②________。

11. 骨性胸廓由①________、②________和③________组成，其上口由④________、⑤________和⑥________围成。

12. 有囊内韧带的关节是①________和②________，有关节唇结构的关节是③________和④________，关节内有肌腱通过的关节是⑤________。

（二）选择题

【A 型题】

1. 滑膜关节的基本结构是
   A 关节面、关节囊、关节内韧带
   B 关节面、关节囊、关节内软骨
   C 关节面、关节囊、关节腔
   D 关节腔、关节囊、关节内软骨
   E 关节面、关节腔、关节内软骨

2. 下列属于单轴关节的是
   A 肩关节
   B 髋关节
   C 桡腕关节
   D 桡尺近侧关节
   E 拇指腕掌关节

3. 椎间盘
   A 共有 24 个
   B 由髓核和纤维环构成
   C 在中胸部最厚
   D 髓核易向前外方突出
   E 椎间盘突出症的常见部位在胸部

4. 连结相邻椎弓板的结构是
   A 前纵韧带
   B 后纵韧带
   C 黄韧带
   D 棘间韧带
   E 项韧带

5. 下列关节中具有关节盘的是
   A 肩关节
   B 肘关节
   C 髋关节
   D 踝关节
   E 颞下颌关节

6. 人体最大、最复杂的关节是
   A 肩关节
   B 肘关节
   C 髋关节
   D 膝关节
   E 踝关节

7. 肩关节
   A 关节囊薄而松弛
   B 有囊内韧带加强
   C 运动范围很小
   D 属于双轴性关节
   E 关节窝较深，能容纳肱骨头的 3/4

8. 肘关节
   A 由肱骨和尺骨构成
   B 由肱骨和桡骨构成
   C 关节囊前后有韧带加强
   D 只可做屈伸运动
   E 桡骨的环状韧带附着于尺骨桡切迹的前后缘

9. 桡腕关节
   A 是椭圆关节
   B 只可做屈伸运动
   C 关节囊紧张
   D 包括桡尺远侧关节

E 由桡骨、尺骨及近侧列腕骨构成

10. 下列具有关节唇的关节是
A 肩关节
B 肘关节
C 桡腕关节
D 颞下颌关节
E 拇指腕掌关节

11. 髋关节
A 属于平面关节
B 由髋臼切迹和股骨头构成
C 属于球窝关节
D 髂股韧带限制大腿过屈
E 股骨头韧带有加固关节的作用

12. 膝关节
A 由股骨下端和腓骨上端构成
B 腓侧副韧带与关节囊愈着
C 胫侧副韧带与关节囊愈着
D 外侧半月板较大，呈“C”形
E 内侧半月板较大，呈“O”形

13. 前交叉韧带
A 起自股骨内侧髁外面
B 限制胫骨向前移位
C 伸膝时最松弛
D 限制胫骨向后移位
E 止于胫骨髁间隆起的后面

14. 距小腿关节
A 又称距跟关节
B 四周均有韧带加强
C 内侧韧带又称为三角韧带
D 能做屈伸、收展运动
E 由胫骨下端和距骨滑车构成

15. 肩关节脱位常发生在
A 前上方
B 后上方
C 上方
D 前下方
E 后下方

16. 胸锁关节
A 是上肢骨与躯干骨连结的关节之一
B 由锁骨的胸骨端与第1肋软骨构成
C 属于球窝关节
D 由锁骨的胸骨端、胸骨的锁切迹和第1肋软骨构成
E 仅前方有韧带加强

17. 通过肩关节囊内的肌腱是
A 冈上肌腱
B 冈下肌腱
C 肱三头肌长头腱
D 肱二头肌长头腱
E 肱二头肌短头腱

18. 颞下颌关节
A 由下颌头及下颌窝构成
B 关节囊内有透明软骨构成的关节盘
C 关节盘独立于关节腔，未与关节囊相连
D 为联合关节，故两侧关节须同时运动
E 关节囊后部较弱，故易向后脱位

19. 限制脊柱过度后伸的韧带是
A 项韧带
B 前纵韧带
C 棘间韧带
D 棘上韧带
E 后纵韧带

20. 喙肩弓
A 位于肩关节的前方
B 由透明软骨构成
C 防止肩关节向上脱位
D 由喙肩韧带、喙锁韧带组成
E 连于肩胛骨喙突与锁骨肩峰端

【B型题】

A 车轴关节
B 椭圆关节
C 鞍状关节
D 屈戌关节

E 球窝关节

1. 膝关节属于
2. 肩关节属于
3. 桡腕关节属于
4. 桡尺近侧关节属于
5. 拇指腕掌关节属于

A 齿状韧带
B 黄韧带
C 棘上韧带
D 前纵韧带
E 后纵韧带

6. 参与构成椎间孔的韧带是
7. 参与连结椎弓板的韧带是
8. 位于各椎体后面，几乎纵贯脊柱全长的韧带是
9. 连结各椎体之间最宽的韧带是

A 胸大肌
B 肩胛下肌
C 冈上肌
D 冈下肌
E 背阔肌

10. 能外旋肩关节的是
11. 能内收、旋内和屈肩关节的是
12. 只能使肩关节内收和旋内的是
13. 能外展肩关节的是
14. 能内收、旋内和后伸肩关节的是

A 肩关节
B 髋关节
C 指骨间关节
D 膝关节
E 桡腕关节

15. 只能做屈、伸运动的是
16. 能做屈、伸和轻微旋转运动的是

【X型题】

1. 下列属球窝关节的有
A 肩关节
B 髋关节
C 踝关节
D 桡腕关节
E 掌指关节
2. 具有囊内韧带的关节有
A 肩关节
B 肘关节
C 髋关节
D 膝关节
E 踝关节
3. 具有关节盘或半月板的关节有
A 颞下颌关节
B 肩关节
C 膝关节
D 胸锁关节
E 桡腕关节
4. 连结椎体的结构有
A 黄韧带
B 前纵韧带
C 后纵韧带
D 棘上韧带
E 椎间盘
5. 肩关节
A 由肱骨头和肩胛骨的关节盂组成
B 关节囊松弛
C 可做屈伸运动
D 可做环转运动
E 灵活性比稳定性大
6. 髋关节
A 由髋臼及股骨头构成
B 关节囊厚而坚韧
C 关节腔内有股骨头韧带
D 关节囊下壁略薄弱
E 可做屈伸、收展、旋转和环转运动

7. 膝关节
   A 由股骨下端、胫骨上端及髌骨构成
   B 关节囊松弛
   C 关节囊前、后及两侧均有韧带加强
   D 关节腔内有韧带
   E 关节腔内有内侧半月板和外侧半月板
8. 肘关节
   A 属于复关节
   B 三个关节包在同一关节囊内
   C 肱尺关节为滑车关节
   D 囊前壁最薄弱
   E 桡尺近侧关节属于车轴关节
9. 椎骨间的连结包括
   A 黄韧带
   B 棘间韧带
   C 棘上韧带
   D 前纵韧带
   E 后纵韧带
10. 足弓
   A 由纵弓和横弓组成
   B 内侧纵弓最高点为距骨
   C 内侧纵弓高于外侧纵弓
   D 外侧纵弓最高点为骰骨
   E 横弓的最高点也在骰骨
11. 肩关节的结构特点是
   A 肱骨头大，关节盂小
   B 关节囊薄而松弛
   C 上方有喙肩韧带保护
   D 肱二头肌腱长头行于关节囊内
   E 关节囊的下部是肩关节的薄弱部

（三）简答题

1. 简述骨连结的种类。
2. 简述关节的基本构造。
3. 简述关节的类型和运动形式。
4. 简述颞下颌关节的组成、形态特点及运动形式。
5. 简述肩关节的组成、形态特点及运动形式。
6. 简述肘关节的组成、形态特点及运动形式。
7. 简述髋关节的组成、形态特点及运动形式。
8. 简述膝关节的组成、形态特点及运动形式。
9. 试述胸廓的组成、形态及功能。
10. 试比较髋关节与肩关节的结构。
11. 试述椎骨间的连结结构。
12. 试述脊柱的组成、生理性弯曲及意义。
13. 试述椎间盘的结构与功能。何谓“椎间盘脱出症”？
14. 肘关节最易脱位的方式是什么？如何鉴别肘关节脱位和骨折？
15. 简述足弓及其生理意义。
16. 试述踝关节易扭伤的解剖学基础。
17. 为什么膝关节的内侧半月板易损伤？

（四）填图

1. 椎间盘

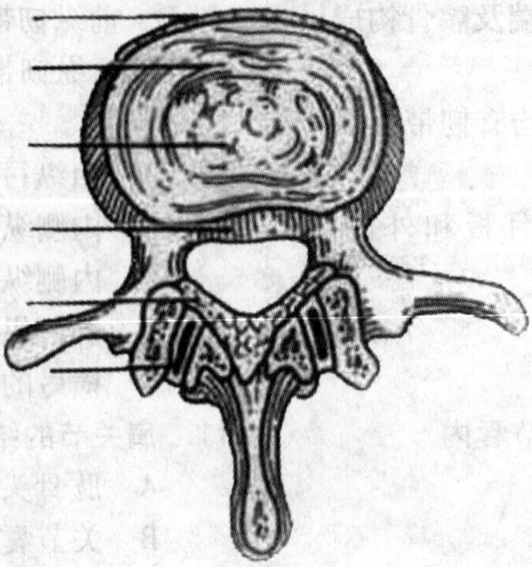

2. 半月板

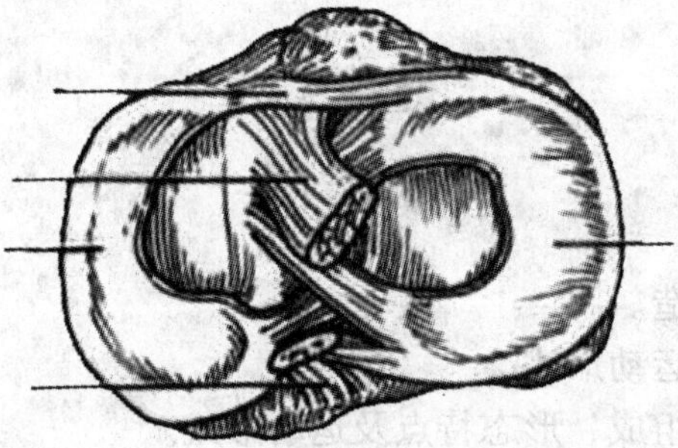

3. 膝关节 X 线像

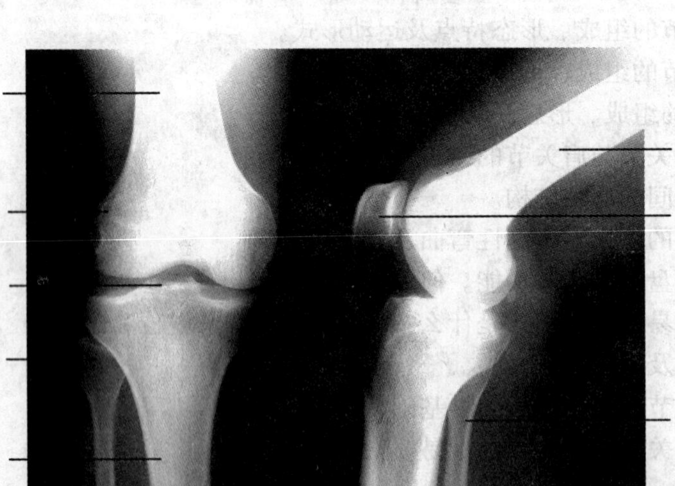

参 考 答 案

（一）填空题

1. ①关节面 ②关节囊 ③关节腔 ④韧带 ⑤关节盘和关节唇 ⑥滑膜囊 ⑦滑膜襞

2. ①纤维膜 ②滑膜

3. ①胸锁关节 ②桡腕关节 ③颞下颌关节

4. ①下颌头 ②下颌窝 ③关节结节

5. ①肱骨头 ②关节盂

6. ①肱骨 ②尺骨 ③桡骨 ④肱尺关节 ⑤肱桡关节 ⑥桡尺近侧关节

7. ①髋臼 ②股骨头 ③髂股韧带 ④股骨头

8. ①股骨下端 ②胫骨上端 ③髌骨 ④髌韧带 ⑤胫侧副韧带 ⑥腓侧副韧带 ⑦前交叉韧带 ⑧后交叉韧带

9. ①骶岬 ②弓状线 ③耻骨梳 ④耻骨结节 ⑤耻骨联合上缘

10. ①后外侧 ②腰椎间盘

11. ①胸骨 ②肋 ③胸椎 ④胸骨柄上缘 ⑤第1肋 ⑥第1胸椎体

12. ①髋关节 ②膝关节 ③肩关节 ④髋关节 ⑤肩关节

（二）选择题

【A型题】

1. C　2. D　3. B　4. C　5. E　6. D　7. A　8. E　9. A　10. A
11. C　12. C　13. B　14. C　15. D　16. D　17. D　18. D　19. B　20. C

【B型题】

1. D　2. E　3. B　4. A　5. C　6. B　7. B　8. E　9. D　10. D
11. A　12. B　13. C　14. E　15. C　16. D

【X型题】

1. AB　2. CD　3. ACDE　4. BCE　5. ABCDE　6. ABCDE
7. ABCDE　8. ABCE　9. ABCDE　10. ABCD　11. ABCDE

（三）简答题

1～12答案要点参考本章相关的基本复习内容。

13. 答：椎间盘由中央的髓核和周围的纤维环组成。其功能是连结相邻的椎骨，起“弹性垫”作用，能缓冲震荡并允许脊柱在各个方向运动；还参与脊柱弯曲的形成。如果髓核向后外侧脱出，突入椎管或椎间孔，压迫脊髓和脊神经，称为椎间盘脱出症。

14. 答：肘关节易发生桡骨和尺骨向后脱位，这是因为肘关节囊的前、后壁薄而松弛，两侧壁厚而坚韧，并有韧带加强，囊的后壁最为薄弱，故桡、尺两骨易向后脱位。肘关节脱位与骨折的鉴别：肱骨内、外上髁及尺骨鹰嘴在伸肘时位于一条直线上，屈肘90°时呈等腰三角形。骨折时三者的位置关系不变，脱位时三者的位置关系发生改变。

15．答：足弓是跗骨和跖骨借其连结形成的凸向上的弓，可分为内侧纵弓、外侧纵弓和横弓。足弓使人的足成为三角架，其生理意义：①增加足的弹性，缓冲震荡；②增加稳固性；③保护足底血管和神经。

16．答：踝关节由胫骨、腓骨的下端和距骨滑车构成，关节囊的前、后壁薄而松弛，两则有韧带加强。距骨滑车前宽后窄，能做屈伸运动，但屈曲时较窄的后部进入关节窝，此时足能做轻微的侧方运动，关节不够稳定易扭伤。

17．答：膝关节的内侧半月板最易损伤的主要原因是内侧半月板与关节囊和胫侧副韧带紧密结合，当膝关节运动时，内侧半月板易受到牵拉、挤压而损伤。

（佟晓杰　丁自海）

第三章 肌 学

一、复习要点

1. 咬肌、颞肌、胸锁乳突肌、斜方肌、背阔肌、竖脊肌、胸大肌、三角肌、肱二头肌、肱三头肌、臀大肌、腰大肌、股四头肌、缝匠肌、小腿三头肌的位置和作用。
2. 肋间内、外肌的走行和作用。
3. 膈的位置、形态和作用。
4. 腹前外侧肌的名称、肌纤维走向和作用。

二、名词解释

1. 骨骼肌	属于横纹肌，因其大多数通过腱附着于骨骼上，故称为骨骼肌。骨骼肌的运动受人的意志控制，故又称为随意肌
2. 浅筋膜	又称皮下筋膜，位于真皮之下，由疏松结缔组织构成，富含脂肪
3. 深筋膜	又称固有筋膜，由致密结缔组织构成，位于浅筋膜深面、肌的表面，深入肌群之间的形成肌间隔，包绕血管和神经者形成血管神经鞘
4. 胸腰筋膜	被覆于竖脊肌周围的筋膜特别发达，称为胸腰筋膜，可分为浅、中、深三层。浅层位于竖脊肌的后面，附着于棘上韧带；中层分隔竖脊肌与腰方肌，与浅层在竖脊肌外侧汇合；深层覆盖在腰方肌前面。此三层在腰方肌外侧缘汇合成为腹内斜肌和腹横肌的起点
5. 腱鞘	包围在肌腱外面的鞘管，多位于活动性较大的部位。腱鞘可分为纤维层和滑膜层。纤维层位于外层，又称为腱纤维鞘。滑膜层位于腱纤维鞘内，其内层包在肌腱表面，称为脏层；外层贴在腱纤维鞘的内面，称为壁层。脏、壁两层之间含有少量滑液，可减少肌腱运动时的摩擦
6. 肌腱与腱膜	肌腱是肌腹两端的腱性结构，由平行致密的胶原纤维束构成，附着于骨骼上。连于阔肌的腱性结构称腱膜，呈薄膜状
7. 中心腱	膈的中央部为腱膜，称中心腱
8. 主动脉裂孔	位于两膈脚与脊柱之间，平第 12 胸椎水平，有主动脉和胸导管通过
9. 食管裂孔	位于膈的肌部，平第 10 胸椎水平，主动脉裂孔左侧，有食管和迷走神经通过

续 表

10. 腔静脉裂孔	位于膈的中心腱内，第8胸椎水平，食管裂孔的右前方，有下腔静脉通过
11. 三边孔	由肩胛下肌、大圆肌和肱三头肌长头所围成的三角形间隙，有旋肩胛动、静脉通过
12. 四边孔	由肩胛下肌、大圆肌、肱三头肌长头和肱骨外科颈所围成的四边形间隙，有腋神经和旋肱后动、静脉通过
13. 腕管	位于腕掌侧，由屈肌支持带（腕横韧带）和腕骨沟围成。管内有指浅屈肌腱（4条）、指深屈肌腱（4条）、拇长屈肌腱（1条）和正中神经通过
14. 腹直肌鞘	由腹外侧壁三层扁肌的腱膜构成，分前、后两层包绕腹直肌。前层由腹外斜肌腱膜和腹内斜肌腱膜的前层愈合而成，后层由腹横肌腱膜与腹内斜肌腱膜的后层愈合而成
15. 弓状线	又称为半环线，在脐下4～5cm以下，腹外侧壁三层扁肌的腱膜全部转到腹直肌的前面，构成鞘的前层，鞘的后层缺如，由此而形成的向上弧形边界线称为弓状线（或半环线），此线以下腹直肌的后面与腹横筋膜相贴 注：髂骨弓状线是指髂翼下界的圆钝骨嵴
16. 腹白线	位于腹前壁正中线上，介于左、右腹直肌鞘之间，由两侧的腹直肌鞘纤维编织而成，上起自剑突，下至耻骨联合，上部较宽，自脐以下变窄成线状。在脐部腹白线形成脐环
17. 阔筋膜	股部的深筋膜又称阔筋膜，厚而坚韧，向上附着于腹股沟韧带和髂嵴，并延续为臀筋膜，向下与小腿的深筋膜相延续。
18. 卵圆窝	股部阔筋膜在耻骨结节外下方约3cm处形成一卵圆形的薄弱区，称为卵圆窝（隐静脉裂孔）。窝的外侧缘锐利呈弯镰状，窝的表面覆盖有疏松结缔组织，形如筛状，故又称筛筋膜，有大隐静脉等穿过 注：右心房房间隔右侧面中下部有一卵圆形凹陷，也称卵圆窝，为胚胎时期卵圆孔闭合后的遗迹，是房间隔缺损的好发部位
19. 髂胫束	阔筋膜外侧部的增厚部分称髂胫束，张于髂嵴和胫骨外侧髁之间，有臀大肌下份和阔筋膜张肌附着
20. 屈肌支持带	前臂或小腿的深筋膜在腕部和踝部增厚，形成约束屈肌腱的致密结缔组织扁带，厚而坚韧。如在腕部前方，由前臂的深筋膜增厚并横架于腕骨沟上方而形成，称为腕横韧带；在踝部，由小腿深筋膜于跟骨内侧面至内踝之间增厚而形成。在屈肌支持带的深部有供肌腱通过的纤维管和若干个纤维隔，以分隔肌腱，使每条肌腱独立活动
21. 腹股沟三角	又称为海氏（Hesselbach）三角，是腹壁下动脉、腹直肌外侧缘和腹股沟韧带内侧半围成的三角形区域，腹股沟直疝由此突出

续 表

22. 腹股沟管	为腹股沟韧带内侧半上方的肌筋膜间隙，由外上斜向内下方，长4～5cm，由前、后、上、下四壁和内、外两口构成。男性有精索通过，女性有子宫圆韧带通过。内口称为腹股沟管腹环，由腹横筋膜向外突出形成；外口称为腹股沟管皮下环，由腹外斜肌腱膜形成的三角形裂隙。前壁为腹外斜肌腱膜和部分腹内斜肌；后壁为腹横筋膜和腹股沟镰；上壁为腹内斜肌和腹横肌形成的弓状下缘；下壁为腹股沟韧带形成的凹槽
23. 腹股沟镰	腹内斜肌与腹横肌下部的腱膜汇合，止于耻骨梳及耻骨结节，称为腹股沟镰，又称联合腱
24. 斜角肌间隙	是由前、中斜角肌与第1肋三者之间形成的空隙。有臂丛神经和锁骨下动脉通过
25. 股三角	在股前上部，由腹股沟韧带、长收肌内侧缘和缝匠肌内侧缘围成。前为阔筋膜；底为髂腰肌、耻骨肌和长收肌。内有股神经、股血管及其分支和属支、淋巴结
26. 肌腔隙和血管腔隙	是位于腹股沟韧带与髋骨之间的间隙，以髂耻弓（由腹股沟韧带连至髂耻隆起的纤维）为界，内侧为血管腔隙，通过股血管等；外侧为肌腔隙，通过髂腰肌和股神经
27. 股管	位于股鞘内侧，长约1.5cm，前界为腹股沟韧带及阔筋膜，后界为耻骨梳韧带及耻骨肌筋膜，内侧界为陷窝韧带（腔隙韧带），外侧为股静脉，上端为股环，下端为盲端，对着卵圆窝的内上份。内含腹股沟深淋巴结。如果腹腔内脏器（如小肠）由此突出，即为股疝
28. 踝管	由内踝、跟骨内侧面和屈肌支持带（分裂韧带）共同围成。管内有胫骨后肌腱、趾长屈肌腱、胫后血管、胫神经和踇长屈肌腱通过

三、基本内容复习

1．肌的命名

命名依据	举　例
形状	斜方肌
位置	胸大肌
起止点	胸锁乳突肌
肌纤维方向	腹直肌
相关部位	翼内肌
作用	指伸肌

2. 肌的作用

作　用	定　义	举　例
屈	关节角度变小	肱二头肌
伸	关节角度增大	肱三头肌
展	远离中线	三角肌
收	靠近中线	长收肌
升	升高位置	咬肌
降	降低位置	降下唇肌
旋转	以长轴为基准转动	胸锁乳突肌
旋前	转动手，使掌心向后	旋前圆肌
旋后	转动手，使掌心向前	旋后肌
内翻	使足底向内	胫骨前肌
外翻	使足底向外	腓骨长肌

3. 头肌的起止点、作用和神经支配

<table>
<tr><th>肌　群</th><th>名　称</th><th>起　点</th><th>止　点</th><th>作　用</th><th>神经支配</th></tr>
<tr><td rowspan="10">面肌</td><td>枕额肌额腹</td><td>帽状腱膜</td><td>眉部皮肤</td><td>提眉，向下牵拉头皮</td><td rowspan="10">面神经</td></tr>
<tr><td>枕额肌枕腹</td><td>上项线</td><td>帽状腱膜</td><td>向后牵拉头皮</td></tr>
<tr><td>眼轮匝肌</td><td colspan="2">环绕眼裂周围</td><td>闭合眼裂</td></tr>
<tr><td>口轮匝肌</td><td colspan="2">环绕口裂周围</td><td>闭合口裂</td></tr>
<tr><td>提上唇肌</td><td rowspan="3">上唇上方</td><td rowspan="6">口角</td><td rowspan="3">提口角与上唇</td></tr>
<tr><td>提口角肌</td></tr>
<tr><td>颧肌</td></tr>
<tr><td>降口角肌</td><td rowspan="2">下唇下方</td><td rowspan="2">降口角与下唇</td></tr>
<tr><td>降下唇肌</td></tr>
<tr><td>颊肌</td><td>面颊深层</td><td>使唇颊贴紧牙，帮助咀嚼和吮吸，向外牵拉口角</td></tr>
<tr><td rowspan="4">咀嚼肌</td><td>咬肌</td><td>颧弓</td><td>咬肌粗隆</td><td rowspan="3">上提下颌（闭口）</td><td rowspan="4">三叉神经</td></tr>
<tr><td>颞肌</td><td>颞窝</td><td>下颌骨冠突</td></tr>
<tr><td>翼内肌</td><td>翼窝</td><td>翼肌粗隆</td></tr>
<tr><td>翼外肌</td><td>翼突外侧</td><td>下颌颈</td><td>两侧收缩向前牵拉下颌（张口）
单侧收缩牵拉下颌向对侧</td></tr>
</table>

4. 颈肌的起止点、作用和神经支配

肌群		名称	起点	止点	作用	神经支配
颈浅肌		颈阔肌	三角肌和胸大肌筋膜	口角	紧张颈部皮肤	Ⅶ
		胸锁乳突肌	胸骨柄和锁骨胸骨端	颞骨乳突	一侧收缩使头屈向同侧，两侧收缩使头后仰	Ⅺ
颈前肌	舌骨上肌群	二腹肌	后腹：乳突前腹：下颌骨	以中间腱附着于舌骨体	降下颌骨，上提舌骨	前腹：Ⅴ；后腹：Ⅶ
		下颌舌骨肌	下颌体内面	舌骨体	上提舌骨	Ⅴ
		茎突舌骨肌	茎突	舌骨	上提舌骨	Ⅶ
		颏舌骨肌	颏棘	舌骨	上提舌骨	C1 前支
	舌骨下肌群	肩胛舌骨肌	与名称一致		下降舌骨	颈袢(C1～3)
		胸骨舌骨肌				
		胸骨甲状肌				
		甲状舌骨肌				
颈深肌		前斜角肌	颈椎横突	第1肋上面	上提第1～2肋，以助吸气	颈神经前支
		中斜角肌				
		后斜角肌		第2肋上面		

5. 肩部肌的起止点、作用和神经支配

肌群	名称	起点	止点	作用	神经支配
浅层	三角肌	锁骨、肩峰和肩胛冈	三角肌粗隆	肩关节外展、前屈或后伸	腋神经（C5～7）
深层	冈上肌	肩胛骨冈上窝	肱骨大结节上份	肩关节外展	肩胛上神经（C5～6）
	冈下肌	肩胛骨冈下窝	肱骨大结节中份	肩关节外旋	
	小圆肌	肩胛骨外侧缘	肱骨大结节下份		腋神经（C5～7）
	大圆肌	肩胛骨下角	肱骨小结节嵴	肩关节后伸、内收及内旋	肩胛下神经（C5～6）
	肩胛下肌	肩胛下窝	肱骨小结节	肩关节内收、内旋	

附：肩肌位置和名称歌诀

三角冈上外展肩，冈下小圆司外旋。

大圆收缩助背手，肩胛下肌肩内旋。

6. **胸肌与膈的起止点、作用和神经支配**

肌群	名称	起点	止点	作用	神经支配
胸上肢肌	胸大肌	锁骨、胸骨、第1～6肋软骨	肱骨大结节嵴	内收、内旋及屈肩关节	胸外侧神经 胸内侧神经
	胸小肌	第3～5肋骨	肩胛骨喙突	向下牵拉肩胛骨	胸内侧神经
	前锯肌	第1～8肋骨	肩胛骨内侧缘	向前牵拉肩胛骨	胸长神经
胸固有肌	肋间外肌	上位肋骨下缘	下位肋骨上缘	提肋助吸气	肋间神经
	肋间内肌	下位肋骨上缘	上位肋骨下缘	降肋助呼气	
	胸横肌	胸骨内面下部	第2～6肋骨的内面	向下牵拉肋助呼气	肋间神经
膈	胸骨部	剑突后面	中心腱	膈穹隆下降，扩大胸腔助吸气，增加腹压	膈神经
	肋部	第7～12肋内面			
	腰部	第2～3腰椎体前面			

附：膈的形态歌诀

膈如穹窿阔而扁，周围肌束中心腱。

主动脉孔靠脊柱，食管裂孔位左前。

腔静脉孔在右前，恰好穿过中心腱。

7. **背肌的起止点、作用和神经支配**

肌群	名称	起点	止点	作用	神经支配
背浅肌	斜方肌	上项线、枕外隆凸、项韧带、全部胸椎棘突	锁骨外1/3、肩峰、肩胛冈	拉肩胛骨向中线靠拢；上、下部纤维分别提、降肩胛骨	副神经
	背阔肌	下6个胸椎棘突、全部腰椎棘突、髂嵴	肱骨小结节嵴	肩关节后伸、内收及内旋	胸背神经
	肩胛提肌	上位颈椎横突	肩胛骨内侧角	上提肩胛骨	肩胛背神经（C4～6）
	菱形肌	下位颈椎和上位胸椎棘突	肩胛骨内侧缘	上提和内牵肩胛骨	
背深肌	竖脊肌	骶骨后面及其附近，下位椎骨的棘突、横突、肋骨等	上位椎骨棘突横突，肋骨及枕骨	伸脊柱、仰头	脊神经后支
	夹肌	项韧带下部、第7颈椎棘突和上部胸椎	颞骨乳突和第1～3颈椎横突	单侧收缩使头转向同侧，两侧收缩使头后仰	颈神经后支

8. 腹肌的起止点、作用和神经支配

肌　群	名　称	起　点	止　点	作　用	神经支配
前外侧群	腹直肌	耻骨嵴	胸骨剑突 第5～7肋软骨	脊柱前屈，增加腹压	肋间神经
	腹外斜肌	下8肋外面	白线、髂嵴		
	腹内斜肌	胸腰筋膜、髂嵴、腹股沟韧带	白线	增加腹压，脊柱前屈、侧屈、旋转	肋间神经、髂腹下神经，髂腹股沟神经
	腹横肌	下6肋内面、胸腰筋膜、腹股沟韧带	白线		
后群	腰方肌	髂嵴	第12肋	降第12肋，脊柱侧屈	腰神经前支

9. 臂肌的起止点、作用和神经支配

肌　群	名　称	起　点	止　点	主要作用	神经支配
前群	肱二头肌	长头：肩胛骨盂上结节 短头：肩胛骨喙突	桡骨粗隆	屈肘关节、前臂旋后	
	喙肱肌	喙突	肱骨中部	屈、内收肩关节	肌皮神经
	肱肌	肱骨下半前面	尺骨粗隆	屈肘关节	
后群	肱三头肌	长头：肩胛骨盂下结节 内侧头：桡神经沟内下方的骨面 外侧头：桡神经沟外上方的骨面	尺骨鹰嘴	伸肘关节，伸及内收肩关节	桡神经

10．前臂肌的起止点、作用和神经支配

肌群		名称	起点	止点	作用	神经支配
前群		肱桡肌	肱骨外上髁上	桡骨茎突	屈肘关节	桡神经
	第一层	旋前圆肌	肱骨内上髁、前臂深筋膜	桡骨中部外侧面	屈肘、前臂旋前	正中神经
		桡侧腕屈肌		第2掌骨底	屈肘、屈腕、腕外展	
		掌长肌		掌腱膜	屈腕、紧张掌腱膜	
		尺侧腕屈肌		豌豆骨	屈腕、腕内收	尺神经
	第二层	指浅屈肌	肱骨内上髁，尺、桡骨前面	示指～小指中节指骨两侧	屈肘、屈腕、屈掌指关节和近侧指间关节	正中神经
	第三层	指深屈肌	尺骨及骨间膜前面	示指～小指远节指骨底	屈腕、屈第示指～小指间关节和掌指关节	正中神经及尺神经各一半
		拇长屈肌	桡骨及骨间膜前面	拇指远节指骨底	屈腕、屈拇指的掌指和指间关节	
	第四层	旋前方肌	尺骨远端前面	桡骨远端掌面	前臂旋前	正中神经
后群	浅层	桡侧腕长伸肌	肱骨外上髁	第2掌骨底面	伸腕、腕外展	桡神经
		桡侧腕短伸肌		第3掌骨底面		
		指伸肌		示指～小指中节远节指骨底背面	伸肘、伸腕、伸指	
		小指伸肌		小指中节远节指骨底背面	伸小指	
		尺侧腕伸肌		第5掌骨底背面	伸腕、腕内收	
	深层	旋后肌	肱骨外上髁、尺骨上端	桡骨上端前面	前臂旋后	
		拇长展肌	桡、尺骨背面，骨间膜背面	第1掌骨底	拇指外展	
		拇短伸肌		拇指近节指骨底	伸拇指	
		拇长伸肌		拇指远节指骨底		
		示指伸肌		示指指背腱膜	伸示指	

11．手肌的起止点、作用和神经支配

肌群	名称	起点	止点	作用	神经支配
外侧群	拇短展肌	屈肌支持带、舟骨	拇指近节指骨底	外展拇指	正中神经
	拇短屈肌	屈肌支持带、大多角骨		屈拇指近节指骨	
	拇对掌肌		第1掌骨	拇指对掌	
	拇收肌	屈肌支持带、头状骨和第3掌骨	拇指近节指骨	内收拇指、屈拇指近节指骨	尺神经

续 表

肌 群	名 称	起 点	止 点	作 用	神经支配
内侧群	小指展肌	屈肌支持带及豌豆骨	小指近节指骨底	外展小指	尺神经
	小指短屈肌	钩骨、屈肌支持带		屈小指	
	小指对掌肌		第 5 掌骨内侧	小指对掌	
中间群	蚓状肌	指深屈肌腱桡侧	示指～小指的指背腱膜	屈掌指关节、伸指骨间关节	正中神经和尺神经
	骨间掌侧肌	第 2 掌骨的内侧和第 4、5 掌骨的外侧面	示、环、小指近节指骨底和指背腱膜	示、环、小指内收，屈掌指关节、伸指骨间关节	尺神经
	骨间背侧肌	第 1～5 掌骨对缘	示指～环指近节指骨和指背腱膜	示、环、小指外展，屈掌指关节、伸指骨间关节	

12. 髋肌的起止点、作用和神经支配

肌 群		名 称		起 点	止 点	主要作用	神经支配
前群		髂腰肌	髂肌	髂窝	股骨小转子	髋关节前屈和旋外；下肢固定时，使躯干和骨盆前屈	腰丛分支
			腰大肌	腰椎体侧面和横突			
		阔筋膜张肌		髂前上棘	经髂筋束至胫骨外侧髁	紧张阔筋膜并屈髋关节	臀上神经
后群	浅层	臀大肌		髂骨翼外面和骶骨背面	臀肌粗隆及髂胫束	髋关节伸及外旋	臀下神经
	中层	臀中肌		髂骨翼外面	股骨大转子	髋关节外展、内旋（前部肌束）和外旋（后部肌束）	臀上神经
		梨状肌		骶骨前面骶前孔外侧		髋关节外展、外旋	骶丛分支
		闭孔内肌		闭孔膜内面及其周围骨面	股骨转子窝	髋关节外旋	骶丛分支
		股方肌		坐骨结节	转子间嵴		
	深层	臀小肌		髂骨翼外面	股骨大转子前缘	髋关节外展、内旋（前部肌束）和外旋（后部肌束）	臀上神经
		闭孔外肌		闭孔膜外面及其周围骨面	股骨转子窝	髋关节外旋	闭孔神经

13. 大腿肌的起止点、作用和神经支配

肌群	名称	起点	止点	主要作用	神经支配
前群	缝匠肌	髂前上棘	胫骨上端内侧面	屈髋关节、屈膝关节，使已屈的膝关节旋内	股神经
	股四头肌	髂前下棘，股骨粗线内外侧唇，股骨体的前面	经髌骨及髌韧带止于胫骨粗隆	屈髋关节、伸膝关节	
内侧群 浅层	耻骨肌	耻骨支、坐骨支前面	股骨耻骨肌线	内收、外旋髋关节	股神经、闭孔神经
	长收肌		股骨粗线		
	股薄肌		胫骨上端内侧面		
内侧群 深层	短收肌		股骨粗线		闭孔神经
	大收肌	耻骨支、坐骨支、坐骨结节	股骨粗线和内上髁的收肌结节		
后群	股二头肌	长头：坐骨结节 短头：股骨粗线	腓骨小头	伸髋关节、屈膝关节并微旋外	坐骨神经
	半腱肌	坐骨结节	胫骨上端内侧面	伸髋关节、屈膝关节并微旋内	
	半膜肌		胫骨内侧髁后面		

14. 小腿肌的起止点、作用和神经支配

肌群	名称	起点	止点	作用	神经支配
前群	胫骨前肌	胫、腓骨上端，骨间膜前面	内侧楔骨内面、第1跖骨底	足背屈、内翻	腓深神经
	踇长伸肌		踇趾远节趾骨底	足背屈，伸踇趾	
	趾长伸肌		第2～5趾趾背腱膜，止于第3跖骨底者为第3腓骨肌	伸第2～5趾，足背屈	
外侧群	腓骨长肌	腓骨外侧	内侧楔骨、第1跖骨底	足跖屈、外翻	腓浅神经
	腓骨短肌		第5跖骨粗隆		
后群 浅层	腓肠肌	内侧头：股骨外上髁 外侧头：股骨内上髁	跟骨结节	屈膝关节、足跖屈	胫神经
	比目鱼肌	胫腓骨上端		足跖屈	
后群 深层	腘肌	股骨外侧髁的外侧份	胫骨比目鱼肌线以上骨面	屈膝、内旋小腿	
	趾长屈肌	胫、腓骨后面及骨间膜	第2～5趾远节趾骨底	足跖屈、屈第2～5趾	
	胫骨后肌		足舟骨粗隆，内侧、中间和外侧楔骨	足跖屈、内翻	
	踇长屈肌		踇趾远节趾骨	屈踇趾、足跖屈	

15. 膈的结构和功能

膈
- 位置：胸腔与腹腔之间的穹隆状阔肌，起自胸廓下口的周缘，止于中央的中心腱。
- 分部：胸骨部、肋部、腰部。
- 裂孔
  - 主动脉裂孔：位于第12胸椎体的前方，有主动脉和胸导管通过。
  - 食管裂孔：在主动脉裂孔的左前上方，平第10胸椎，有食管和迷走神经通过。
  - 腔静脉孔：在食管裂孔的右前上方、中心腱之上，平第8胸椎，有下腔静脉通过。
- 功能：参与呼吸运动，增加腹压，协助排便、呕吐、咳嗽、喷嚏及分娩等活动。

16. 参与深呼吸运动的肌

深呼吸运动	参与活动的肌
深吸气	膈、肋间外肌、胸大肌、胸小肌、前锯肌收缩
深呼气	膈舒张，肋间外肌、胸大肌、胸小肌、前锯肌舒张，肋间内肌、肋间最内肌、腹肌前外侧群（腹外斜肌、腹内斜机、腹横肌和腹直肌）收缩

17. 常用腹部手术切口所经过的结构

按由浅入深的顺序	上腹正中切口	左上腹经腹直肌切口	右下腹麦氏切口
(1)	皮肤	皮肤	皮肤
(2)	浅筋膜	浅筋膜	浅筋膜
(3)	腹白线	腹直肌鞘前层	腹外斜肌腱膜
(4)	腹横筋膜	腹直肌	腹内斜肌
(5)	腹膜外筋膜	腹直肌鞘后层	腹横肌
(6)	壁腹膜	腹横筋膜	腹横筋膜
(7)		腹膜外筋膜	腹膜外筋膜
(8)		壁腹膜	壁腹膜

18. 体表肌性标志

部 位	肌的名称
头颈部	咬肌、颞肌、胸锁乳突肌
躯干部	斜方肌、背阔肌、竖脊肌、胸大肌、前锯肌、腹直肌
上肢	三角肌、肱二头肌、肱三头肌、肱桡肌、掌长肌、桡侧腕屈肌、尺侧腕屈肌、指伸肌腱
下肢	股四头肌、臀大肌、股二头肌、半腱肌、半膜肌、拇长伸肌、胫骨前肌、趾长伸肌、小腿三头肌

19．手部的神经支配

类　型	部　位	神经支配
手部感觉	手掌侧面：尺侧小部及对应的尺侧一个半指	尺神经
	桡侧大部及对应的桡侧三个半指	正中神经
	手背侧面：尺侧半、尺侧两个半指	尺神经
	桡侧半、桡侧两个半指	桡神经
手部肌	鱼际肌（拇收肌除外）	正中神经
	第1、2蚓状肌	正中神经
	小鱼际肌、骨间肌	尺神经
	第3、4蚓状肌	尺神经
	拇收肌	尺神经

20．某些肌瘫痪产生的症状

症状名称	瘫痪的肌	引起该症状的机制
翼状肩	前锯肌	前锯肌能拉肩胛骨向前并紧贴胸廓，前锯肌瘫痪后斜方肌的作用相对加强，导致“翼状肩”
方形肩	三角肌	三角肌可使肩部呈圆隆形，瘫痪后导致“方形肩”
爪形手	拇收肌、骨间肌、第4、5蚓状肌	拇收肌瘫痪使拇指不能内收，骨间肌萎缩使各指不能互相靠拢，各掌指关节过伸，第4、5指的指骨间关节弯曲，导致“爪形手”
猿手	鱼际肌	鱼际肌位于手掌桡侧，形成一隆起，瘫痪后平坦，使拇指不能做展、屈、对掌等动作而形成“猿手”
马蹄内翻足	小腿前群肌、小腿外侧群肌	腓总神经损伤后，小腿前群肌和小腿外侧群肌瘫痪，小腿后群肌的作用相对增强，出现足下垂、足内翻且趾不能伸，形成“马蹄内翻足”，行走呈“跨阈步态”

四、试题精选

（一）填空题

1．一侧胸锁乳突肌收缩，使头向①________倾斜，面部转向②________，两侧同时收缩可使头③________。

2．膈上有①________、②________和③________三个裂孔。

3．腹外侧壁的肌由浅入深有①________、②________和③________。

4. 腹股沟管位于①________内侧半的上方，管内男性有②________，女性有③________通过。

5. 咀嚼肌有①________、②________、③________和④________，其中具有张口作用的是⑤________。

6. 臂后群肌是①________，主要作用是②________肘关节。

7. 股四头肌位于①________，是有力的②________膝关节肌。

8. 小腿三头肌由①________和②________组成。

9. 使肩关节屈曲的主要臂肌是①________和②________。

10. 使足内翻的肌有①________和②________，使足外翻的主要肌是③________、④________和⑤________。

11. 参与构成鱼际肌的有①________、②________、③________和④________。

(二) 选择题

【A型题】

1. 下列属于躯干肌的是
   A 斜方肌
   B 旋前圆肌
   C 梨状肌
   D 冈上肌
   E 三角肌

2. 下列属于大腿前群的肌是
   A 股二头肌
   B 股四头肌
   C 半腱肌
   D 半膜肌
   E 股薄肌

3. 下列属于咀嚼肌的是
   A 颊肌
   B 口轮匝肌
   C 眼轮匝肌
   D 翼外肌
   E 枕额肌

4. 下列属于面肌的是
   A 咬肌
   B 颞肌
   C 枕额肌
   D 翼外肌
   E 翼内肌

5. 下列属于臂后群肌的是
   A 三角肌
   B 肱二头肌
   C 喙肱肌
   D 肱肌
   E 肱三头肌

6. 背阔肌可使肱骨
   A 外展
   B 内收
   C 前屈
   D 旋外
   E 环转

7. 胸大肌可使臂
   A 内收
   B 外展
   C 旋外
   D 后伸
   E 环转

8. 下列能参与大腿后伸的肌是
   A 股四头肌
   B 长收肌
   C 大收肌
   D 梨状肌
   E 臀大肌

9. 负责张口的肌是
   A 颞肌

B 翼内肌
C 翼外肌
D 咬肌
E 颧肌

10. 可使下颌骨上提并退后的肌是
A 颞肌
B 咬肌
C 颧肌
D 翼内肌
E 翼外肌

11. 下列不属于咀嚼肌的是
A 翼内肌
B 翼外肌
C 颊肌
D 咬肌
E 颞肌

12. 参与外展肩关节的肌是
A 大圆肌
B 小圆肌
C 三角肌
D 冈下肌
E 肩胛下肌

13. 既可屈肘又可使前臂旋后的肌是
A 肱桡肌
B 肱肌
C 肱二头肌
D 肘肌
E 旋后肌

14. 既能屈腕又能内收腕的肌是
A 肱桡肌
B 掌长肌
C 拇长屈肌
D 尺侧腕屈肌
E 桡侧腕屈肌

15. 既能屈髋又能屈膝的肌是
A 股直肌
B 缝匠肌
C 大收肌
D 半腱肌
E 阔筋膜张肌

16. 既能屈髋又能伸膝的肌是
A 股薄肌
B 股直肌
C 缝匠肌
D 股中间肌
E 股内侧肌

17. 使足内翻的肌是
A 腓肠肌
B 比目鱼肌
C 腓骨长肌
D 腓骨短肌
E 胫骨后肌

18. 构成髌韧带的肌是
A 股二头肌
B 半腱肌
C 半膜肌
D 股四头肌
E 缝匠肌

19. 当股四头肌麻痹时，主要不能
A 伸大腿
B 内收大腿
C 旋转大腿
D 屈小腿
E 伸小腿

20. 不能耸肩是由于下列哪块肌瘫痪
A 三角肌
B 冈上肌
C 冈下肌
D 斜方肌
E 背阔肌

21. 翼状肩体征是由于下列哪块肌麻痹
A 三角肌
B 前锯肌
C 菱形肌
D 斜方肌
E 背阔肌

【B 型题】

A 胸大肌
B 背阔肌
C 前锯肌
D 斜方肌
E 冈上肌

1. 构成腋窝前壁的肌是
2. 构成腋窝后壁的肌是

A 肱二头肌
B 肱三头肌
C 肱肌
D 喙肱肌
E 胸大肌

3. 能使前臂屈曲并可做旋后运动的肌是
4. 止点在桡骨粗隆的肌是
5. 伸肘关节的主要肌是
6. 屈肘关节的主要肌是

A 股四头肌
B 缝匠肌
C 髂腰肌
D 大收肌
E 臀大肌

7. 伸髋关节的肌是
8. 屈髋和屈膝关节的肌是
9. 屈髋和伸膝关节的肌是

A 胫骨前肌
B 腓骨长、短肌
C 胫骨后肌
D 踇长伸肌
E 小腿三头肌

10. 能使足外翻的肌是
11. 能使足跖屈的肌是

A 胸大肌
B 三角肌
C 前锯肌
D 背阔肌
E 竖脊肌

12. 使肱骨外展的肌是
13. 使肩胛骨下角旋外的肌是

A 指浅屈肌
B 尺侧腕屈肌
C 指伸肌
D 尺侧腕伸肌
E 桡侧腕长、短伸肌

14. 伸桡腕关节和示指~小指的肌是
15. 屈桡腕关节和内收桡腕关节的肌是
16. 伸和外展桡腕关节的肌是
17. 屈桡腕关节和屈示指~小指的肌是
18. 伸和内收桡腕关节的肌是

A 咬肌
B 颞肌
C 下颌舌骨肌
D 翼内肌
E 翼外肌

19. 使下颌向上和侧方运动的肌是
20. 上提和后退下颌骨的肌是
21. 上提下颌骨的肌是
22. 牵拉下颌骨向前下并做侧方运动的肌是
23. 下降下颌骨的肌是

A 髂腰肌
B 股四头肌
C 臀大肌
D 比目鱼肌
E 股二头肌

24. 能伸大腿而与小腿无关的肌是
25. 能屈小腿而与大腿无关的肌是

【X 型题】

1. 属于肌辅助装置的有
   A 筋膜
   B 滑膜囊
   C 肌腹
   D 腱鞘
   E 籽骨
2. 属于躯干肌的是
   A 斜方肌
   B 胸大肌
   C 三角肌
   D 髂腰肌
   E 膈
3. 背阔肌可使肱骨
   A 内收
   B 旋外
   C 旋内
   D 外展
   E 后伸
4. 胸大肌可使肱骨
   A 内收
   B 旋外
   C 旋内
   D 外展
   E 后伸
5. 前臂前群肌的主要作用包括
   A 屈肘
   B 屈腕
   C 屈指
   D 旋后
   E 旋前
6. 前臂后群肌的主要作用包括
   A 伸肘
   B 伸腕
   C 屈指
   D 伸指
   E 旋后
7. 使肩关节外展的肌有
   A 斜方肌
   B 大圆肌
   C 三角肌
   D 冈上肌
   E 冈下肌
8. 屈肘关节的肌有
   A 肱肌
   B 肱桡肌
   C 喙肱肌
   D 肱二头肌
   E 旋前圆肌
9. 既能伸髋关节又能屈膝关节的肌有
   A 缝匠肌
   B 股直肌
   C 股二头肌
   D 半腱肌
   E 半膜肌
10. 屈和内旋膝关节的肌有
    A 半腱肌
    B 半膜肌
    C 缝匠肌
    D 股二头肌
    E 比目鱼肌
11. 伸腕关节的肌有
    A 肘肌
    B 指伸肌
    C 肱二头肌
    D 桡侧腕长伸肌
    E 尺侧腕伸肌
12. 斜方肌
    A 为背上部浅层阔肌
    B 止于肩胛骨和锁骨
    C 可使肩胛骨上提、下降
    D 两侧同时收缩使头后仰
    E 一侧肌收缩可使颈向同侧屈，脸转向对侧
13. 胸锁乳突肌

A 是颈部浅层肌
B 按起止点命名
C 两侧同时收缩使头后仰
D 受副神经支配
E 一侧收缩可使颈向对侧屈，脸转向同侧

14. 前斜角肌
A 起自颈椎体前面
B 止于第1肋上面
C 位于锁骨下动脉前方
D 肋骨固定时可使颈前屈
E 与中斜角肌围成斜角肌间隙

15. 小腿三头肌
A 受胫神经支配
B 形成跟腱，止于跟骨结节
C 屈膝和使踝背屈
D 比目鱼肌起自胫骨、腓骨的后面
E 腓肠肌内、外侧头分别起自胫骨内、外侧髁

16. 通过膈的结构有
A 上腔静脉
B 下腔静脉
C 主动脉
D 气管
E 食管

17. 能伸大腿的肌是
A 髂腰肌
B 股四头肌
C 臀大肌
D 股二头肌
E 半腱肌

18. 使足跖屈的肌有
A 胫骨前肌
B 腓骨长肌
C 小腿三头肌
D 趾长伸肌
E 胫骨后肌

19. 能参与呼吸运动的肌有
A 肋间内肌
B 腹外斜肌
C 膈
D 肋间外肌
E 腹内斜肌

20. 使足内翻的肌有
A 胫骨前肌
B 腓骨长肌
C 踇长伸肌
D 胫骨后肌
E 腓骨短肌

21. 使足外翻的肌有
A 胫骨前肌
B 胫骨后肌
C 踇长屈肌
D 腓骨长肌
E 腓骨短肌

22. 有屈指作用的肌是
A 指浅屈肌
B 指深屈肌
C 拇长屈肌
D 肱桡肌
E 掌长肌

23. 肩肌包括
A 三角肌
B 喙肱肌
C 肩胛下肌
D 冈上肌
E 冈下肌

（三）简答题

1. 肩带肌有哪些？
2. 臂肌分几群？各有哪些肌？
3. 大腿肌分几群？各有哪些肌？
4. 小腿后群肌有哪些？
5. 简术膈的裂孔和各孔通过的结构
6. 简述腹股沟管的构造及通过的结构。
7. 张口、闭口及研磨运动主要有哪些肌收缩？
8. 深呼吸时有哪些肌参与活动？
9. “翼状肩”、“方形肩”、“爪形手”、“猿手”、“马蹄内翻足” 各是由哪些肌瘫痪所引起的症状？

10. 分别做上腹正中切口、上腹左侧经腹直肌切口、右下腹经麦氏点切口，由浅入深依次需经过哪些结构才能进入腹腔？

（四）填图

1. 上肢肌

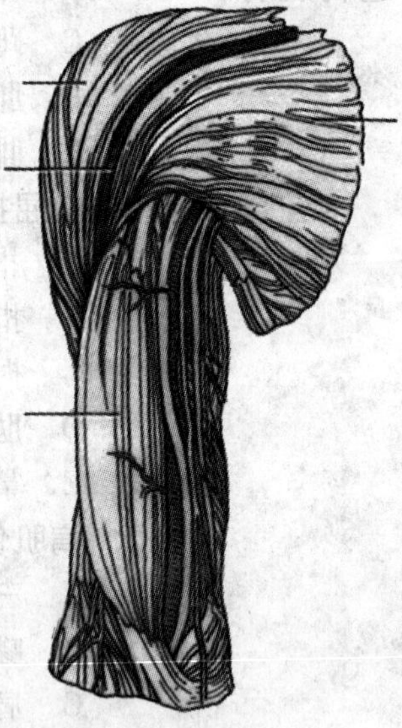

2. 下肢肌

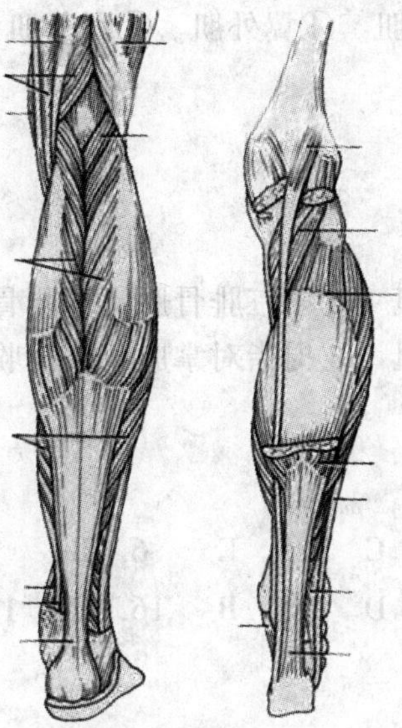

3. 躯干肌

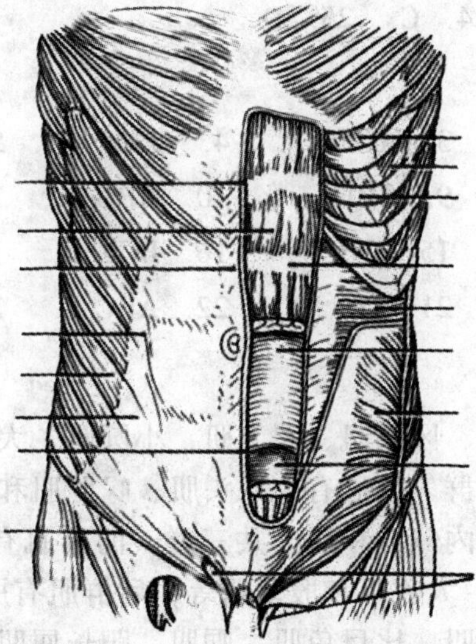

参 考 答 案

(一) 填空题

1. ①同侧 ②对侧 ③后仰
2. ①主动脉裂孔 ②食管裂孔 ③腔静脉孔
3. ①腹外斜肌 ②腹内斜肌 ③腹横肌

4. ①腹股沟韧带 ②精索 ③子宫圆韧带
5. ①咬肌 ②颞肌 ③翼内肌 ④翼外肌 ⑤翼外肌
6. ①肱三头肌 ②伸
7. ①大腿前部 ②伸
8. ①腓肠肌 ②比目鱼肌
9. ①肱二头肌 ②喙肱肌
10. ①胫骨前肌 ②胫骨后肌 ③第三腓骨肌 ④腓骨长肌 ⑤腓骨短肌
11. ①拇短展肌 ②拇短屈肌 ③拇指对掌肌 ④拇收肌

（二）选择题

【A 型题】

1. A 2. B 3. D 4. C 5. E 6. B 7. A 8. E 9. C 10. A
11. C 12. C 13. C 14. D 15. B 16. B 17. E 18. D 19. E 20. D
21. B

【B 型题】

1. A 2. B 3. A 4. A 5. B 6. C 7. E 8. B 9. A 10. B
11. E 12. B 13. C 14. C 15. B 16. E 17. A 18. D 19. D 20. B
21. A 22. E 23. C 24. C 25. D

【X 型题】

1. ABDE 2. ABE 3. ACE 4. AC 5. ABCE 6. BDE
7. CD 8. ABCDE 9. CDE 10. ABC 11. BDE 12. ABCDE
13. ABCD 14. BCDE 15. ABD 16. BCE 17. CDE 18. BCE
19. ABCDE 20. ACD 21. DE 22. ABC 23. ACDE

（三）问答题

1. 答：肩带肌包括三角肌、冈上肌、冈下肌、小圆肌、大圆肌和肩胛下肌。

2. 答：臂肌分为前、后两群。前群有肱二头肌、喙肱肌和肱肌，后群有肱三头肌。

3. 答：大腿肌分为前群、内侧群和后群共三群。前群肌有股四头肌和缝匠肌，内侧群肌有耻骨肌、长收肌、短收肌、大收肌和股薄肌等，后群肌有股二头肌、半腱肌和半膜肌。

4. 答：小腿后群肌有腓肠肌、比目鱼肌、腘肌、踇长屈肌、趾长屈肌和胫骨后肌。

5～10 题答题要点参阅本章相关基本内容复习。

（郑黎明　丁自海）

第四章 消化系统

一、复习要点

1. 内脏的概念，胸部标志线和腹部分区。中空性器官和实质性器官的结构特点。

2. 消化系统的组成，上、下消化道的划分。消化管及消化腺的组成。

3. 口腔的境界、分部。腭的构成。咽峡的构成。乳牙和恒牙的牙式及恒牙的形态和构造。舌乳头的名称、位置，颏舌肌的起止和功能。腮腺、下颌下腺及舌下腺的位置、形态及导管开口部位。

4. 咽的位置、形态、分部和交通，咽淋巴环的组成。

5. 食管的位置、形态和分部。

6. 胃的形态、分部及位置。

7. 小肠的起止、长度和分部。十二指肠的分部和毗邻，十二指肠球的位置、形态及意义，十二指肠大乳头的位置，十二指肠悬韧带的位置和意义。空、回肠的位置和区别。

8. 大肠的分部及形态特征；盲肠的位置，回盲瓣的位置及功能；阑尾的位置及根部的体表投影；结肠的分部；直肠的位置、形态；肛管内面的结构。肛直肠环的组成。

9. 肝的位置、形态和体表投影，肝外胆道系统的组成。

10. 胰的位置、分部，胰管的位置及开口部位。

11. 胆汁的产生部位和排出途径。

二、名词解释

1. 内脏	指消化系统、呼吸系统、泌尿系统和生殖系统位于胸腔、腹腔和盆腔内的器官，这些器官借助孔道直接或间接与外界相通，主要功能是进行物质代谢和繁衍后代；按其结构可分为中空性器官和实质性器官两大类
2. 中空性器官	此类器官呈管状或囊状，内部有空腔，如消化道、呼吸道、泌尿道和生殖道。呼吸道由内向外依次由黏膜、黏膜下层和外膜组成；泌尿道和生殖道由黏膜、肌层和外膜组成；消化道由黏膜、黏膜下层、肌层和外膜组成
3. 实质性器官	该类器官内部没有特定的空腔，表面包以结缔组织的被膜或浆膜，如肝、胰、肾及生殖腺等。被膜伸入器官实质内，将器官的实质分隔成若干个小叶。实质性器官的血管、神经、淋巴管和导管出入处常有一凹陷，称为门

续 表

4. 上消化道	临床上通常把从口腔至十二指肠的这一段消化管称上消化道，包括口腔、咽、食管、胃和十二指肠
5. 下消化道	空肠以下的消化管称下消化道，包括空肠、回肠、盲肠、结肠、直肠和肛管
6. 牙周组织	位于牙根周围的牙周膜、牙槽骨和牙龈的总称
7. 腭舌弓	自腭帆两侧向下延续至舌根外侧的一对黏膜皱襞称腭舌弓
8. 腭咽弓	自腭帆两侧向下延续至咽侧壁的一对黏膜皱襞称腭咽弓
9. 咽峡	由腭垂、腭帆游离缘、两侧的腭舌弓及舌根共同围成，是口腔与咽的分界，也是二者之间的通道，又称口咽峡
10. 咽淋巴环	位于咽后壁的咽扁桃体、两侧壁的咽鼓管扁桃体、腭扁桃体和舌根处的舌扁桃体共同构成的环状淋巴群，对消化道和呼吸道具有防御和保护作用
11. 咽鼓管圆枕	在鼻咽的两侧壁上，咽鼓管咽口的前、上、后方的弧形隆起称咽鼓管圆枕。它是寻找咽鼓管咽口的标志
12. 咽隐窝	在咽鼓管圆枕后方与咽后壁之间的纵行凹陷称为咽隐窝，是鼻咽癌的好发部位
13. 梨状隐窝	在喉口的两侧各有一深窝，称梨状隐窝，常为异物滞留之处
14. 十二指肠球	十二指肠上部近侧与幽门相连接的一段肠管，长约 2.5cm，由于其肠壁薄，管径大，黏膜面光滑平坦，无环状襞，在影像上呈球状，临床常称此段为十二指肠球，是十二指肠溃疡及穿孔的好发部位
15. 十二指肠空肠曲	十二指肠升部自第 3 腰椎体左侧斜向左上方，至第 2 腰椎体左侧急转向前下方，移行为空肠，其转折处形成的弯曲称十二指肠空肠曲
16. Meckel 憩室	距回肠末端 0.3 ~ 1m 范围的回肠对系膜缘上，约 2% 的成人有长 2 ~ 5cm 的囊状突起，自肠壁向外突出，称为 Meckel 憩室，是胚胎时卵黄囊管未完全消失形成的
17. 回盲瓣	回盲口处肠壁内的环形肌增厚，并覆以黏膜而形成上、下两片半月形的皱襞称回盲瓣，可防止小肠内容物过快地流入大肠，并防止盲肠内容物逆流回小肠
18. 齿状线	肛柱下端与肛瓣边缘连成锯齿状的环行线称齿状线，是黏膜与皮肤的分界线
19. 肛直肠环	肛门外括约肌的浅和深部、直肠下份的纵行肌、肛门内括约肌及肛提肌等共同构成围绕肛管的强大肌环称肛直肠环，对肛管起着极重要的括约作用
20. 肝胰壶腹	胆总管于十二指肠降部的左后内侧壁内与胰管汇合，形成一略膨大的共同管道称肝胰壶腹，开口于十二指肠大乳头
21. 肝外胆道	为肝外输送和暂存胆汁的管道，包括肝左管、肝右管、肝总管、胆总管和胆囊
22. 肝门	肝的脏面中间部的横沟，有肝固有动脉左、右支，肝左、右管，肝门静脉左、右支以及肝的神经、淋巴管等由此出入，称肝门
23. 肝蒂	出入肝门的血管、肝管及神经、淋巴管被结缔组织包裹成一束，称为肝蒂

三、基本内容复习

1. 胸部的标志线

名　称	部　位
前正中线	沿胸部前面正中所作的垂直线
胸骨线	沿胸骨最宽处的外侧缘所作的垂直线
锁骨中线	经锁骨中点向下所作的垂直线，此线大致通过男性乳头
胸骨旁线	在胸骨线与锁骨中线之间连线的中点所作的垂直线
腋前线	沿腋前襞向下所作的垂直线
腋后线	沿腋后襞向下所作的垂直线
腋中线	通过腋前、后线之间连线的中点所作的垂直线
肩胛线	经肩胛骨下角所作的垂直线
后正中线	经背部正中所作的垂直线

2. 腹、盆腔各器官在腹部各区的位置

腹部分区	脏　器
右季肋区	右半肝大部分、胆囊一部分、结肠右曲、右肾一部分
腹上区	右半肝小部分、左半肝大部分、胆囊一部分、胃贲门部、胃幽门部、胃体一部分、胆总管、十二指肠一部分、胰大部分、两肾各一部分、肾上腺
左季肋区	左半肝小部分、胃底、胃体一部分、脾、胰尾、结肠左曲、左肾一部分
右腹外侧区	升结肠、回肠一部分、右肾一部分
脐区	胃大弯（胃充盈时）、横结肠、大网膜、部分输尿管、部分十二指肠，空、回肠各一部分
左腹外侧区	降结肠、空肠一部分、左肾一部分
右腹股沟区	盲肠、阑尾、回肠末段
腹下区	回肠一部分、膀胱（充盈时）、子宫（妊娠期）、乙状结肠一部分、两侧输尿管各一部分
左腹股沟区	乙状结肠一部分、回肠一部分

3. 消化系统的组成

分类	器官	
消化道	上消化道	口腔、咽、食管、胃、十二指肠
	下消化道	空肠、回肠、盲肠、结肠、直肠
消化腺		口腔腺（腮腺、舌下腺、下颌下腺）、肝、胰、胃肠小腺体

4. 软腭肌的起止和作用

名 称	起 点	止 点	主要作用
腭帆张肌	咽鼓管软骨部、颅底	腭腱膜	张开咽鼓管、紧张腭帆
腭帆提肌	咽鼓管软骨部、颅底	腭腱膜	上提腭帆
腭垂肌	硬腭后缘中点、腭腱膜	腭垂黏膜	上提腭垂
腭舌肌	腭腱膜	舌的侧缘	下降腭帆、缩窄咽峡
腭咽肌	腭腱膜	甲状软骨板及咽后壁	助两侧腭咽弓靠近，助咽喉上提

5. 牙

（1）牙的形态：牙冠、牙颈、牙根

（2）牙组织：牙质、釉质、牙骨质、牙髓

（3）牙周组织：牙周膜、牙槽骨、牙龈

（4）牙列式

	1	2	3	4	5	6	7	8
恒牙（32）	中切牙	侧切牙	尖牙	第一前磨牙	第二前磨牙	第一磨牙	第二磨牙	第三磨牙

	Ⅰ	Ⅱ	Ⅲ	Ⅳ	Ⅴ
乳牙（20）	乳中切牙	乳侧切牙	乳尖牙	第一乳磨牙	第二乳磨牙

6. 舌

- 舌
  - 形态
    - 两面
      - 舌上面
      - 舌下面
    - 两部：体、根
  - 乳头
    - 丝状乳头
    - 菌状乳头
    - 轮廓乳头
    - 叶状乳头
  - 舌肌
    - 舌内肌：改变舌的形态
    - 舌外肌（颏舌肌、舌骨舌肌、茎突舌肌）：改变舌的位置

7. 舌的神经支配

部位或结构	神经支配		
	味　觉	一般感觉	运　动
舌前2/3	面神经鼓索支	下颌神经的舌神经	
舌后1/3	舌咽神经	舌咽神经	
舌内肌、舌外肌			舌下神经

8. 唾液腺

项　目	腮　腺	下颌下腺	舌下腺
位置	耳郭前下方，咬肌表面	下颌下三角内	舌下襞的深面
导管	腮腺管	下颌下腺管	舌下腺大管 舌下腺小管
开口部位	平对上颌第2磨牙颊黏膜上的腮腺管乳头	舌下阜	大管开口于舌下阜 小管开口于舌下襞
神经支配	舌咽神经	面神经	面神经

9．鼻咽、口咽与喉咽的结构和交通

分部	形态结构	交通
鼻咽	咽鼓管咽口→咽鼓管→鼓室	向前经鼻后孔→鼻腔
	咽鼓管圆枕	
	咽隐窝	
	咽鼓管扁桃体	
	咽扁桃体	
口咽	腭舌弓	向前经咽峡→口腔
	腭咽弓	向下→喉咽
	腭扁桃体	
喉咽	梨状隐窝	向前经喉口→喉腔
		向下→食管

10．食管

分部	长度（cm）	三个狭窄部位	狭窄距中切牙的距离（cm）
颈部	5	第一个狭窄：食管起始处	15
胸部	18～20	第二个狭窄：食管与左支气管交叉处	25
腹部	1～2	第三个狭窄：食管通过膈的食管裂孔处	40

11．胃

- 胃
  - 形态
    - 两壁：前壁、后壁
    - 两弯：胃小弯、胃大弯
    - 两口：贲门、幽门
  - 分部
    - 胃底
    - 胃体
    - 贲门部
    - 幽门部：幽门窦、幽门管
  - 位置：大部分位于左季肋区，小部分位于腹上区

12. 十二指肠

分部	特点
上部	壁薄、管径大、黏膜光滑，是十二指肠溃疡及穿孔的好发部位
降部	后内侧壁有十二指肠大乳头，是胆总管、胰管的开口处
水平部	——
升部	十二指肠悬韧带（Treitz 韧带），是手术时确定空肠起始部的标志

13. 空肠与回肠的比较

项目	空肠	回肠
位置	左上腹部	右下腹部
长度	占全长近侧 2/5	占全长远侧 3/5
管径	较粗	较细
管壁	较厚	较薄
血管	较多	较少
颜色	较红	较浅
环状皱襞	密而高	疏而低
淋巴滤泡	孤立	集合、孤立

14. 大肠

- 大肠
  - 盲肠
  - 阑尾
  - 结肠
    - 升结肠、横结肠、降结肠、乙状结肠 → 特征：有结肠带、结肠袋、肠脂垂
  - 直肠
    - 弯曲：骶曲、会阴曲
    - 结构：直肠壶腹、直肠横襞
  - 肛管
    - 肛柱
    - 肛窦
    - 肛瓣
    - 齿状线
    - 白线
    - 肛梳

附：盲肠、结肠表面特征歌诀

结肠带袋肠脂垂，直观区别于空回；查到三带汇合处，术中不难找阑尾。

15．齿状线上、下方结构比较

内　容	齿状线以上	齿状线以下
被覆上皮	单层柱状上皮	复层扁平上皮
上皮来源	内胚层	外胚层
结构	黏膜	皮肤
动脉来源	直肠上、下动脉	肛门动脉
静脉回流	直肠上静脉，入肝门静脉	肛门静脉，入下腔静脉
淋巴引流	肠系膜下淋巴结和髂内淋巴结	腹股沟浅淋巴结
神经分布	内脏神经	躯体神经
痔的种类	内痔（不痛）	外痔（疼痛）

16．肝

（1）肝的形态（两面、四缘、三沟）

- 两面
  - 膈面：凸隆，有镰状韧带
    - 右叶（大）
    - 左叶（小）
  - 脏面：平坦，“H”沟分四个叶，即左、右、方、尾状叶
- 四缘
  - 前缘：锐利
    - 胆囊切迹
    - 肝圆韧带切迹
  - 后缘：钝，肝静脉汇入下腔静脉处即为第2肝门
  - 右缘：钝圆
  - 左缘：锐利
- 三沟
  - 左纵沟
    - 前：肝圆韧带
    - 后：静脉韧带
  - 右纵沟
    - 前：胆囊窝
    - 后：腔静脉沟
  - 横沟：肝门
    - 肝固有动脉左、右支
    - 肝左、右管
    - 肝门静脉、神经、淋巴管等

（2）肝的位置

- 位置
  - 大部分在右季肋区、腹上部
  - 小部分在左季肋区
- 投影
  - 上界：与膈穹隆一致，右锁骨中线第7肋，左锁骨中线第5肋间隙
  - 下界：不超出肋弓，剑突下可扪到（不超过3cm）

17. 胆汁的排出途径

胆汁 → 肝左管、肝右管 → 肝总管 → 胆总管 → 十二指肠大乳头 → 十二指肠

胆总管 ↕ 胆囊管 ↔ 胆囊

18. 胰

胰
- 位置：横置于腹上区和左季肋区，平对第1~2腰椎体
- 分部
  - 胰头：上下及右侧被十二指肠包绕，胆总管经其后方，下部向左向方突起
  - 胰体：横过第1腰椎体前方。胰头与胰体之间的狭窄部称为胰颈
  - 胰尾：较细，达脾门
- 排泄管
  - 胰管：与胆总管汇合成肝胰壶腹，开口于十二指肠大乳头
  - 副胰管：开口于十二指肠小乳头

四、试题精选

（一）填空题

1. 内脏是指①________、②________、③________和④________四个系统位于胸腔、腹腔和盆腔内的器官。

2. 内脏器官按其基本构造可分为①________和②________两大类。

3. 消化系统由①________和②________两大部分组成；临床上常把从③________到④________的消化管称为上消化道。

4. 消化腺包括①________、②________、③________和消化管壁上的小腺体。

5. 口腔以上、下牙弓和牙龈为界分为①________和②________。

6. 咽峡是由①________、②________、③________和④________共同围成的，是⑤________和⑥________的分界。

7. 牙在外形上分为①________、②________和③________三部分。

8. 牙周组织包括①________、②________和③________。

9. 舌被①________分为前2/3的②________和后1/3的③________。

10. 舌乳头分为①________、②________、③________和④________四种。

11. 大唾液腺共有三对，即①________、②________和③________。

12. 舌下腺导管有大、小两种，大管开口于①________，小管开口于②________。

13. 咽分为①________、②________和③________三部分。

14. 食管依其所在部位可分为①________、②________和③________三部分。

15. 食管第一个狭窄位于①________，第二个狭窄位于②________，第三个狭窄位于③________。

16. 胃的入口称①________，出口称②________。

17. 胃可分为①________、②________、③________和④________四部分。

18. 胃在中等充盈时大部分位于①________，小部分位于②________。

19. 十二指肠可分为①________、②________、③________和④________四部分。

20. 十二指肠大乳头有①________和②________的共同开口，识别空肠起始端的重要标志是③________。

21. 盲肠和结肠的形态特点是具有①________、②________和③________。

22. 结肠分为①________、②________、③________和④________四部分。

23. 直肠在矢状面上有两个弯曲，上部的凸向后方，称①________；下部的凸向前方，称②________。

24. 肝大部分位于①________和②________，小部分位于③________。

25. 胆总管由①________和②________合成，在③________韧带内下行。

26. 胆囊底的体表投影是在①________与②________交点附近。

（二）选择题

【A 型题】

1. 上消化道指
   A 口腔和咽
   B 从口腔到食管
   C 从口腔到胃
   D 从口腔到十二指肠
   E 从口腔到空肠
2. 不属于下消化道的器官是
   A 十二指肠
   B 空肠
   C 回肠
   D 盲肠
   E 结肠
3. 软腭
   A 呈水平位
   B 由软骨、肌腱和黏膜构成
   C 为腭的前 1/3
   D 为腭的后 1/3
   E 又称腭垂
4. 恒牙中有三个牙根的是
   A 中切牙
   B 侧切牙
   C 尖牙
   D 上颌磨牙
   E 下颌磨牙
5. 牙
   A 分为牙冠、牙颈、牙体、牙根四部分
   B 上颌磨牙有 2 个牙根
   C 下颌磨牙有 3 个牙根
   D 牙周组织由牙周膜、牙槽骨和牙龈构成
   E 牙组织由牙本质、釉质和牙骨质组成
6. 舌
   A 舌下面的黏膜有菌状乳头、丝状乳头
   B 舌乳头均含有味蕾
   C 舌扁桃体是由舌根背面黏膜内淋巴组织形成的突起
   D 舌下阜有下颌下腺和舌下腺小管的开口
   E 舌分为舌体、舌根两部分
7. 舌下阜
   A 有下颌下腺管和舌下腺小管的开口
   B 只有下颌下腺管的开口
   C 有下颌下腺管和舌下腺大管的开口
   D 为舌下腺形成的一个隆起
   E 为下颌下腺形成的一个隆起
8. 舌扁桃体位于
   A 舌后 1/3 部
   B 舌后 2/3 部
   C 舌前 1/3 部

D 舌前2/3部
E 舌的边缘部

9. 不含味蕾的结构是
A 菌状乳头
B 丝状乳头
C 轮廓乳头
D 叶状乳头
E A+C

10. 腮腺管开口于
A 平对上颌第2磨牙牙冠处颊黏膜上的腮腺管乳头
B 平对上颌第2前磨牙牙冠的颊黏膜上
C 平对上颌第3磨牙牙冠的颊黏膜上
D 平对下颌第2磨牙牙冠的颊黏膜上
E 平对下颌第3磨牙牙冠的颊黏膜上

11. 腭扁桃体
A 位于扁桃体上窝内
B 在舌根部的黏膜内
C 在鼻咽部的外侧壁内
D 青春期发育快
E 位于腭舌弓与腭咽弓之间

12. 咽鼓管咽口在
A 鼻咽部的侧壁上
B 中耳鼓室
C 下鼻道后部
D 咽鼓管圆枕后上方
E 咽鼓管圆枕后部

13. 口腔检查时看不见
A 腭垂
B 舌体
C 牙
D 舌下阜
E 腮腺

14. 咽
A 是上窄下宽的肌性管道
B 分为鼻咽、口咽和喉咽
C 位于第1~5颈椎前
D 口部的后方有咽隐窝
E 向下于第6颈椎下缘续于气管

15. 食管的第二个狭窄位于
A 起始处
B 穿膈处
C 与左主支气管交叉处
D 与右主支气管交叉处
E 与胃相接处

16. 胃的四部是
A 贲门部、胃底、胃体和胃大弯
B 贲门部、胃底、胃体和胃小弯
C 贲门部、胃底、胃体和幽门部
D 贲门部、胃底、胃体和幽门窦
E 幽门部、胃底、胃体和胃大弯

17. 角切迹位于
A 胃小弯
B 胃大弯
C 胃底表面
D 幽门表面
E 幽门与十二指肠之间

18. 当行胃镜检查时，为避免胃镜进入呼吸道，常需嘱患者
A 做咳嗽运作
B 发“啊”音
C 做吞咽动作
D 深呼吸
E 转动头部位置

19. 胃
A 入口为幽门
B 胃小弯凸向左上方
C 胃大弯凹向左下方
D 角切迹为胃体与幽门部的分界处
E 胃大部分位于腹上区

20. 胃与十二指肠在表面分界的标志是
A 角切迹
B 中间沟
C 幽门前静脉
D 胃左静脉

E 胃右静脉

21. 十二指肠大乳头位于十二指肠的
A 上部
B 升部
C 降部
D 水平部
E 球部

22. 手术时确定空肠起点的是
A 十二指肠悬肌
B 角切迹
C 幽门窦
D 十二指肠大乳头
E 十二指肠上曲

23. 集合淋巴滤泡位于
A 十二指肠
B 空肠
C 回肠
D 盲肠
E 结肠

24. 没有结肠带的肠管是
A 横结肠
B 盲肠
C 直肠
D 升结肠
E 乙状结肠

25. 结肠带、结肠袋和肠脂垂存在于
A 盲肠、结肠
B 结肠、直肠
C 直肠、肛管
D 盲肠、直肠
E 肛管、结肠

26. 阑尾根部的体表投影在
A 脐与左髂前上棘连线的中、内 1/3 交点处
B 脐与左髂前上棘连线的中、外 1/3 交点处
C 脐与右髂前上棘连线的中、内 1/3 交点处
D 脐与右髂前上棘连线的中、外 1/3 交点处
E 左、右髂前上棘连线的中点

27. 阑尾
A 附于结肠起始部
B 位于左髂窝内
C 长度在 10 cm 以上
D 属于腹膜间位器官
E 根部是三条结肠带集中之处

28. 没有肠系膜的肠管是
A 十二指肠
B 横结肠
C 乙状结肠
D 阑尾
E 空肠和回肠

29. 胆总管
A 由左、右肝管汇合而成
B 由肝总管和胆囊管汇合而成
C 在肝胃韧带内下降
D 直接开口于十二指肠上部
E 为胆囊管的一部分

30. 肝胰壶腹开口于十二指肠的
A 上部
B 降部
C 水平部
D 升部
E 空肠曲

31. 胆囊的主要功能是
A 分泌胆汁
B 吸收胆汁
C 分解胆汁
D 分泌和排泄胆汁
E 储存和浓缩胆汁

32. 胆总管
A 在肝十二指肠韧带内
B 由肝左、右管合成
C 位于肝门静脉后方
D 位于肝固有动脉的左侧

E 属腹膜外位器官

33. 肝

A 上面分2叶，下面分4叶

B 属于腹膜内位器官

C 下面的左纵沟内容纳胆囊

D 下面的肝门处有肝静脉通过

E 后缘锐利

34. 肝

A 全部位于右季肋区和腹上区

B 按Glisson系可将肝分成5个叶、6个段

C 分内、外两个面

D 左端圆钝

E 属于腹膜外位器官

【B型题】

A 乳中切牙

B 尖牙

C 第1磨牙

D 第2乳磨牙

E 第3磨牙

1. 最早萌出的乳牙是

2. 最早萌出的恒牙是

3. 最迟萌出的乳牙是

4. 最迟萌出的恒牙是

A 舌下阜

B 舌系带

C 腭大孔

D 平对上颌第2磨牙牙冠处颊黏膜上的腮腺管乳头

E 平对下颌第2磨牙的颊黏膜

5. 舌下腺大管开口于

6. 下颌下腺开口于

7. 腮腺开口于

A 鼻咽

B 口咽

C 喉咽

D 喉腔

E 鼻腔

8. 梨状隐窝位于

9. 咽扁桃体位于

10. 腭扁桃体位于

A 角切迹

B 贲门

C 幽门前静脉

D 中间沟

E 胃小凹

11. 胃底与胃体的分界标志为

12. 胃体与幽门部的分界标志为

13. 幽门管与幽门窦的分界标志为

A 齿状线

B 白线

C 肛窦

D 痔环

E 直肠横襞

14. 内、外痔的分界线是

15. 肛门内、外括约肌的分界线是

16. 支配直肠神经（内脏和躯体）的分界线是

17. 皮肤和黏膜的分界线是

A 十二指肠球

B 十二指肠升部

C 十二指肠降部

D 十二指肠水平部

E 十二指肠空肠曲

18. 胆总管开口于

19. 胰管开口于

20. 十二指肠溃疡的好发部位是

21. 十二指肠悬肌附着于

22. 肠系膜上血管的后方为

A 肝
B 胰
C 脾
D 胆囊
E 十二指肠

23. 储存胆汁的器官是
24. 产生胆汁的器官是

A 肝静脉
B 胆囊管
C 肝门静脉
D 胆总管
E 肝管

25. 入第1肝门的结构是
26. 出第1肝门的结构是
27. 出第2肝门的结构是

A 镰状韧带
B 小网膜
C 小肠系膜
D 大网膜
E 冠状韧带

28. 张于腹前壁上部与肝膈面之间的双层腹膜为
29. 张于膈与肝之间的双层腹膜为
30. 张于肝与胃、十二指肠之间的双层腹膜为

A 肝
B 胰
C 腮腺
D 舌下腺
E 下颌下腺

31. 最大的消化腺是
32. 含有内分泌组织的是

【K型题】

1. 内脏器官的基本形态特征是
①都有分叶结构
②都有门
③都有黏膜层、黏膜下层、肌层、浆膜层四层结构
④都借管道直接或间接通外界
2. 咽的分部有
①鼻咽
②口咽
③喉咽
④咽隐窝
3. 关于胃的说法正确的是
①据形态分为胃底部、胃体部和幽门部
②幽门部分为幽门管和幽门窦
③大部分位于腹上区
④入口称贲门
4. 有系膜的肠管是
①空、回肠
②十二指肠降部
③横结肠
④升结肠
5. 结肠的分部为
①升结肠
②横结肠
③降结肠
④乙状结肠
6. 空回肠
①是消化道中最长的一段
②均有系膜
③均有环形皱襞
④静脉血汇入肝门静脉
7. 齿状线
①由肛柱下端及肛瓣连接构成
②该线以上是皮肤
③该线以下是皮肤
④该线以下是植物神经分部
8. 胆囊
①分底、体、颈、管四部
②具有贮存、浓缩胆汁的作用

③颈和管的粘膜呈螺旋状
④分泌胆汁

9. 胰
①属于腹膜后位器官
②分头、体二部
③既是消化腺，又有内分泌作用
④与胆道无关

10. 参与围成咽峡的结构有
①腭帆游离缘
②腭垂
③舌根
④两侧腭舌弓

11. 牙组织包括
①牙质
②釉质
③牙髓
④牙骨质

12. 牙周组织包括
①牙周膜
②牙槽骨
③牙龈
④牙髓

13. 属于消化腺的有
①肝
②脾
③胰
④肾上腺

14. 属于唾液腺的有
①腮腺
②舌下腺
③下颌下腺
④肝

15. 与咽相通的有
①口腔
②鼻腔
③中耳鼓室
④食管

16. 开口于舌下阜的有
①腮腺导管
②舌下腺大管
③舌下腺小管
④下颌下腺管

17. 鼻咽部侧壁的结构有
①腭扁桃体
②咽隐窝
③梨状隐窝
④咽鼓管咽口

18. 胃
①入口称为贲门
②出口称为幽门
③分贲门部、幽门部、胃底、胃体四部
④胃小弯最低处为角切迹，是胃体与幽门部的分界

19. 具有肠脂垂的肠管有
①盲肠
②空肠
③结肠
④十二指肠

20. 结肠
①分为升结肠、横结肠、降结肠和乙状结肠四部分
②结肠右曲位于肝右叶下方，又称为肝曲
③结肠左曲靠近脾，又称为脾曲
④结肠在第3骶椎平面延续为直肠

21. 直肠
①有骶曲和会阴曲
②下部膨大称为直肠壶腹
③上端在第3骶椎平面接乙状结肠
④中间的直肠横襞最大，距肛门7cm

22. 肛管黏膜形成的结构包括
①肛柱
②肛瓣
③齿状线
④肛梳

23. 齿状线以下的结构有
①肛瓣
②白线
③肛柱
④肛梳

24. 肝门内的结构有
①左、右肝管
②肝固有动脉
③肝门静脉
④肝静脉

25. 胆囊
①位于肝下面的胆囊窝内
②能贮存和浓缩胆汁
③分底、体、颈、管四部
④呈梨形

26. 胰
①分头、体、尾三部分
②胰尾达脾门
③有内、外分泌功能
④横卧于腹后壁，平第1~2腰椎

27. 肝外胆道包括
①左、右肝管
②肝总管
③胆总管
④胆囊

28. 与盲肠直接连通的有
①空肠
②回肠
③降结肠
④升结肠

（三）简答题

1. 简述消化系统的组成。
2. 简述乳牙和恒牙的牙式及各牙的名称。
3. 舌肌有哪些？各有何作用？
4. 大唾液腺有哪几对？其导管各开口于何处？
5. 简述咽的分部和交通。
6. 有哪些器官和组织参与吞咽活动？
7. 食管的三处狭窄各位于何处？各狭窄距中切牙的距离是多少？
8. 简述胃的形态、位置及分部。
9. 简述胃的毗邻。
10. 简述十二指肠的分部及特点。
11. 空肠与回肠有何区别？
12. 手术时如何寻找阑尾？
13. 结肠分哪几部？有何特点？
14. 试比较齿状线上下的结构。
15. 一幼儿误食一分硬币，2天后排出，请写出该硬币在体内依次经过哪些器官后排出体外？
16. 简述肝的脏面上的沟及其结构。
17. 简述肝的形态、位置及体表投影。
18. 小儿肝有何特点？
19. 试述胆汁在平时和进食时的排出途径。
20. 简述胰的位置和分部。

（四）填图

1. 食管的形态

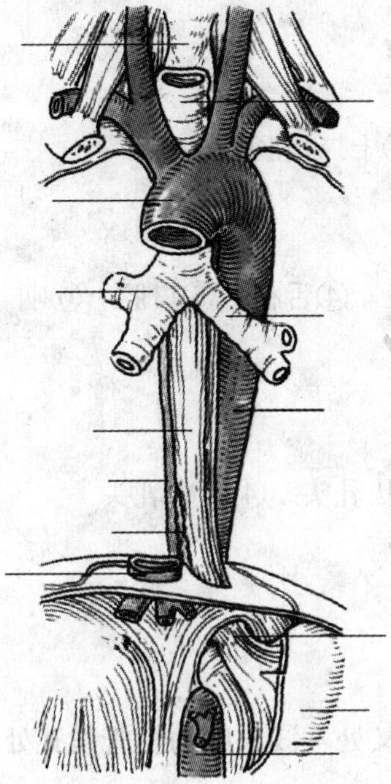

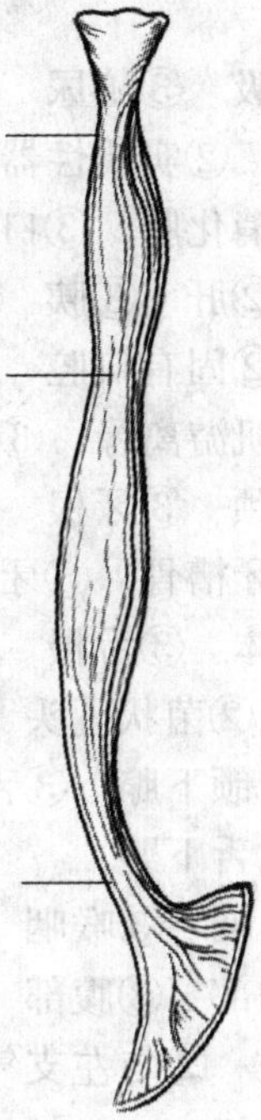

2. 胃的分部

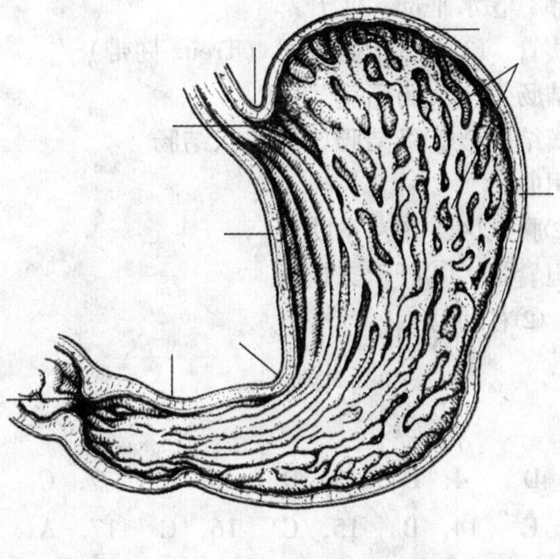

参考答案

（一）填空题

1. ①消化 ②呼吸 ③泌尿 ④生殖
2. ①中空性器官 ②实质性器官
3. ①消化管 ②消化腺 ③口腔 ④十二指肠
4. ①大唾液腺 ②肝 ③胰
5. ①口腔前庭 ②固有口腔
6. ①腭垂 ②腭帆游离缘 ③腭舌弓 ④舌根 ⑤口腔 ⑥咽
7. ①牙冠 ②牙颈 ③牙根
8. ①牙周膜 ②牙槽骨 ③牙龈
9. ①界沟 ②舌体 ③舌根
10. ①丝状乳头 ②菌状乳头 ③叶状乳头 ④轮廓乳头
11. ①腮腺 ②下颌下腺 ③舌下腺
12. ①舌下阜 ②舌下襞
13. ①鼻咽 ②口咽 ③喉咽
14. ①颈部 ②胸部 ③腹部
15. ①食管起始处 ②与左支气管交叉处 ③穿膈的食管裂孔处
16. ①贲门 ②幽门
17. ①贲门部 ②胃底 ③胃体 ④幽门部
18. ①左季肋区 ②腹上区
19. ①上部 ②降部 ③水平部 ④升部
20. ①胆总管 ②胰管 ③十二指肠悬肌（Treitz 韧带）
21. ①结肠袋 ②结肠带 ③肠脂垂
22. ①升结肠 ②横结肠 ③降结肠 ④乙状结肠
23. ①骶曲 ②会阴曲
24. ①右季肋区 ②腹上区 ③左季肋区
25. ①肝总管 ②胆囊管 ③肝十二指肠
26. ①右锁骨中线 ②右肋弓

（二）选择题

【A 型题】

1. D　2. A　3. D　4. D　5. D　6. C　7. C　8. A　9. B　10. A
11. E　12. A　13. E　14. B　15. C　16. C　17. A　18. C　19. D　20. C
21. C　22. A　23. C　24. C　25. A　26. D　27. E　28. A　29. B　30. B
31. E　32. A　33. A　34. B

【B 型题】

1. A　2. C　3. D　4. E　5. A　6. A　7. D　8. C　9. A　10. B
11. B　12. A　13. D　14. A　15. B　16. A　17. A　18. C　19. C　20. A
21. E　22. D　23. D　24. A　25. C　26. E　27. A　28. A　29. E　30. B
31. A　32. B

【K 型题】

1. D　2. A　3. C　4. B　5. E　6. E　7. B　8. A　9. B　10. E
11. E　12. A　13. B　14. A　15. E　16. C　17. C　18. E　19. B　20. E
21. E　22. A　23. C　24. A　25. E　26. E　27. E　28. C

（三）简答题

1 ~ 8 题答题要点参阅本章相关基本内容复习。

9. 答：胃的毗邻：胃前壁右侧部与肝左叶和方叶相邻，左侧部与膈相邻，被左肋弓掩盖，胃前壁的中间部分直接与腹前壁相贴。胃后壁与胰、横结肠、左肾和左肾上腺相邻。胃底与膈和脾相邻。

10 ~ 11 题答题要点参阅本章相关基本内容复习。

12. 答：阑尾根部附着于盲肠后内侧壁，三条结肠带在阑尾根部集中，故沿结肠带向下追踪可找到阑尾。

13 ~ 14 题答题要点参阅本章相关基本内容复习总结。

15. 答：硬币从消化道排出体外的经过如下器官：硬币经口腔→咽→食管→胃→十二指肠→空肠→回肠→盲肠→升结肠→横结肠→降结肠→乙状结肠→直肠→肛管→肛门排出。

16. 答：肝的脏面上的沟及其结构如下表所示。

肝的脏面上的沟	沟内的结构
横沟（肝门）	左、右肝管，肝固有动脉左、右支，肝门静脉左、右支，肝的神经、淋巴管等
左纵沟	前部：肝圆韧带
	后部：静脉韧带
右纵沟	前部：胆囊窝，容纳胆囊
	后部：腔静脉沟，容纳下腔静脉

17. 答题要点参阅本章相关基本内容复习。

18. 答：小儿的肝相对比成年人的大，7 岁以下的小儿，肝右叶下界可达右肋弓下 3 cm。

19. 答：平时胆汁分泌后贮存在胆囊：胆汁→左、右肝管→肝总管→胆囊管→胆囊内贮存与浓缩。

进食时胆汁被排入十二指肠：胆汁→胆囊管→胆总管→肝胰壶腹→十二指肠大乳头→十二指肠。

20．答题要点参阅本章相关基本内容复习。

（李文春　李振中）

第五章 呼吸系统

一、复习要点

1. 呼吸系统的组成及上、下呼吸道的划分。

2. 鼻腔的分部，鼻中隔的构成及形态特点，鼻腔外侧壁的结构；鼻旁窦的名称、位置及开口部位。鼻腔黏膜的分区及其功能。外鼻各部分的名称。

3. 喉的组成，喉软骨的组成，甲状软骨、环状软骨的形态，弹性圆锥、方形膜和甲状舌骨膜的位置和形态。喉口、前庭裂和声门裂的构成，喉腔的分部。喉肌的分类。

4. 气管的起止、位置及分部，气管杈和气管隆嵴的位置。左、右主支气管的区别。

5. 肺的位置、形态和分叶。支气管肺段的概念。

6. 胸膜、胸膜腔的概念，壁胸膜的分部，肋膈隐窝的部位和意义。胸膜、肺下界的体表投影。胸腺区和心包区的部位。

7. 纵隔的概念、分部和各部的结构。

二、名词解释

1. 上呼吸道	临床上将鼻、咽、喉称为上呼吸道
2. 下呼吸道	临床上将气管、各级支气管称为下呼吸道
3. Little 区	在鼻中隔前下部血管丰富，位置表浅，外伤或干燥刺激易引起出血，称为Little 区，又称为易出血区
4. 筛骨迷路	鼻腔外侧壁上部与两眶之间的筛窦有众多小气房，结构复杂，称为筛骨迷路
5. 喉结	甲状软骨左、右板融合处的上端向前的突起称喉结，在成年男子尤为明显，为第二性征的重要标志
6. 弹性圆锥	是圆锥形的弹性纤维膜，自甲状软骨左、右板融合处的后面，呈扇形向后、向下止于杓状软骨声带突和环状软骨上缘
7. 环甲正中韧带	弹性圆锥前份较厚，张于甲状软骨下缘与环状软骨弓上缘之间，称为环甲正中韧带。急性喉阻塞时，为抢救患者生命，可在环甲正中韧带处进行穿刺或切开，以建立暂时通气道
8. 前庭襞和声襞	喉腔侧壁有上、下两对黏膜皱襞，上方的称为前庭襞，连于甲状软骨前角后面与杓状软骨声带突上方的前内侧缘；下方的称为声襞，张于甲状软骨前角后面与杓状软骨声带突之间
9. 喉室	指喉中间腔向两侧延伸至前庭襞与声襞间的裂隙
10. 声带	由声韧带、声带肌和喉黏膜构成的结构

续 表

11. 声门裂	位于两侧声襞及杓状软骨底之间的裂隙称为声门裂，是喉腔最狭窄的部位
12. 气管杈	气管在胸骨角平面（平对第4胸椎体下缘）分为左、右主支气管，其分杈处称为气管杈
13. 气管隆嵴	气管杈内面有一矢状位向上凸的半月形嵴，称气管隆嵴，是支气管镜检查的定位标志
14. 肺门	肺内侧面中部的椭圆形凹陷称肺门，有支气管、肺血管、支气管血管、神经和淋巴管出入
15. 肺根	出入肺门的结构（支气管、肺血管、支气管血管、神经和淋巴管等）被结缔组织包绕，构成肺根
16. 支气管树	左、右主支气管分出各级支气管，形如树状，称为支气管树
17. 支气管肺段	每一肺段支气管及其所属的肺组织称为支气管肺段，简称肺段。左、右肺各有10个肺段
18. 胸膜	衬覆于胸壁内面、膈上面、纵隔两侧和肺表面一层浆膜。可分为脏胸膜与壁胸膜，被覆于肺表面的称脏胸膜，贴覆于胸壁内面、膈上面和纵隔两侧的称壁胸膜
19. 肺韧带	纵隔胸膜和脏胸膜在肺根下方相互移行，前后两层重叠，连于纵隔外侧面与肺的内侧面之间称肺韧带
20. 胸膜腔	脏胸膜与壁胸膜在肺根相互移行形成的封闭的腔隙，称为胸膜腔，左、右胸膜腔互不相通
21. 胸膜隐窝	是各部壁胸膜相互移行返折处的胸膜腔，即使在深吸气时，肺缘也达不到其内，包括肋膈隐窝、肋纵隔隐窝和膈纵隔隐窝
22. 纵隔	左、右两侧纵隔胸膜之间全部器官、结构和结缔组织的总称为纵隔

三、基本内容复习

1．呼吸系统的组成

- 呼吸系统
  - 呼吸道
    - 上呼吸道：鼻、咽、喉
    - 下呼吸道
      - 气管、支气管（导管部）
      - 肺内各级支气管（导管部）
  - 肺
    - 肺实质
      - 肺内各级支气管（导管部）
      - 肺泡——呼吸部
    - 肺间质：结缔组织、血管、神经和淋巴管

2. 鼻窦的位置及开口部位

名　称		位　置	开口部位
额窦		额骨眉弓深部	中鼻道
筛窦	前、中筛窦	筛骨迷路内	中鼻道
	后筛窦	筛骨迷路内	上鼻道
蝶窦		蝶骨体内	蝶筛隐窝
上颌窦		上颌骨体内	中鼻道

3. 喉的软骨

名　称	作　用
甲状软骨	喉的支架，构成喉的前壁和侧壁
环状软骨	组成喉的底座，维持呼吸道通畅
会厌软骨	表面被覆黏膜，构成会厌，吞咽时封闭喉口，防止食物误入喉腔
杓状软骨	喉的支架，与环状软骨构成环杓关节

4. 喉肌的名称、起止、作用和神经支配

名　称	起止点	作　用	神经支配
环甲肌	起自环状软骨弓前外侧面，止于甲状软骨下角和下缘	紧张声带	喉上神经
环杓后肌	起自环状软骨板后面，止于杓状软骨肌突	开大声门裂，紧张声带	喉返神经
环杓侧肌	起自环状软骨弓上缘和外面，止于杓状软骨肌突	缩小声门裂	喉返神经
甲杓肌	起自甲状软骨前角的后面，止于杓状软骨外侧面及声带突	松弛声带，缩小声门裂	喉返神经
杓横肌	横向附着于两侧杓状软骨后面	缩小声门裂	喉返神经
杓斜肌	起自一侧杓状软骨肌突，止于对侧杓状软骨尖	缩小喉口	喉返神经
杓会厌肌	起自杓状软骨尖，止于会厌软骨	缩小喉口	喉返神经

5. 喉腔

- 喉腔
  - 结构
    - 喉口：由会厌上缘、杓会厌襞和杓间切迹围成
    - 两襞：上为前庭襞，下为声襞
    - 两裂：前庭裂和声门裂
    - 声带：由声韧带、喉中间腔和声门下腔
    - 分部：喉前庭、喉中间腔和声门下腔
  - 功能：上通喉咽，下通气管；发音器官

6. 左、右主支气管的区别

项　目	左主支气管	右主支气管
形态	细、长（4～5 cm）	粗、短（2～3 cm）
走向	倾斜	陡直
嵴下角	大（30°～40°）	小（20°～30°）
临床意义		异物易坠入

7. 胸膜

分　部		位　置
脏胸膜		被覆于肺表面
壁胸膜	肋胸膜	衬附于胸壁内面
	膈胸膜	覆盖于膈上面
	纵隔胸膜	衬附于纵隔两侧面，在中部包裹肺根并移行为脏胸膜
	胸膜顶	覆盖于肺尖上方，高出锁骨内侧 1/3 段上方 2.5 cm
	肺韧带	纵隔胸膜和脏胸膜在肺根下方相互移行，前后两层重叠，连于纵隔外侧面与肺的内侧面之间

8. 肺和胸膜下界的体表投影

标　志　线	肺　下　界	胸 膜 下 界
锁骨中线	第 6 肋	第 8 肋
腋中线	第 8 肋	第 10 肋
肩胛线	第 10 肋	第 11 肋
后正中线	第 10 胸椎棘突	第 12 胸椎棘突

注：右肺下缘自第 6 胸肋关节起，左肺下缘自第 6 肋软骨中点起。平静呼吸时，两肺下缘各沿第 6 肋间向后走向，在腋中线处与第 8 肋相交，在肩胛线处与第 10 肋相交，继续向内到达第 10 胸椎棘突外侧。当深呼吸时，两肺下缘均向上、向下各移动 2～3 cm。

9. 纵隔

分　区	部　位	主 要 内 容
上纵隔	胸骨角平面以上	胸腺、头臂静脉、上腔静脉、膈神经、迷走神经、喉返神经、主动脉弓及其三大分支、气管、食管、胸导管
下纵隔	胸骨角平面以下	
前纵隔	心包之前	胸腺下部、纵隔前淋巴结及疏松结缔组织

续 表

分 区	部 位	主要内容
中纵隔	前、后纵隔之间	心包、心及出入心的大血管，奇静脉弓、膈神经、心包膈血管及淋巴结
后纵隔	心包之后	主支气管、食管、胸主动脉、胸导管、奇静脉、半奇静脉、迷走神经、胸交感干和纵隔后淋巴结

四、试题精选

（一）填空题

1. 呼吸系统由①________和②________组成。

2. 上呼吸道包括①________、②________和③________，下呼吸道包括④________和⑤________。

3. 每侧鼻腔分为①________和②________，两者以③________为界。

4. 鼻黏膜分为①________和②________两部分。

5. 鼻旁窦包括①________、②________、③________和④________四对。

6. 鼻腔内上鼻道有①________的开口，中鼻道有②________、③________和④________的开口，下鼻道有⑤________的开口。

7. 喉软骨包括单块的①________、②________、③________和成对的④________。

8. 使声门开大的喉肌是①________，使声带紧张和声门缩小的喉肌是②________，使声带松弛的喉肌是③________。

9. 喉腔内的两对黏膜皱襞是①________和②________，两个裂隙是③________和④________。

10. 气管在①________平面分为左、右主支气管；左主支气管走向②________，右支气管走向③________，气管异物易进入④________。

11. 肺位于①________内，②________两侧。右肺被③________和④________分为上、中、下三叶，左肺被⑤________分为上、下两叶。

12. 肺的上端钝圆，称为①________，高出锁骨内侧部约②________cm。

13. 肺根内的结构从前向后依次为①________、②________和③________。

14. 壁胸膜依其所在部位可分为①________、②________、③________和④________四部分。

15. 胸膜隐窝有①________、②________和③________。

16. 肺下界在锁骨中线与①________相交，腋中线与②________相交，肩胛线与③________相交。

17. 胸膜下界在锁骨中线与①________相交，腋中线与②________相交，肩胛线与③________相交。

18. 纵隔的前界是①________，后界是②________，两侧界是③________，上界是④________，下界是⑤________。

（二）选择题

【A 型题】

1. 属于下呼吸道的是
   A 口腔
   B 鼻
   C 咽
   D 喉
   E 气管
2. 鼻的易出血区位于
   A 上鼻甲
   B 中鼻甲
   C 下鼻甲
   D 鼻中隔前下份
   E 鼻中隔后上份
3. 中鼻道的结构不包括
   A 筛泡
   B 筛漏斗
   C 上颌窦开口
   D 半月裂孔
   E 鼻泪管开口
4. 开口于上鼻道的鼻窦是
   A 前筛窦
   B 中筛窦
   C 蝶窦
   D 后筛窦
   E 上颌窦
5. 开口于蝶筛隐窝的是
   A 鼻泪管
   B 蝶窦
   C 前筛窦
   D 上颌窦
   E 额窦
6. 鼻窦积液直立姿势不易引流的是
   A 额窦
   B 上颌窦
   C 蝶窦
   D 后筛窦
   E 前、中筛窦
7. 成对的喉软骨是
   A 环状软骨
   B 会厌软骨
   C 甲状软骨
   D 气管软骨
   E 杓状软骨
8. 使声门开大的肌肉是
   A 环甲肌
   B 环杓后肌
   C 环杓侧肌
   D 甲杓肌
   E 杓横肌
9. 紧张声带并使声门裂缩小的肌肉是
   A 环甲肌
   B 环杓后肌
   C 环杓侧肌
   D 甲杓肌
   E 杓肌
10. 喉前庭是指
   A 喉口至前庭裂平面之间的部分
   B 声门裂以下的喉腔部分
   C 前庭裂以下的喉腔部分
   D 前庭裂与声门裂之间的部分
   E 喉中间腔向两侧延伸的部分
11. 喉腔
   A 在侧壁上，上方的一对黏膜皱襞突向腔内称声襞
   B 在侧壁上，下方的一对黏膜皱襞突向腔内称前庭襞
   C 声门裂的软骨间部与发音有关
   D 声门裂为喉腔最狭窄的部分
   E 喉腔分为喉前庭、喉中间腔、喉

室、声门下腔4部分

12. 喉室位于
A 两前庭襞之间
B 两声襞之间
C 喉前庭内
D 声门下腔内
E 前庭襞与声襞之间，喉中间腔外侧部

13. 喉腔最狭窄的部位在
A 喉口
B 喉前庭
C 前庭裂
D 声门裂
E 声门下腔

14. 上呼吸道最狭窄处是
A 鼻后孔
B 喉口
C 声门裂
D 前庭裂
E 喉与气管交界处

15. 气管杈位于
A 第6颈椎体平面
B 第6胸椎体平面
C 第7颈椎体平面
D 第7胸椎体平面
E 胸骨角平面

16. 气管镜检查的方位标志是
A 气管分杈
B 气管隆嵴
C 左主支气管
D 右主支气管
E 声门裂

17. 右主支气管的特点是
A 短而粗
B 细而短
C 细而长
D 长而粗
E 较长

18. 肺根内结构从前向后依次为
A 肺动脉、肺静脉、支气管
B 肺静脉、肺动脉、支气管
C 支气管、肺动脉、肺静脉
D 肺静脉、支气管、肺动脉
E 支气管、肺静脉、肺动脉

19. 左肺的特点是
A 略粗短
B 比右肺重
C 无心切迹
D 有肺小舌
E 有上、中、下三叶

20. 肺根不包括
A 肺动脉
B 肺静脉
C 支气管
D 淋巴管
E 气管末端

21. 肺
A 肺尖位于胸廓内
B 肋面及膈面均圆凸
C 肺的前、后缘锐利
D 右肺宽而短，左肺狭而长
E 右肺有3个裂

22. 胸膜
A 是仅覆盖于左、右肺面的浆膜
B 是仅被覆于胸壁内面的浆膜
C 是仅覆盖于膈上面的浆膜
D 脏胸膜与壁胸膜的总称
E 不伸入肺叶间裂内

23. 胸膜腔
A 内有左、右肺
B 由膈胸膜和肋胸膜围成
C 左、右相互连通
D 由肋胸膜和纵隔胸膜围成
E 是一个封闭的浆膜囊，腔隙内呈负压

24. 胸膜腔

A 是两肺周围一个完全封闭的腔隙
B 由脏胸膜和壁胸膜围成
C 内含少量黏液
D 腔内压力较大气压力为高
E 左、右胸膜腔相通

25. 壁胸膜不覆盖于
A 肋内面
B 膈上面
C 纵隔两侧
D 肺尖上方
E 肺表面

26. 肋膈隐窝
A 是肋与膈转折处
B 由胸外侧壁与膈围成
C 在肋胸膜与纵隔胸膜的转折处
D 位置最低，肺下缘不能到达
E 深吸气时，肺下缘充满此隐窝

27. 胸膜腔的特点是
A 腔内有肺
B 腔内呈负压状态
C 与外界相通
D 左、右胸膜腔经肺根相通
E 以上均不对

【B 型题】

A 鼻前庭
B 鼻中隔
C 易出血区
D 鼻黏膜的呼吸区
E 鼻黏膜的嗅区

1. 能阻挡灰尘或异物进入呼吸道的是
2. 含有十分丰富的毛细血管丛的是
3. 能对吸入空气进行加温、加湿的是

A 上鼻道
B 中鼻道
C 下鼻道
D 中鼻甲
E 蝶筛隐窝

4. 上颌窦开口于
5. 蝶窦开口于
6. 额窦开口于
7. 鼻泪管开口于

A 声门
B 会厌
C 前庭襞（室襞）
D 声襞
E 环状软骨

8. 参与围成喉口有关的结构是
9. 与完成正常吞咽有关的结构是
10. 位置最低的喉软骨是
11. 与发音有关的结构是

A 前庭裂以上
B 前庭裂以下
C 声门裂以上
D 声门裂以下
E 声门裂与前庭裂之间

12. 喉前庭位于
13. 声门下腔位于
14. 喉中间腔位于

A 梨状孔
B 咽峡
C 咽鼓管
D 鼻后孔
E 喉口

15. 咽与口腔的通道是
16. 咽与鼓室的通道是
17. 咽与鼻腔的通道是
18. 咽与喉腔的通道是

A 两侧前庭襞间的裂隙
B 前庭襞以上的部分
C 两侧声襞间的裂隙

D　两侧声襞以下的部分
E　一侧声襞与前庭襞之间的间隙
19. 前庭裂是指
20. 喉前庭即
21. 声门裂即为

A　第6肋
B　第8肋
C　第10肋
D　第11肋
E　第10胸椎棘突
22. 肺下界在锁骨中线相交于
23. 肺下界在腋中线相交于
24. 肺下界在肩胛线相交于
25. 肺下界在后正中线相交于

A　第6肋
B　第8肋
C　第10肋
D　第11肋
E　第10胸椎棘突
26. 胸膜下界在锁骨中线相交于
27. 胸膜下界在腋中线相交于
28. 胸膜下界在肩胛线相交于

【K型题】
1. 属于上呼吸道的是
①咽
②喉前庭
③喉中间腔
④气管
2. 嗅区黏膜位于
①上鼻甲
②鼻腔顶部
③鼻中隔上部
④中鼻甲
3. 开口于中鼻道的鼻窦有
①额窦
②上颌窦
③前筛窦
④中筛窦
4. 不成对的喉软骨有
①甲状软骨
②会厌软骨
③环状软骨
④气管软骨
5. 喉的软骨包括
①甲状软骨
②会厌软骨
③杓状软骨
④环状软骨
6. 甲状软骨的结构有
①前角
②喉结
③上角
④上切迹
7. 能使声门缩小的肌肉有
①环杓后肌
②环杓侧肌
③环甲肌
④甲杓肌
8. 喉镜检查时可见
①会厌
②声门裂
③前庭襞
④声襞
9. 围成喉口的结构有
①杓间切迹
②杓会厌襞
③会厌上缘
④甲状骨上缘
10. 右主支气管
①较粗
②较短
③较直
④异物易坠入

11. 左主支气管
①较细
②较长
③倾斜
④较短
12. 关于肺的叙述，正确的是
①右肺宽短
②左肺狭长
③左肺有一斜裂
④肺尖与锁骨内侧 1/3 部等高
13. 肺根内含有
①主支气管
②肺血管
③淋巴管
④神经
14. 关于肺的叙述，正确的是
①表面覆盖胸膜
②纵隔面中部有肺门
③肺底因膈上抬呈半月形凹陷
④肺尖超出锁骨内 1/3 上方约 2.5 cm
15. 壁胸膜包括
①肋胸膜
②肺胸膜
③膈胸膜
④肺韧带
16. 胸膜腔
①是一密闭的腔
②内呈负压
③内有少量浆液
④肋膈隐窝是其最低处
17. 关于胸膜腔的叙述，正确的是
①腔内呈负压
②含少量浆液
③脏、壁胸膜在肺根部互相延续
④左、右胸膜腔互相连通
18. 肋膈隐窝
①是胸膜腔的一部分
②由肋胸膜和膈胸膜返折形成
③深吸气时肺也不突入其内
④左右肋膈隐窝在后部彼此交通
19. 肺下界在
①锁骨中线平第 6 肋
②腋中线平第 8 肋
③肩胛线平第 10 肋
④腋中线平第 12 肋
20. 胸膜下界在
①锁骨中线平第 8 肋
②腋中线平第 9 肋
③腋中线平第 10 肋
④后正中线平第 11 胸椎棘突
21. 纵隔
①只由结缔组织构成
②以胸骨角平面为界分为上、下纵隔
③纵隔稍偏右
④下纵隔分为前、中、后三部分
22. 中纵隔内有
①心及心包
②主动脉弓
③膈神经
④食管

（三）简答题

1. 简述上、下呼吸道的组成。
2. 鼻窦有几对？各开口于何处？
3. 为什么上颌窦炎最常见且不易治愈？上颌窦穿刺应在何处进针？为什么？
4. 喉软骨有哪几种？
5. 喉的关节有哪些？各有何功能？
6. 试述参与呼吸运动的肌名称、作用及神经支配。

7. 喉肌有哪些？各有何功能？
8. 喉腔分几部分？其分部标志是什么？
9. 试比较左、右主支气管的特点，气管异物易坠入哪侧主支气管，为什么？
10. 壁胸膜分几部分？它们各覆盖在何处？
11. 简述肋隔隐窝的位置及临床意义。
12. 胸腔穿刺时，多在何处进针？由浅入深需经过哪些结构？
13. 简述肺和胸膜下界的体表投影。
14. 纵隔分为几部分？如何划分？

（四）填图

1. 肺的形态

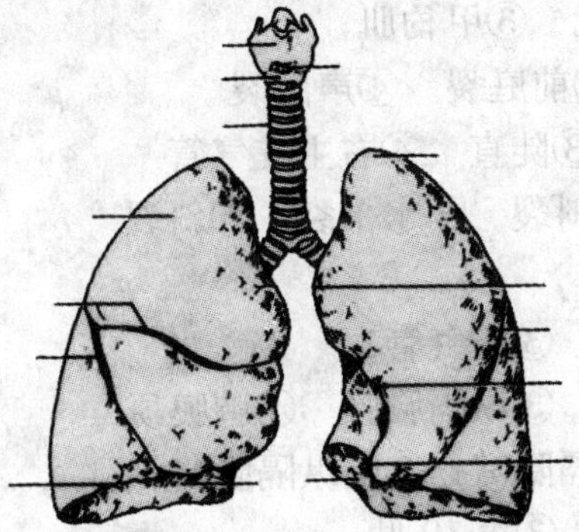

2. 喉的结构

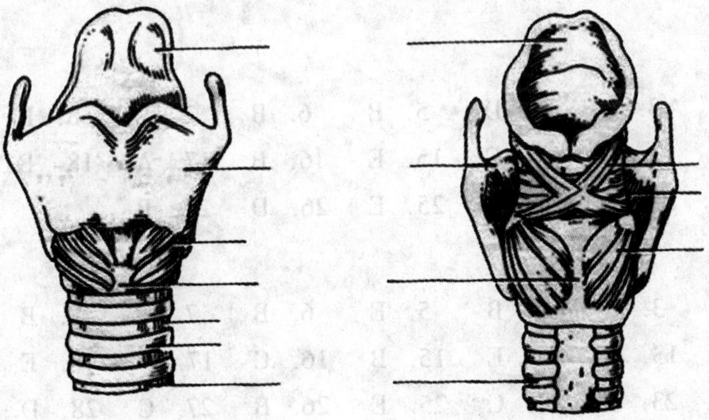

参考答案

（一）填空题

1. ①呼吸道 ②肺
2. ①鼻 ②咽 ③喉 ④气管 ⑤各级支气管
3. ①鼻前庭 ②固有鼻腔 ③鼻阈
4. ①嗅区 ②呼吸区
5. ①额窦 ②筛窦 ③蝶窦 ④上颌窦
6. ①后筛窦 ②额窦 ③上颌窦 ④前筛窦和中筛窦 ⑤鼻泪管
7. ①甲状软骨 ②环状软骨 ③会厌软骨 ④杓状软骨
8. ①环杓后肌 ②环甲肌 ③甲杓肌
9. ①前庭襞 ②声襞 ③前庭裂 ④声门裂
10. ①胸骨角 ②倾斜 ③陡直 ④右主支气管
11. ①胸腔 ②纵隔 ③斜裂 ④水平裂 ⑤斜裂
12. ①肺尖 ②2.5
13. ①肺静脉 ②肺动脉 ③支气管
14. ①肋胸膜 ②膈胸膜 ③纵隔胸膜 ④胸膜顶
15. ①肋膈隐窝 ②肋纵隔隐窝 ③膈纵隔隐窝
16. ①第6肋 ②第8肋 ③第10肋
17. ①第8肋 ②第10肋 ③第11肋
18. ①胸骨 ②脊柱胸段 ③纵隔胸膜 ④胸廓上口 ⑤膈

（二）选择题

【A型题】

1. E 2. D 3. E 4. D 5. B 6. B 7. E 8. B 9. A 10. A
11. D 12. E 13. D 14. C 15. E 16. B 17. A 18. B 19. D 20. E
21. D 22. D 23. E 23. B 25. E 26. D 27. B

【B型题】

1. A 2. C 3. D 4. B 5. E 6. B 7. C 8. B 9. B 10. E
11. D 12. A 13. D 14. E 15. B 16. C 17. D 18. E 19. A 20. B
21. C 22. A 23. B 24. C 25. E 26. B 27. C 28. D

【K型题】

1. A 2. A 3. E 4. A 5. E 6. E 7. C 8. E 9. A 10. E
11. A 12. A 13. E 14. D 15. B 16. E 17. A 18. A 19. A 20. B
21. C 22. B

（三）简答题

1、2 题答题要点参考本章相关基本内容复习。

3. 答：临床上上颌窦炎最常见且不易治愈，因为：①在中鼻道内上颌窦的开口位置较其他鼻窦的开口位置低，故其他鼻窦的炎性渗出物易流入上颌窦内；②上颌窦本身的开口高而窦底深，积液时不易引流；③上颌窦底壁邻上颌磨牙，牙根感染常可引起牙源性上颌窦炎。进行穿刺引流时，应在下鼻甲附着处的下方进针，因为此处是上颌窦的内侧壁，骨质最薄。

4 题答题要点参考本章相关基本内容复习。

5. 答：喉的关节有环甲关节和环杓关节。环甲关节使甲状软骨在冠状轴上做前倾复位运动，使声带紧张和松弛，同时也可使声门裂缩小和开大。环杓关节可在垂直轴上做旋转、左右滑行运动，使声门开大和缩小。

6 题答案见附表：参与呼吸的肌名称、作用及其神经支配。

肌　群	肌肉名称	作　　用	神经支配
胸肌	肋间外肌	提肋助吸气	肋间神经
	胸大肌	提肋助吸气	胸内、外侧神经
	胸小肌	提肋助吸气	胸内侧神经
	前锯肌	提肋助吸气	胸长神经
	肋间内肌	降肋助呼气	肋间神经
	胸横肌	降肋助呼气	肋间神经
	膈	收缩时，助吸气	膈神经
		松弛时，助呼气	
腹前外侧肌	腹外斜肌	增加腹压助呼气	肋间、髂腹下、髂腹股沟神经
	腹内斜肌	增加腹压助呼气	肋间、髂腹下、髂腹股沟神经
	腹横肌	增加腹压助呼气	肋间、髂腹下、髂腹股沟神经
	腹直肌	增加腹压助呼气	肋间神经

7～10 题答题要点参考本章相关基本内容复习。

11. 答：肋膈隐窝位于肋胸膜与隔胸膜的返折处，是胸膜腔的最低位。当发生胸腔积液时，常积于此处，因此临床上常在此处进行穿刺抽液。

12. 答：胸腔穿刺多在肩胛线第 8 肋间隙进针，穿刺时由浅入深依次经过皮肤→浅筋膜→深筋膜→肋间外肌→肌间内肌→胸内筋膜→肋胸膜→胸膜腔。

13、14 题答题要点参考本章相关基本内容复习。

（李文春　李振中）

第六章 泌尿系统

一、复习要点

1. 肾的形态、位置和结构。
2. 输尿管的形态和分部。
3. 膀胱的位置、形态和分部，膀胱三角的位置及其黏膜特点。
4. 女性尿道的形态特点与开口部位。

二、名词解释

1. 肾门	肾的内侧缘中部凹陷，称为肾门，是肾血管、淋巴管、神经和肾盂出入的部位
2. 肾段	指每个肾段动脉所供应的组织
3. 肾窦	由肾门向肾内延续的一个由肾实质围成的腔，称为肾窦，内含肾动脉的分支、肾静脉的属支、肾大盏、肾小盏、肾盂、淋巴管和脂肪组织、神经纤维等
4. 肾蒂	出入肾门的肾血管、肾盂、神经和淋巴管等被结缔组织包绕称为肾蒂。其内结构的排列关系由前向后依次为肾静脉、肾动脉、肾盂，由上向下依次为肾动脉、肾静脉、肾盂
5. 肾区	即脊肋角，在竖脊肌的外侧缘与第 12 肋之间的夹角区域称为肾区，其深面为肾门和肾的内侧缘。患某些肾病时，此区可有叩击痛
6. 输尿管间襞	在膀胱内面、两输尿管口之间的横行皱襞称输尿管间襞，是膀胱镜检时寻找输尿管口的标志
7. 膀胱垂	成年男性在膀胱三角的前下部、尿道内口后方，受前列腺中叶推挤形成微凸的纵形隆起，称为膀胱垂
8. 前尿道	指尿道海绵体部
9. 后尿道	指尿道前列腺部和尿道膜部
10. 膀胱三角	是在膀胱底内面，位于两输尿管口和尿道内口之间的三角形区域。该三角区缺乏黏膜下层，黏膜与肌层紧密相贴，无论收缩还是膨胀时都保持平滑状态，是膀胱病变（结核、肿瘤等）的好发部位

三、基本内容复习

1. 肾的形态

- 形态
  - 两面
    - 前面：隆凸
    - 后面：平坦
  - 两缘
    - 外侧缘
    - 内侧缘：中部为肾门，有肾蒂
  - 两端
    - 上端：有肾上腺附着
    - 下端：较扁平

- 肾蒂
  - 肾动脉
  - 肾静脉
  - 肾盂

2. 肾的毗邻

	右　肾	左　肾
前面	肾上腺	肾上腺
	肝右叶	胃
	十二指肠	胰、脾
	结肠右曲	结肠左曲
	小肠	小肠
后面	膈	膈
	腰大肌	腰大肌
	腰方肌	腰方肌
	腹横肌	腹横肌
上端	肾上腺	肾上腺

3. 两肾与椎体和肋骨的对应关系

	左　肾	右　肾
上端	平第 11 胸椎体下缘	平第 12 胸椎体
下端	平第 2 腰椎体下缘	平第 3 腰椎体
第 12 肋骨斜过	后面中部	后面上部

4. 输尿管

分段	三个狭窄部位
腹部	第一狭窄：肾盂与输尿管移行处
盆部	第二狭窄：与髂血管交叉处
壁内部	第三狭窄：穿膀胱壁处

附：输尿管歌诀

输尿管，细又长，上连肾盂终膀胱。

全程狭窄有三处，起始越盆穿膀胱。

5．膀胱

	男	女
毗邻		
前	耻骨联合	耻骨联合
后	输精管壶腹、精囊、直肠	子宫、阴道
下	前列腺	尿生殖膈
位置	在盆腔前部	
形态	分尖、体、底、颈四部	
膀胱三角	位于膀胱底部，两输尿管口与尿道内口之间的壁薄，无黏膜下层，光滑，是膀胱病变好发部位	

附：膀胱三角歌诀

膀胱底部有三口，输尿管口尿道口。

三口围成一三角，黏膜较薄光无皱。

膀胱镜检为标志，好发结核和肿瘤。

6．尿道

- 尿道
  - 男性尿道
    - 分三部
      - 前列腺部、膜部——后尿道
      - 海绵体部—前尿道
    - 三个狭窄
      - 尿道内口
      - 尿道膜部
      - 尿道外口
    - 三个扩大
      - 前列腺部
      - 尿道球部
      - 舟状窝
    - 两个弯曲
      - 耻骨下弯
      - 耻骨前弯
  - 女性尿道：短（5 cm）、直、宽

7．男性尿道各部的位置及特点

分　部	位　置	特　点	周围结构
尿道前列腺部	纵穿前列腺	管腔最宽	有射精管和前列腺排泄管的开口
尿道膜部	穿尿生殖膈的一段	最短，管腔最窄	周围有尿道膜部括约肌
尿道海绵体部	通过尿道海绵体的一段	最长	背外侧有海绵体

四、试题精选

（一）填空题

1. 泌尿系统由①________、②________、③________和④________组成。产生尿液的器官是⑤________，储存尿液的器官是⑥________。

2. 关于肾的体表投影，右肾上端平①________，右肾下端平②________，肾门平③________，肾区位于④________与⑤________之间的部位。

3. 在肾的冠状切面上，肾实质可分为浅层的①________和②深层的________两部分。

4. 肾被膜由内向外依次为①________、②________和③________三层。

5. 输尿管分为①________、②________和③________三段。输尿管的三个狭窄位于④________、⑤________和⑥________。

6. 膀胱属于腹膜①________器官，空虚时膀胱尖位于②________的后方。男性膀胱后面与③________、④________和⑤________相邻；女性膀胱后面与⑥________和⑦________相邻。

7. 女性尿道的特点是①________、②________和③________。

8. 维持肾正常位置的因素有①________、②________、③________、④________和⑤________等。

（二）选择题

【A型题】

1. 肾
A 长轴呈垂直状
B 位于腹膜后隙
C 右侧较左侧高
D 女性的肾较男性的高
E 第12肋斜过右肾下部

2. 成人肾门平对
A 第10胸椎
B 第11胸椎
C 第12胸椎
D 第1腰椎
E 第2腰椎

3. 不通过肾门的是
A 输尿管
B 肾动脉
C 肾静脉
D 神经
E 淋巴管

4. 第12肋斜过
A 左肾后面上部
B 左肾后面中部
C 左肾后面下部
D 右肾后面中部
E 右肾后面下部

5. 肾窦内结构不包括
A 肾小盏
B 肾大盏
C 肾盂
D 肾柱
E 脂肪组织

6. 肾蒂内主要结构从前向后依次为
A 肾动脉、肾静脉、肾盂
B 肾静脉、肾动脉、肾盂
C 肾静脉、肾盂、肾动脉

D 肾动脉、肾盂、肾静脉
E 肾盂、肾动脉、肾静脉

7. 肾皮质形成的结构是
A 肾盂
B 肾锥体
C 肾柱
D 肾乳头
E 乳头孔

8. 输尿管
A 起自肾门
B 属于腹膜外位器官
C 分为盆、腹两段
D 开口于膀胱体的两侧
E 全程行于腰大肌前面

9. 膀胱
A 属于腹膜内位器官
B 最下部为膀胱底
C 尿道内口位于膀胱尖处
D 膀胱体的下方为前列腺
E 空虚时全位于小骨盆腔内

10. 膀胱中肿瘤和结核的好发部位是
A 膀胱尖
B 膀胱颈
C 膀胱体
D 膀胱三角
E 膀胱尖和膀胱体

11. 男性前尿道是指
A 尿道海绵体部
B 尿道球部
C 尿道膜部
D 尿道前列腺部
E B + C

12. 男性膀胱后面的结构不包括
A 精囊
B 直肠
C 前列腺
D 输精管壶腹
E 直肠膀胱陷凹

13. 女性输尿管进入膀胱前，从其前上方跨过的结构是
A 髂内血管
B 卵巢血管
C 闭孔血管
D 闭孔神经
E 子宫动脉

【B 型题】

A 肾柱
B 肾锥体
C 肾盂
D 输尿管
E 膀胱

1. 组成肾髓质的结构是
2. 由肾皮质构成的结构是

A 尿道前列腺部
B 尿道膜部
C 尿道球部
D 舟状窝
E 尿道海绵体部

3. 射精管开口于
4. 前列腺排泄管开口于
5. 尿道最狭窄处位于

A 肾小盏
B 肾大盏
C 肾盂
D 输尿管
E 子宫圆韧带

6. 接纳肾乳头孔尿液的是
7. 两个或三个肾小盏汇聚形成
8. 在子宫颈外侧与子宫动脉相交的是

A 尿道球部
B 尿道膜部
C 尿道舟状窝

D　尿道海绵体部
E　尿道前列腺部

9. 男性尿道的第二个狭窄部位在
10. 男性尿道的第二个扩大部位在

【X 型题】

1. 肾
A　为实质性器官
B　上端有肾上腺
C　下端连输尿管
D　属于腹膜外位器官
E　可分为皮质和髓质

2. 肾
A　外形似蚕豆
B　被覆三层被膜
C　表层为皮质
D　深层为肾锥体和肾柱
E　内侧缘中部与肾蒂相连

3. 肾窦内含有
A　肾锥体
B　肾大盏
C　肾小盏
D　肾柱
E　肾盂

4. 肾冠状切面可看见
A　肾柱
B　肾锥体
C　肾盂
D　肾大盏
E　肾小盏

5. 属于肾实质的结构是
A　肾柱
B　肾锥体
C　肾脂肪
D　肾乳头
E　肾盂

6. 出入肾门的结构有
A　肾动脉
B　肾静脉
C　肾盂
D　神经
E　淋巴管

7. 肾的固定因素包括
A　腹膜
B　肾被膜
C　肾血管
D　邻近器官
E　腹内压

8. 与左肾前面相邻的器官有
A　胃
B　胰
C　脾
D　空肠
E　结肠左曲

9. 输尿管
A　起始处较狭窄
B　跨越髂血管前方
C　开口于膀胱底
D　仅前面覆盖有腹膜
E　分为盆、腹两段

10. 输尿管
A　为细长的肌性管道
B　腹段行于腰大肌前方
C　分为腹、盆、壁内段三部分
D　开口于膀胱底
E　在女性经子宫动脉后下方达膀胱

11. 膀胱
A　为一肌性器官
B　空虚时位于盆腔内
C　男性的后面有精囊
D　女性的后面有子宫
E　其底有输尿管开口

12. 膀胱
A　仅上面覆盖有腹膜
B　位于耻骨联合后方
C　空虚时呈锥体形

D 颈的中央有尿道内口

E 尖与底之间为膀胱体

13. 男性膀胱后方毗邻

A 精囊

B 前列腺

C 直肠

D 空肠

E 输精管壶腹

14. 女性膀胱后方毗邻

A 子宫

B 阴道

C 直肠

D 空肠

E 耻骨联合

15. 女性尿道

A 较男性尿道短、宽、直

B 穿过尿生殖膈

C 开口于阴道前庭

D 尿道阴道括约肌是随意肌

E 尿道下端周围有尿道旁腺

16. 关于左肾的叙述，正确的是

A 上端平11胸椎下缘

B 比右肾高半个椎体

C 第12肋斜过左肾后面上部

D 下端平第2腰椎

E 是腹膜外位器官

17. 男性直肠指检时，向前可触摸到的结构有

A 膀胱底

B 精囊

C 前列腺

D 膀胱尖

E 输精管末端

18. 男性尿道的三个狭窄位于

A 尿道内口

B 尿道膜部

C 尿道外口

D 海绵体部

E 前列腺部

（三）简答题

1. 简述肾的形态。
2. 简述肾的毗邻。
3. 肾的冠状切面上可见到哪些结构？
4. 肾的被膜有哪几层？维持肾位置固定的因素有哪些？
5. 输尿管分为哪几部分？三个狭窄各位于何处？
6. 简述膀胱的形态和毗邻。
7. 简述膀胱三角的位置及临床意义。
8. 简述男性尿道的形态。

（四）填图

1. 肾的形态

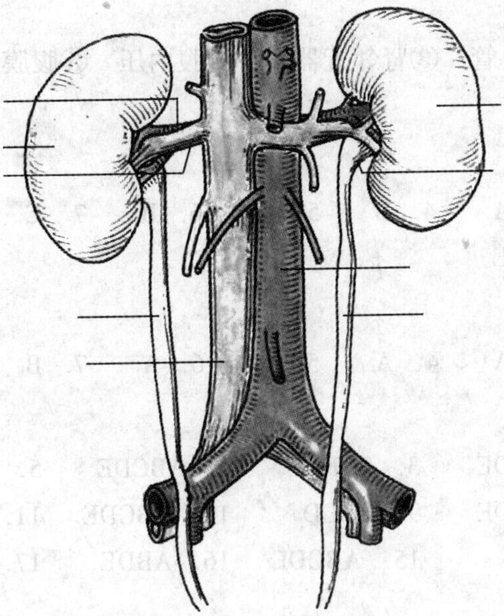

2. 膀胱的形态

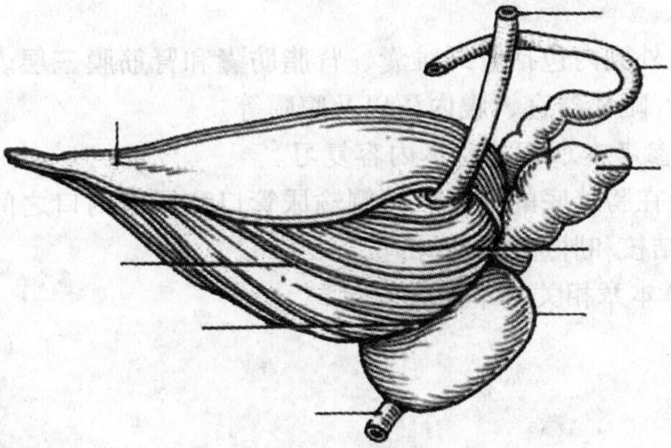

参 考 答 案

(一) 填空题

1. ①肾 ②输尿管 ③膀胱 ④尿道 ⑤肾 ⑥膀胱
2. ①第 12 胸椎下缘 ②第 3 腰椎上缘 ③第 1 腰椎 ④竖脊肌外缘 ⑤第 12 肋
3. ①皮质 ②髓质
4. ①肾纤维囊 ②肾脂肪囊 ③肾筋膜
5. ①腹段 ②盆段 ③壁内段 ④起始部 ⑤与髂血管交叉处 ⑥壁内段

6. ①间位 ②耻骨联合 ③精囊 ④输精管壶腹 ⑤直肠 ⑥子宫颈 ⑦阴道上部
7. ①短 ②粗 ③直
8. ①肾被膜 ②肾血管 ③肾邻近器官 ④腹内压 ⑤腹膜

（二）选择题

【A 型题】

1. B 2. D 3. A 4. B 5. D 6. B 7. C 8. B 9. E 10. D 11. A 12. C 13. E

【B 型题】

1. B 2. A 3. A 4. A 5. B 6. A 7. B 8. D 9. B 10. A

【X 型题】

1. ABDE 2. ABCDE 3. BCE 4. ABCDE 5. ABD 6. ABCDE 7. ABCDE 8. ABCDE 9. ABCD 10. ABCDE 11. ABCDE 12. BCDE 13. ACE 14. AB 15. ABCDE 16. ABDE 17. ABCE 18. ABC

（三）简答题

1 ~2 题答题要点参考本章相关基本内容复习。

3. 答：在肾的冠状切面上可见肾皮质、肾柱、肾锥体、肾乳头、肾小盏、肾大盏、肾盂和脂肪组织等。

4. 答：肾被膜从外到内包括肾纤维囊、肾脂肪囊和肾筋膜三层。维持肾位置固定的因素有肾被膜、肾血管、毗邻器官、腹内压以及腹膜等。

5 ~6 题答题要点参考本章相关基本内容复习。

7. 答：膀胱三角在膀胱底的内面，两侧输尿管口和尿道内口之间的三角区域。该部的黏膜光滑无皱襞，是结核和肿瘤的好发部位。

8 题答题要点参考本章相关基本内容复习。

（苏海茜　丁自海）

第七章　男性生殖系统

一、复习要点

1. 男性生殖系统的分部及各部的器官。
2. 睾丸与附睾的形态、位置和结构。
3. 输精管的分部和走行。
4. 射精管的走行与开口，精囊的形态和位置。
5. 前列腺的形态、位置、分叶和毗邻。
6. 阴囊的层次。
7. 精索的组成和位置，阴茎的分部及构成。
8. 男性尿道的分部和各部形态特点。

二、名词解释

1. 睾丸	为男性生殖腺，位于阴囊内，左、右各一，一般左侧略低于右侧
2. 睾丸纵隔	睾丸白膜在睾丸后缘处增厚，突入睾丸实质内形成的间隔称睾丸纵隔，由纵隔向睾丸实质发出许多小隔，将睾丸分成 100 ~ 200 个睾丸小叶，每个小叶内容纳 2 ~ 4 条精曲小管
3. 精索	是一对柔软的圆索状结构，始于腹股沟管深环，经腹股沟管，延伸至睾丸上端。内含输精管、睾丸动脉、蔓状静脉丛、神经丛、淋巴管和腹膜鞘突的残余（鞘韧带）等
4. 射精管	由输精管的末端与精囊的排泄管汇合而成，长约 2cm，向前下穿前列腺实质，开口于尿道前列腺部
5. 精阜	在男性尿道前列腺部的后壁上，有一纵行嵴，嵴的中部隆起，称为精阜，有射精管的开口
6. 前列腺沟	前列腺体的后面中间有一纵行浅沟，称为前列腺沟。在直肠指诊时可以扪及此沟，前列腺肥大时，此沟消失
7. 精液	由精子、输精管道及附属腺分泌物组成，呈乳白色，弱碱性。正常成年男性一次射精 2 ~ 5ml，含精子 3 亿 ~ 5 亿个
8. 睾丸鞘膜	是腹膜随睾丸下降形成的，分为脏层和壁层。两层之间的腔隙称为鞘膜腔。内有少量浆液

续 表

9. 肉膜	是位于阴囊皮下的浅筋膜，与腹前外侧壁浅筋膜深层（Scarpa 筋膜）和会阴浅筋膜（Colles 筋膜）相延续。含平滑肌纤维，可随外界环境温度的变化而舒缩，以调节阴囊内的温度，有利于精子的发育与生存
10. 包皮系带	阴茎包皮与阴茎头的腹侧中线处连结的皮肤皱襞，称为包皮系带。包皮环切术时需注意勿伤及包皮系带，以免术后影响阴茎的正常勃起

三、基本内容复习

1. 男、女性生殖器的组成

		男性生殖器	女性生殖器
内生殖器	生殖腺	睾丸	卵巢
	生殖管道	附睾、输精管、射精管、男性尿道	输卵管、子宫、阴道
	附属腺	精囊腺、前列腺、尿道球腺	前庭大腺
外生殖器		阴囊、阴茎	女外阴

2. 男性生殖系统的组成及功能

器　官	形态和部位	功　能
睾丸	生殖腺，位于阴囊内	产生精子，分泌雄激素
阴囊	皮肤囊，位于阴茎后方	容纳和保护睾丸
输精管	连于附睾和射精管之间的管道	输送精液
前列腺	位于膀胱底部，包绕尿道前列腺部，呈栗子样	分泌碱性液体，参与精液组成
精囊	连于射精管，位于前列腺的后上方	分泌碱性液体，参与精液组成
尿道球腺	位于前列腺前方，花生大，开口于尿道膜部	分泌液体以润滑尿道
射精管	由输精管和精囊管合成，穿经尿道前列腺部	输送精液
阴茎	位于阴囊前方，附着于耻骨	将尿液和精液排出体外，性交器官

3. 男性生殖器官

- 睾丸
  - 形态
    - 两面
      - 内面
      - 外面
    - 两缘
      - 前缘
      - 后缘
    - 两端
      - 上端
      - 下端
  - 位置：阴囊内，左、右各一
- 附睾
  - 形态：新月形，分头、体、尾三部分
  - 位置：睾丸的后上方
- 输精管
  - 睾丸部
  - 精索部：输精管结扎部位
  - 腹股沟部
  - 盆部
- 阴茎
  - 形态：分头、体、根三部分
  - 构造：阴茎海绵体（2个）、尿道海绵体（1个），外面包以阴茎筋膜、浅筋膜、皮肤

4. 腹壁层次与阴囊、精索被膜层次的对应关系

层　次	腹　　壁	阴囊、精索
第1层	皮肤	皮肤
第2层	浅筋膜	肉膜
第3层	腹外斜肌腱膜	精索外筋膜
第4层	腹内斜肌、腹横肌	提睾肌及其筋膜
第5层	腹横筋膜	精索内筋膜
第6层	腹膜外筋膜	脂肪组织
第7层	壁腹膜	睾丸鞘膜

四、试题精选

（一）填空题

1. 男性生殖腺是①________，其功能是②________和③________等。

2. 附睾贴附于睾丸的①________和②________，其尾端移行为③________。附睾由上而下可分为④________，⑤________和⑥________三部分。

3. 输精管可分为①________、②________、③________和④________四部分，常在其⑤________进行输精管结扎术。

4. 前列腺位于①________和②________之间，前方为③________，后方为④________，活体可经⑤________触及前列腺。

5. 男性生殖器附属腺包括①________、②________和③________。

6. 男性尿道由后向前可分为①________、②________和③________三部分，男性尿道的三处狭窄由后向前依次为④________、⑤________和⑥________。男性尿道有两个弯曲，恒定不变的是⑦________。

（二）选择题

【A 型题】

1. 男性生殖腺是
   A 前列腺
   B 尿道球腺
   C 精囊腺
   D 睾丸
   E 胸腺
2. 精子产生的部位是
   A 精直小管
   B 精曲小管
   C 睾丸网
   D 睾丸纵隔
   E 睾丸小隔
3. 睾丸
   A 内侧邻附睾
   B 下端连输精管
   C 外形似蚕豆
   D 上接精囊
   E 后缘有血管、神经出入
4. 精索
   A 起于附睾尾
   B 穿过腹股沟管
   C 内有射精管
   D 上端连于膀胱底
   E 全长可分为四部分
5. 精索内不含有
   A 睾丸动脉
   B 蔓状神经丛
   C 神经
   D 射精管
   E 淋巴管
6. 输精管道不包括
   A 附睾
   B 尿道
   C 输精管
   D 射精管
   E 精囊
7. 输精管
   A 起源于睾丸下端
   B 全程位于精索内
   C 开口于前列腺
   D 粗细一致的肌性管道
   E 末端膨大为输精管壶腹
8. 男性输精管结扎的部位在
   A 睾丸部
   B 壶腹部
   C 精索部
   D 腹肌沟部
   E 盆部
9. 射精管开口于尿道的
   A 海绵体部
   B 球部
   C 膜部
   D 前列腺部
   E 舟状窝部
10. 前列腺
   A 为男性生殖腺
   B 与膀胱底相邻
   C 左右各一
   D 能分泌雄激素
   E 有尿道和射精管穿过
11. 男性前尿道是指尿道
   A 海绵体部
   B 球部
   C 前列腺部
   D 膜部
   E 膜部和尿道球部

12. 后尿道是指
A 尿道前列腺部和尿道膜部
B 尿道膜部和尿道球部
C 尿道海绵体部和尿道球部
D 尿道膜部和尿道海绵体部
E 尿道海绵体部和尿道前列腺部
13. 前列腺哪叶肥大可引起明显的排尿困难
A 前叶
B 中叶
C 后叶
D 两侧叶
E 中叶和侧叶
14. 下列管道中，无明显狭窄的是
A 男性尿道
B 输精管
C 输尿管
D 食管
E 输卵管
15. 男性尿道最狭窄处是
A 尿道内口
B 尿道外口
C 尿道膜部
D 尿道球部
E 尿道前列腺部
16. 男性生殖腺是
A 睾丸
B 附睾
C 前列腺
D 精囊
E 尿道球腺
17. 男性生殖管道不包括
A 附睾
B 尿道
C 睾丸
D 射精管
E 输精管
18. 不属于男性内生殖器的是
A 前列腺
B 尿道
C 睾丸
D 尿道球
E 尿道球腺
19. 关于睾丸的正确描述是
A 全部被鞘膜包裹
B 内侧面邻附睾
C 左右各一
D 下端连于输精管
E 上端连于精索
20. 射精管开口于
A 尿道膜部
B 尿道球部
C 尿道海绵体部
D 尿道前列腺部
E 膀胱
21. 下列管道中，狭窄处有括约肌的是
A 男性尿道
B 食管
C 输卵管
D 输精管
E 输尿管
22. 输精管的错误描述是
A 在精索内，位于其它结构的后内侧
B 经输尿管末端前方至膀胱底的后面
C 末端于精囊内侧膨大成壶腹
D 与精囊排泄管汇合成射精管
E 输精管第二部全部位于精索内，称为输精管精索部
23. 关于射精管的正确描述是
A 由前列腺排泄管和精囊腺排泄管汇合而成
B 位于膀胱上面
C 开口于前列腺小囊
D 开口于尿道前列腺部
E 以上全错

【B型题】

A 睾丸
B 附睾
C 前列腺
D 精囊
E 输精管

1. 不成对的器官是
2. 产生精子的部位是
3. 暂时储存精子的部位是

A 皮肤
B 肉膜
C 提睾肌
D 鞘膜
E 精索内筋膜

4. 可调节阴囊内温度的结构是
5. 贴附于睾丸表面的结构是

A 会阴深隙
B 会阴浅隙
C 盆膈
D 膀胱底的后方
E 膀胱颈的下方

6. 精囊位于
7. 前列腺位于
8. 尿道球腺位于

A 腹内斜肌腱膜
B 腹横肌腱膜
C 腹外斜肌腱膜
D 腹横筋膜
E 腹壁浅筋膜

9. 延续为精索外筋膜的结构是
10. 参加组成联合腱的结构是
11. 组成腹股沟韧带的是
12. 构成腹股沟管后壁的主要结构是

【X型题】

1. 睾丸
A 为男性生殖腺
B 呈扁椭圆形
C 上端连于精索
D 表面被覆鞘膜
E 下端连于输精管

2. 男性生殖器的附属腺有
A 前列腺
B 精囊
C 尿道球腺
D 睾丸
E 附睾

3. 精索
A 起于附睾尾
B 止于腹股沟管腹环
C 部分位于皮下
D 末端开口于前列腺
E 内有输精管和睾丸动脉

4. 输精管
A 为粗细一致的管道
B 开口于尿道前列腺部
C 穿经腹股沟管
D 起于附睾
E 末端膨大为输精管壶腹

5. 输精管包括
A 睾丸部
B 附睾部
C 腹股沟部
D 精索部
E 盆部

6. 附睾
A 贴附于睾丸的上端和后缘
B 可分头、体、尾三部分
C 上端膨大，下端狭细
D 尾的末端连接输精管
E 可使精子进一步成熟并具有较强的

运动能力

7. 构成精液的成分包含
 A 精子
 B 附睾分泌物
 C 精囊分泌物
 D 前列腺分泌物
 E 尿道球腺分泌物

8. 精子排出经过
 A 附睾
 B 输尿管
 C 射精管
 D 尿道内口
 E 尿道外口

9. 输精管的叙述正确的是
 A 是输精管道中最长的一段
 B 是精索的主要成分之一
 C 分为睾丸部、附睾部、精索部、腹股沟部和盆部
 D 其精索部和腹股沟部均位于精索内
 E 其盆部是输精管最长的一段，输精管壶腹也在盆部

10. 有3个生理性狭窄的器官是
 A 食管
 B 男性尿道
 C 男性输尿管
 D 女性输尿管
 E 女性尿道

（三）问答题

1. 精子由何处产生？先后经过哪些结构排出？
2. 输精管分几部？临床上常在何处结扎？
3. 男性肾盂结石依次经过哪些途径排出？沿途经过哪些狭窄和弯曲？

（四）填图

1. 睾丸和附睾

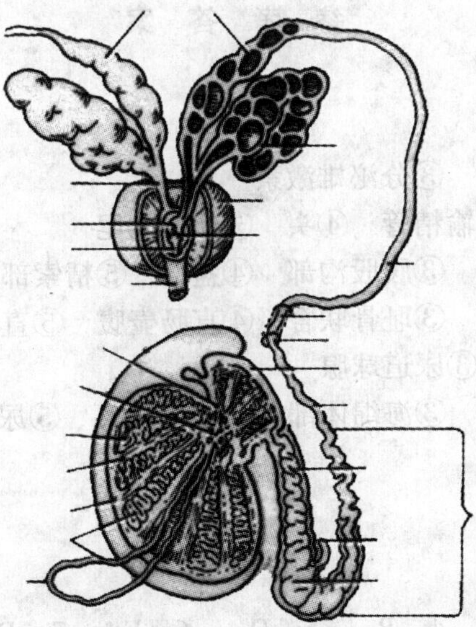

2. 男性尿道

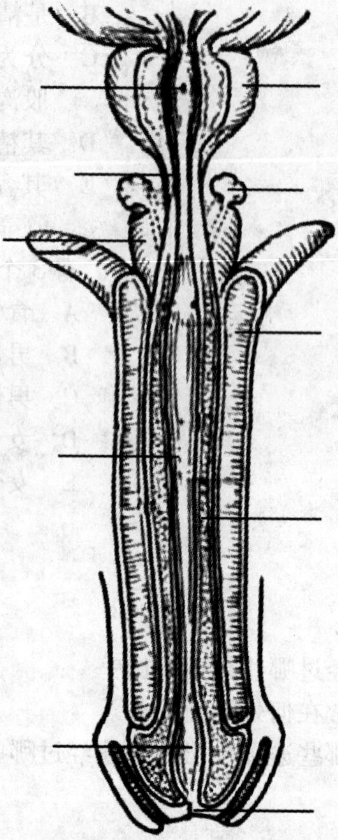

参考答案

（一）填空题

1. ①睾丸 ②产生精子 ③分泌雄激素
2. ①上端 ②后缘 ③输精管 ④头 ⑤体 ⑥尾
3. ①睾丸部 ②精索部 ③腹股沟部 ④盆部 ⑤精索部
4. ①膀胱 ②尿生殖膈 ③耻骨联合 ④直肠壶腹 ⑤直肠
5. ①前列腺 ②精囊 ③尿道球腺
6. ①前列腺部 ②膜部 ③海绵体部 ④尿道内口 ⑤尿道膜部 ⑥尿道外口 ⑦耻骨下弯

（二）选择题

A 型题

1. D 2. B 3. E 4. B 5. D 6. E 7. D 8. C 9. D 10. E
11. A 12. A 13. E 14. B 15. B 16. A 17. C 18. B 19. C 20. D

21. D 22. A 23. D 24. D

B 型题

1. C 2. A 3. B 4. B 5. D 6. D 7. E 8. A 9. C 10. B
11. C 12. D

X 型题

1. ABD 2. ABC 3. BCE 4. ACD 5. ACDE 6. ABDE
7. ABCDE 8. ACE 9. ABE 10. ABCD

（三）问答题

1. 答：精子由睾丸小叶中的精曲小管产生。经过精曲小管→精直小管→睾丸网→睾丸输出小管→附睾（头、体、尾）→输精管（睾丸部、精索部、腹股沟管部、盆部）→射精管→男性尿道（前列腺部、膜部、海绵体部）→体外。

2. 答：输精管分为睾丸部、精索部、腹股沟管部和盆部四部分。临床上常在输精管精索部处结扎。

3. 答：男性肾盂结石先后经输尿管、膀胱和尿道排出体外，沿途要经过6处狭窄：输尿管起始处、跨越小骨盆入口（即髂血管）处、斜穿膀胱壁处、尿道内口、膜部和尿道外口。经过的弯曲有尿道的耻骨下弯和耻骨前弯。

（隋鸿锦 迟彦艳）

第八章 女性生殖系统

一、复习要点

1. 女性生殖系统的分部，各部的主要器官。
2. 卵巢的形态、位置及固定装置。输卵管的位置、分部和形态。
3. 子宫的位置、分部、形态和固定装置。
4. 阴道的形态、位置，阴道穹的组成与毗邻。阴道前庭内阴道口和尿道口的位置。
5. 女性乳房的位置、形态和结构特点。
6. 会阴的界限和区分，狭义会阴的概念。
7. 盆膈的构成。肛提肌和尾骨肌的形态和位置。
8. 尿生殖三角的筋膜名称、层次。会阴浅隙、会阴深隙和尿生殖膈的构成。

二、名词解释

1. 卵巢门	卵巢前缘借系膜连于子宫阔韧带，称为系膜缘，其中部有血管、神经等出入处称为卵巢门
2. 卵巢悬韧带	又名骨盆漏斗韧带，是连接于骨盆缘至卵巢输卵管端之间的腹膜皱襞，内有卵巢的血管、神经和淋巴管。卵巢悬韧带是寻找卵巢血管的标志
3. 输卵管伞和卵巢伞	在输卵管末端，输卵管腹腔口的周缘，有多个细长的指状突起附着，称为输卵管伞。其中有一条突起较长，与卵巢相接，称为卵巢伞
4. 子宫峡	子宫颈阴道上部的上端与子宫体相接，且较狭细，称为子宫峡。在非妊娠期，此部不明显，长仅1cm；而在妊娠期，此部可延长至7～11cm
5. 子宫附件	输卵管和卵巢在临床上称为子宫附件
6. 阴道穹	阴道上端宽阔，包绕子宫颈的阴道部。两者之间所形成的一环状凹陷称为阴道穹，可分为前、后穹和两个侧穹，其中后穹最深，与直肠子宫陷凹毗邻，临床上可进行后穹穿刺，抽取腹膜腔内的积液
7. 前庭球	相当于男性的尿道海绵体，呈“U”形，位于尿道、阴道口的前外侧。分中间部和两个外侧部，外侧部较大，直接位于大阴唇的皮下，中间部细小，位于尿道外口与阴蒂体之间的皮下

续　表

8. 阴道前庭	是位于两侧小阴唇之间的裂隙，有尿道口、阴道口和前庭大腺导管的开口
9. 会阴	分广义会阴和狭义会阴。广义会阴指封闭小骨盆下口的所有软组织。前为耻骨联合下缘，后为尾骨尖，两侧界为坐骨结节、耻骨下支、坐骨支和骶结节韧带。通过两侧坐骨结节的连线将广义会阴分为前方的尿生殖三角和后方的肛门三角。在尿生殖三角，男性有尿道通过，女性有尿道与阴道通过。狭义会阴指肛门与外生殖器之间的区域
10 乳房悬韧带	在乳腺内有不同走向的结缔组织纤维束，连接于皮肤和胸肌筋膜之间。该纤维束称为乳房悬韧带或Cooper 韧带，对乳腺起支持、连接作用。患乳腺肿瘤时，该韧带被拉紧，加之淋巴水肿，导致皮肤表面出现许多小凹，呈“橘皮样”改变，是乳腺癌的晚期征象。

三、基本内容复习

1. 女性生殖系统的组成及功能

器　官	位　　置	功　　能
卵巢	生殖腺，位于子宫两则盆腔的上部	产生卵子，分泌雌激素、孕激素
输卵管	连接子宫的肌性管道	受精部位，输送胚胎至子宫
子宫	倒置梨形，肌性器官，通过韧带维持其位置	孕育胚胎
阴道	位于膀胱和尿道之后、直肠之前，肌性器官	性交器官，胎儿产道
大阴唇	阴阜和会阴之间的纵形皮肤褶皱	封闭和保护其他外生殖器
小阴唇	大阴唇之间的纵形皱襞	形成阴道前庭的边缘
阴蒂	会阴裂上部的圆形突起，被阴蒂包皮包裹	性刺激时产生快感
前庭大腺	位于阴道开口的皮下部分	分泌滑液
乳腺	乳房内的腺体	分泌乳汁

2. 男、女性会阴深隙（袋）内容的比较

会阴深隙内容	男　　性	女　　性
肌肉	尿道括约肌、会阴深横肌	尿道阴道括约肌、会阴深横肌
腺体	尿道球腺	
血管	阴茎背动脉 阴茎深动脉	阴蒂背动脉 阴蒂深动脉
神经	阴茎背神经	阴蒂背神经

3. 女性生殖器官

卵巢
- 位置：盆腔髂动脉窝内
- 形态
  - 两端
    - 上端：附有卵巢悬韧带
    - 下端：附有卵巢固有韧带
  - 两面
    - 内侧面：朝向盆腔
    - 外侧面：朝向盆壁
  - 两缘
    - 前缘：卵巢系膜
    - 后缘：游离

子宫
- 位置：盆腔中部，膀胱与直肠之间
- 姿势：前倾前屈位
- 分部：子宫底、子宫体、子宫颈
- 韧带
  - 子宫阔韧带：子宫两侧的腹膜皱襞，防止子宫向两侧移位
  - 子宫圆韧带：位于子宫阔韧带内，由子宫角向两侧经腹股沟管至大阴唇皮下，使子宫前倾
  - 子宫主韧带：阔韧带下方，防止子宫脱垂
  - 骶子宫韧带：由子宫颈向两侧绕过直肠至骶骨，可牵拉子宫颈向后上，协助维持子宫前屈

输卵管
- 输卵管漏斗：末端呈“伞”状，有收集卵子的作用
- 输卵管壶腹：占全长的2/3，是精子与卵子相遇、受精部位
- 输卵管峡：占全长的1/3，是输卵管结扎部位
- 子宫部：穿子宫壁

外阴
- 阻阜
- 大阴唇
- 小阴唇（两小阴唇间为阴道前庭，前方有尿道口，后方有阴道口）
- 阴蒂

附：子宫歌诀

子宫位于盆中央，前邻膀胱后直肠。

前后略扁倒梨形，前倾前屈属正常。

外分子宫底体颈，内分颈管和宫腔。

四、试题精选

（一）填空题

1. 女性生殖腺是①________，属于腹膜②________位器官，其功能是③________和④________。

2. 输卵管属于腹膜①________位器官，其内端连于②________。输卵管外侧端的开口称为③________口，内侧端的开口称为④________口。卵子受精的正常部位是⑤________，临床上识别输卵管的标志是⑥________。

3. 子宫位于①________中央，前邻②________，后邻③________。子宫分为④________、⑤________和⑥________三部分。子宫内腔分为⑦________和⑧________两

部分。

4．固定子宫的韧带是①________、②________、③________和④________，维持子宫前倾和前屈姿势的韧带是⑤________和⑥________。

5．阴道前方邻①________和②________，后方邻③________。

6．构成盆膈的肌是①________和②________，构成尿生殖膈的肌是③________和④________。

（二）选择题

【A型题】

1．产生卵子和分泌女性激素的器官是
A　子宫
B　卵巢
C　输卵管
D　前庭大腺
E　阴道

2．卵巢
A　为腹膜内位器官
B　借韧带连于输卵管
C　下端在卵巢悬韧带
D　直接与输卵管相通
E　后缘有卵巢系膜

3．输卵管
A　子宫部是结扎部位
B　漏斗部是其最长的一段
C　壶腹部是受精部位
D　漏斗部开口于子宫腔
E　输卵管峡是穿子宫壁的一段

4．输卵管
A　外侧2/3为输卵管漏斗部
B　位于卵巢系膜内
C　内侧1/3为子宫部
D　与腹腔不相通
E　常于输卵管峡行结扎术

5．子宫
A　位于膀胱和直肠之间
B　为腹膜内位器官
C　与卵巢悬韧带相连
D　呈前倾后屈位
E　子宫底高出于小骨盆上口

6．子宫颈下端位于
A　坐骨结节平面以上
B　坐骨棘平面以上
C　坐骨支平面以上
D　坐骨大切迹平面以上
E　耻骨联合下缘平面以上

7．限制子宫向两侧移位的结构是
A　子宫系膜
B　子宫主韧带
C　子宫阔韧带
D　子宫圆韧带
E　骶子宫韧带

8．防止子宫下垂的主要韧带是
A　子宫阔韧带
B　子宫主韧带
C　子宫圆韧带
D　骶子宫韧带
E　输卵管韧带

9．无平滑肌的韧带是
A　卵巢固有韧带
B　子宫主韧带
C　骶子宫韧带
D　子宫圆韧带
E　子宫阔韧带

10．构成乳房的结构不包括
A　皮肤
B　脂肪组织
C　纤维组织
D　胸大肌筋膜
E　乳腺

11. 妊娠期间，子宫的哪一部分延长为子宫下段
A 子宫底
B 子宫体
C 子宫峡
D 子宫颈阴道部
E 子宫颈阴道上部
12. 关于乳房描述，下列何者为错误
A 乳癌晚期，局部皮肤可出现橘皮样改变
B 乳腺位于浅筋膜内
C 乳头位于第2肋高度
D 乳房的外侧可达腋中线
E 乳房位于胸大肌和胸筋膜的表面
13. 关于卵巢的描述，哪一项是错误的
A 后缘中部有血管神经出入，称卵巢门
B 是位于盆腔内成对的实质性器官
C 为腹膜内位器官
D 卵巢表面凸凹不平
E 卵巢韧带保持其在盆腔的位置
14. 关于卵巢外形的正确描述是
A 分内外侧缘，前后面和上下缘
B 内侧缘与小肠相邻
C 内侧缘有血管神经出入称卵巢门
D 前缘成独立缘
E 扁卵圆形，略呈灰红色
15. 关于卵子的描述，下列何项错误
A 卵巢是产生卵子和分泌女性激素的器官
B 成熟卵子突破卵巢表面的生殖上皮排至腹膜腔
C 卵子经输卵管腹腔口进入输卵管
D 卵子经输卵管移至子宫
E 卵子在子宫受精后置入宫内膜，发育成胎儿

【B型题】
A 阴道穹
B 前庭大腺
C 阴蒂
D 前庭球
E 大阴唇
1. 相当于男性阴茎海绵体的是
2. 相当于男性尿道海绵体的是
3. 开口于阴道前庭的是
4. 相当于男性阴囊的是

A 输卵管子宫部
B 输卵管峡部
C 输卵管壶腹部
D 输卵管漏斗部
E 输卵管伞
5. 作为输卵管特征性结构的是
6. 卵子受精的部位通常是
7. 输卵管结扎的通常部位是

A 子宫圆韧带
B 子宫主韧带
C 子宫阔韧带
D 骨盆漏斗韧带
E 骶子宫韧带
8. 限制子宫向两侧移位的韧带是
9. 维持子宫前倾的主要韧带是

A 子宫底
B 子宫颈
C 子宫体
D 子宫颈管
E 子宫峡
10. 子宫肿瘤的好发部位是
11. 进行剖宫产手术的部位是

A 输卵管子宫部

B　输卵管峡
C　输卵管壶腹
D　输卵管漏斗
E　输卵管伞

12. 输卵管结扎术的部位是

13. 卵子受精的部位是

【X 型题】

1. 女性内生殖器包括
A　卵巢
B　输卵管
C　子宫
D　阴道
E　阴道前庭

2. 开口于阴道前庭的结构有
A　尿道口
B　阴道口
C　子宫口
D　尿道旁腺开口
E　前庭大腺导管开口

3. 卵巢
A　为腹膜内位器官
B　位于髂内、外动脉之间
C　上端有卵巢悬韧带
D　下端有卵巢固有韧带
E　由腹主动脉分支供血

4. 输卵管
A　可分为四部分
B　峡部细、短而直
C　壶腹部粗而弯曲
D　子宫部管腔最狭窄
E　壶腹部是受精部位

5. 子宫
A　呈前后略扁的倒置梨形
B　呈前倾前屈位
C　部分突入阴道内
D　位于膀胱和直肠之间
E　子宫颈部为肿瘤好发部位

6. 子宫内腔
A　分为上、下两部分
B　颈管外口即子宫口
C　借输卵管通腹腔
D　借子宫口通阴道
E　宫颈内腔为子宫颈管

7. 维持子宫前倾前屈姿势的韧带是
A　子宫圆韧带
B　子宫阔韧带
C　子宫主韧带
D　骶子宫韧带
E　卵巢固有韧带

8. 阴道
A　前方邻膀胱和尿道
B　后方邻直肠
C　下端以阴道口开于阴道前庭
D　上端包绕子宫颈
E　阴道后穹与直肠子宫陷凹相邻

9. 会阴
A　广义会阴呈菱形
B　盆膈封闭肛门三角
C　肛门三角有直肠穿过
D　尿生殖膈封闭尿生殖三角
E　尿生殖三角有尿道、阴道通过

10. 使卵巢位置固定的结构有
A　卵巢悬韧带
B　卵巢伞
C　卵巢系膜
D　输卵管系膜
E　卵巢固有韧带

11. 卵子排出经过
A　卵巢
B　腹膜腔
C　输卵管
D　子宫
E　阴道

12. 关于卵巢的正确描述是
A　卵巢后缘血管神经等出入处称卵

巢门
B 卵巢在盆腔的位置主要靠韧带来维持
C 卵巢的大小和形状随年龄而有差异
D 卵巢表面上皮在胚胎时期为立方上皮，成年后变为扁平上皮
E 卵巢分泌的激素有卵泡素和黄体素

13. 关于乳房的正确描述是
A 乳房位于胸前部，胸大肌和胸筋膜的表面
B 成年女性未产妇的乳房呈半球形
C 乳头周围有色素较多的皮肤区
D 乳头和乳晕处色素较多，皮肤也较厚
E 乳房由皮肤、纤维组织、脂肪组织和乳腺组成

14. 肛门三角的肌有
A 肛提肌
B 尾骨肌
C 会阴浅横肌
D 坐骨海绵体肌
E 肛门外括约肌

15. 尿生殖三角的肌有
A 肛提肌
B 尾骨肌
C 会阴浅横肌
D 坐骨海绵体肌
E 肛门外括约肌

（三）简答题

1. 输卵管分为哪几部分？受精和结扎各在何处？
2. 简述卵巢的位置和固定装置。
3. 子宫分为几部分？
4. 固定子宫的韧带有哪些？各有何作用？
5. 什么是阴道穹？有何临床意义？
6. 简述子宫的正常位置。
7. 简述阴道的毗邻。

（四）填图题

1. 女性盆腔

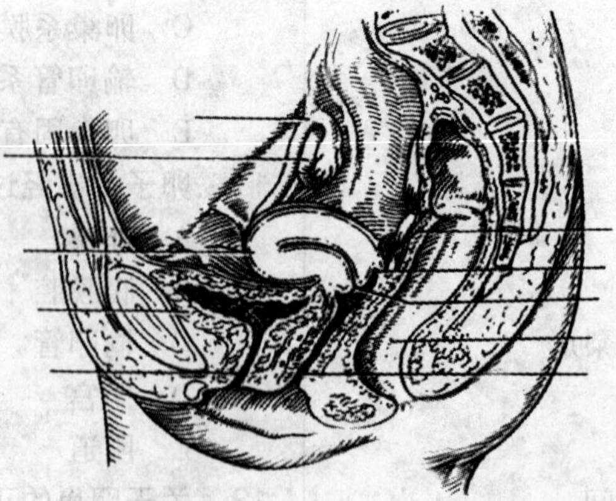

2. 女性内生殖器

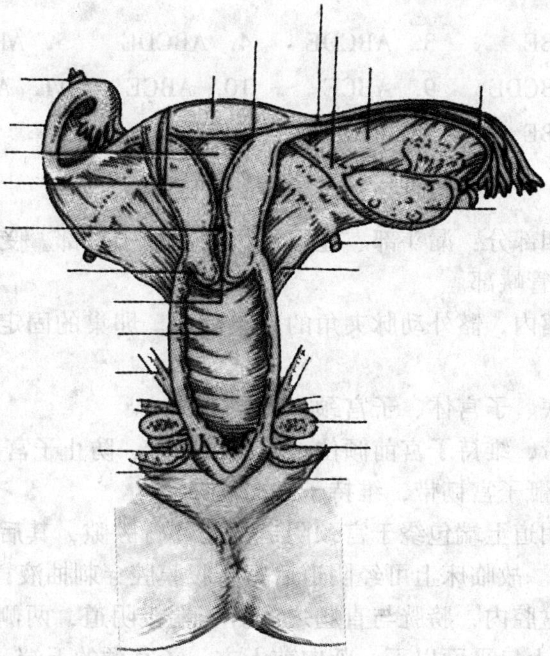

参　考　答　案

(一) 填空题

1. ①卵巢　②内　③产生卵子（生殖细胞）　④分泌性激素（雌激素和孕激素）

2. ①内　②子宫角　③输卵管腹腔　④输卵管子宫　⑤输卵管壶腹部　⑥输卵管伞

3. ①盆腔　②膀胱　③直肠　④子宫底　⑤子宫体　⑥子宫颈　⑦子宫腔　⑧子宫颈管

4. ①子宫阔韧带　②子宫主韧带　③子宫圆韧带　④骶子宫韧带　⑤子宫圆韧带　⑥骶子宫韧带

5. ①膀胱　②尿道　③直肠

6. ①肛提肌　②尾骨肌　③会阴深横肌　④尿道膜部括约肌

(二) 选择题

A 型题

1. B　2. A　3. C　4. E　5. A　6. B　7. C　8. B　9. A　10. D　11. C　12. C　13. A　14. E　15. E

B 型题

1. C　2. D　3. B　4. E　5. E　6. C　7. B　8. C　9. A　10. B

11. E　12. B　13. C

X 型题

1. ABCD　2. ABE　3. ABCDE　4. ABCDE　5. ABCDE　6. ABCDE
7. AD　8. ABCDE　9. ABCE　10. ABCE　11. ABCDE　12. BCDE
13. ABCE　4. ABE　15. CD

（三）简答题

1. 答：输卵管分四部分：漏斗部、壶腹部、峡部和子宫部。受精的部位在输卵管壶腹部，结扎的部位在输卵管峡部。

2. 答：卵巢位于髂内、髂外动脉夹角的卵巢窝内。卵巢的固定装置有卵巢悬韧带、卵巢固有韧带。

3. 答：分为子宫底、子宫体、子宫颈。

4. 答：子宫圆韧带，维持子宫前倾位；子宫主韧带，防止子宫向下脱垂；子宫阔韧带，防止子宫向两侧移位；骶子宫韧带，维持子宫向前屈。

5. 答：阴道穹是阴道上端包绕于宫颈阴道部的环行腔隙，其后穹与子宫直肠陷凹之间仅隔以阴道后壁和腹膜。故临床上可经阴道后穹行腹膜腔穿刺抽液，以便诊断或治疗疾病。

6. 答：子宫位于盆腔内，膀胱与直肠之间。下端接阴道，两侧有输卵管和卵巢。未妊娠时，子宫底位于骨盆上口平面以下，朝向前上方。子宫颈的下端。

7. 答：阴道为一前后略扁的肌性管道，富有伸展性。阴道前壁邻膀胱底和尿道，后壁邻直肠，阴道开口于阴道前庭。阴道后穹与直肠子宫陷凹相邻，当该陷凹有积液时，可经阴道后穹穿刺或引流。

（隋鸿锦　迟彦艳）

第九章 腹 膜

一、复习要点

腹膜的分布和主要的形成结构。

二、名词解释

1. 腹膜	为覆盖于腹腔、盆腔壁内表面及其脏器表面的浆膜，半透明，由间皮及少量结缔组织构成。腹膜按附着部位分壁腹膜和脏腹膜两部分。壁腹膜覆盖于膈的下面，腹腔及盆腔壁的内表面，脏腹膜则覆盖于腹腔及盆腔脏器的表面
2. 腹膜内位器官	指器官全部突向腹膜腔，各面均被腹膜所覆盖的器官，如胃、空肠、回肠等
3. 腹膜间位器官	指大部分被腹膜覆盖，仅少部分未被腹膜覆盖的器官，如肝、胆囊、升结肠等
4. 腹膜外位器官	指仅一面被腹膜覆盖，其余面均不覆盖腹膜的器官，如肾、肾上腺、输尿管等
5. 网膜	是腹膜由一脏器移行于另一脏器而形成的双层腹膜皱襞，包括小网膜和大网膜。网膜薄而透明，内含有神经、血管、淋巴管及结缔组织等
6. 小网膜	是肝门向下移行至胃小弯和十二指肠上部的双层腹膜结构。其左侧部从肝门至胃小弯，也称为肝胃韧带；连接于肝门与十二指肠上部者称肝十二指肠韧带
7. 网膜孔	小网膜游离缘的后方为网膜孔，通过网膜孔可进入胃后方的网膜囊
8. 大网膜	是连接于胃大弯和横结肠之间的双层腹膜结构。悬浮于横结肠与空肠、回肠前面，内含有胃网膜左血管、胃网膜右血管、淋巴结和神经等，自胃大弯和十二指肠上部向下延续的部分为大网膜的前叶。大网膜前叶下垂一段距离后，返折后向上，形成大网膜的后叶。后叶向上连接于横结肠，包绕横结肠后合成横结肠系膜
9. 网膜囊	是位于小网膜和胃后方的扁窄间隙，是腹膜腔的一部分，又称为小腹膜腔。右侧借网膜孔与大腹膜腔相通
10. 小肠系膜	即肠系膜，是将空、回肠连接并固定于腹后壁的双层腹膜结构，整体呈折扇状。小肠系膜根附着于自第2腰椎左侧至右骶髂关节的前方的区域；系膜缘附着于空肠、回肠的系膜缘。系膜两层间含有肠系膜上血管及其分支或属支、神经、淋巴管等
11. 腹膜陷凹	在腹腔内，脏腹膜与壁腹膜、脏腹膜与脏腹膜及壁腹膜与壁腹膜之间互相转折、移行时，由于覆盖的部位不同，形成一些不规则的隐窝或凹陷，如子宫直肠陷凹、肝肾隐窝等。窝内可积存液体，或有肠管凸入而形成内疝

续 表

12. 腹膜腔	是脏腹膜与壁腹膜互相转折、移行，共同围成的不规则、潜在性腔隙。其内有少量浆液，起润滑作用。在男性密闭，在女性则可借输卵管等生殖道与外界相通
13. 肝肾隐窝	位于肝右叶下方与右肾之间，仰卧时为腹膜腔最低处，是液体易于积聚处

三、基本内容复习

1. 各浆膜的分部和分布

浆　膜	分　部	分　　布
胸膜	脏胸膜	紧贴肺的外表面
	壁胸膜	内衬胸壁和膈的胸面
浆膜心包	脏层	覆盖心脏的外表面
	壁层	衬于纤维心包内表面
腹膜	脏腹膜	覆盖腹部内脏
	壁腹膜	内衬腹壁

2. 腹膜与脏器的关系

关　　系	所属器官
腹膜内位器官	胃、十二指肠上部、空肠、回肠、盲肠、阑尾、横结肠、乙状结肠、脾、输卵管、卵巢等
腹膜间位器官	肝、胆囊、升结肠、降结肠、膀胱、子宫、直肠上部等
腹膜外位器官	肾、输尿管、肾上腺、胰、十二指肠降部、水平部，直肠下段等

3. 腹膜形成的结构

腹膜结构	名　　称
网膜	大网膜、小网膜（肝胃韧带、肝十二指肠韧带）
系膜	肠系膜、横结肠系膜、乙状结肠系膜、阑尾系膜
韧带	肝：镰状韧带，冠状韧带，左、右三角韧带，肝圆韧带
	脾：胃脾韧带、脾肾韧带

续 表

腹膜结构	名 称
陷凹	男：膀胱直肠陷凹
	女：膀胱子宫陷凹、子宫直肠陷凹
网膜囊	前：小网膜、胃、大网膜前叶
	后：大网膜后叶、横结肠系膜
	上：肝左叶、尾状叶及膈下腹膜
	下：大网膜（2~3层）前后叶的愈合部
	左：脾及胃脾韧带、脾肾韧带
	右：网膜孔

11. 腹膜腔分区

- 腹膜腔
  - 结肠上区（以肝为界）
    - 肝上间隙（借镰状韧带分为）
      - 右肝上间隙（以冠状韧带分为）
        - 右肝上前间隙
        - 右肝上后间隙
        - 肝裸区
      - 左肝上间隙（以冠状韧带分为）
        - 左肝上前间隙
        - 左肝上后间隙
    - 肝下间隙（借肝圆韧带分为）
      - 右肝下间隙（肝肾隐窝）
      - 左肝下间隙（以小网膜和胃分为）
        - 左肝下前间隙
        - 左肝下后间隙
  - 结肠下区
    - 左结肠旁沟
    - 右结肠旁沟
    - 右结肠系膜窦
    - 左结肠系膜窦

四、试题精选

（一）填空题

1. 腹膜依其覆盖的部位不同可分为①________和②________。脏层与壁层之间的不规则腔隙称________。

2. 根据脏器表面被腹膜覆盖的多少可将腹、盆腔脏器分为①________、②________、③________。

3. ①________是联系于肝门与胃小弯、十二指肠上部之间的双层腹膜结构，呈冠状位。

4. 肝十二指肠韧带内包含的结构为①________、②________和③________。

5. 小网膜、胃后壁和腹后壁腹膜之间的扁窄间隙叫做①________。

6. 网膜孔上界为①________，下界为②________，前界③________，后界为④________。

7. 小肠系膜是将①________、②________连于③________的双层腹膜结构。

8. 阑尾系膜呈三角形，将阑尾系于小肠系膜下端。在其游离缘中有①________走行。

9. ①________是联系于横结肠系膜根与十二指肠空肠曲之间的腹膜皱襞，内含十二指肠悬肌，有悬吊固定②________的作用。手术时常以此韧带做为判定空肠起端的标志。

10. 在肝右叶后缘与右肾、结肠右曲之间有较大的隐窝叫①________，仰卧位时是腹腔的最低部位，上腹部的脓液及渗出液多聚积于此。

11. 腹膜在盆腔脏器之间形成深的陷凹。在男性膀胱与直肠之间有大而深的①________。在女性由于子宫存在于直肠和膀胱的中间，在子宫与膀胱，子宫与直肠间各形成一个隐凹。前者较小而浅称②________；后者大而深称③________。

12. 以横结肠及其系膜为界可将腹膜腔分成①________、②________。

13. 女性腹膜腔最低处是①________，男性腹膜腔最低处是②________。

（二）选择题

【A 型题】

1. 腹膜腔
   A 就是腹腔
   B 由浆膜围成
   C 由黏膜围成
   D 由腹壁围成
   E 由壁腹膜和腹壁共同围成

2. 网膜囊
   A 前壁是大网膜和胃的后壁
   B 不与腹腔相通
   C 后壁为覆盖在大、小肠表面的腹膜
   D 前壁是小网膜、胃后壁和胃结肠韧带
   E 囊内有胰、左肾和左肾上腺等

3. 小网膜包括
   A 肝胃韧带和肝圆韧带
   B 肝胃韧带和胃结肠韧带
   C 肝胃韧带和胃脾韧带
   D 肝胃韧带和肝十二指肠韧带
   E 肝十二指肠韧带和胃脾韧带

4. 网膜孔
   A 前界为肝圆韧带
   B 上界为肝的方叶
   C 下界为十二指肠降部
   D 是小网膜与腹腔相通的孔
   E 后界是下腔静脉表面的腹膜

5. 形成肝圆韧带的是
   A 脐动脉
   B 脐静脉
   C 静脉韧带
   D 动脉导管
   E 静脉导管

6. 胃脾韧带内有
   A 脾动脉
   B 胰尾
   C 胃短动脉
   D 胃左动脉
   E 胃网膜右动脉

7. 肠系膜根是
   A 由第 2 腰椎左侧斜向右下
   B 由第 3 腰椎左侧斜向后下
   C 由第 2 腰椎右侧斜向左下
   D 由第 3 腰椎右侧斜向左下
   E 由第 1 腰椎左侧斜向左下

【B 型题】

A 子宫阔韧带
B 子宫圆韧带
C 子宫主韧带
D 骶子宫韧带
E 卵巢子宫素

1. 维持子宫前倾姿势的主要韧带是
2. 维持子宫前屈姿势的主要韧带是
3. 防止子宫向下脱垂最重要的韧带是
4. 限制子宫向两侧活动的结构是

A 镰状韧带
B 小网膜
C 大网膜
D 小肠系膜
E 冠状韧带

5. 张于腹前壁上部与肝膈面之间的双层腹膜为
6. 张于膈与肝之间的双层腹膜为
7. 张于肝与胃、十二指肠之间的双层腹膜为

A 腹膜内位器官
B 腹膜间位器官
C 腹膜外位器官
D 腹膜形成的结构
E 与腹膜无关的器官

8. 肝是
9. 乙状结肠是
10. 肾是
11. 前列腺是
12. 脾肾韧带是

【X 型题】

1. 参与构成小网膜的韧带有
A 肝胃韧带
B 骨脾韧带
C 冠状韧带
D 胃结肠韧带
E 肝十二指肠韧带
2. 腹膜的生理功能有
A 分泌
B 吸收
C 保护
D 支持
E 修复
3. 腹膜内位器官有
A 胃
B 十二指肠上段
C 空肠
D 回肠
E 脾
4. 腹膜间位器官有
A 肝
B 胆囊
C 升结肠
D 膀胱
E 子宫
5. 腹膜外位器官有
A 肾
B 输尿管
C 肾上腺
D 直肠下段
E 十二指肠水平部

（三）简答题

1. 腹膜与脏器的关系有哪几种类型？
2. 腹膜可形成哪些结构？
3. 简述腹膜腔的分区。
4. 简述小网膜的形成。
5. 简述大网膜的形成及作用。
6. 简述网膜囊的位置及境界。
7. 简述盆部腹膜陷凹的构成及意义。

8. 腹膜炎症或腹部手术后的患者多采取半卧位，为什么？
9. 腹膜腔积液患者采取仰卧位和坐位时，积液分别最易停留在何处？
10. 胃后壁穿孔时，胃内容物可流经何处？

（四）填图

网膜

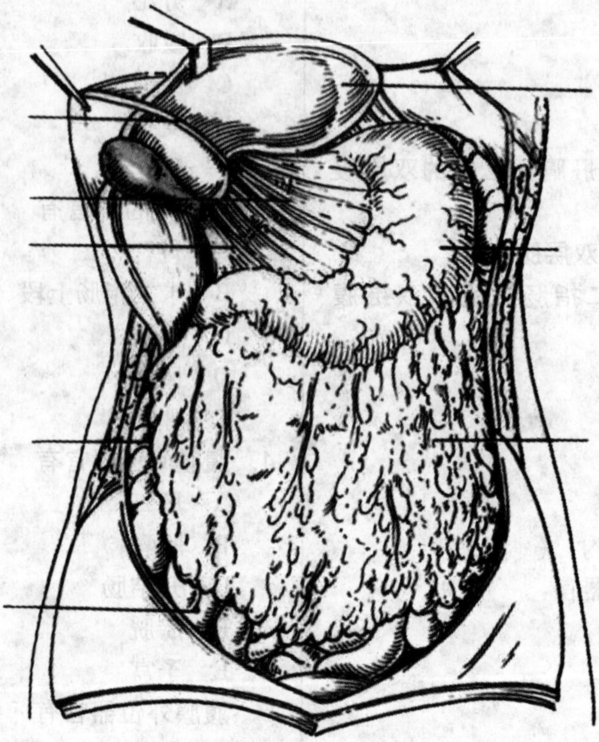

参 考 答 案

（一）填空题

1. ①壁腹膜 ②脏腹膜 ③腹膜腔
2. ①腹膜内位器官 ②腹膜间位器官 ③腹膜外位器官
3. ①小网膜
4. ①胆总管 ②肝固有动脉 ③肝门静脉
5. ①网膜囊
6. ①肝尾叶 ②十二指肠的上部起始段（球部） ③肝十二指肠韧带的游离缘 ④覆盖下腔静脉的腹后壁腹膜
7. ①空 ②回肠 ③腹后壁
8. ①阑尾血管

9. ①十二指肠悬韧带 ②十二指肠空肠曲

10. ①肝肾隐窝

11. ①直肠膀胱陷凹 ②膀胱子宫陷凹 ③直肠子宫陷凹

12. ①结肠上区 ②结肠下区

13. ①直肠子宫陷凹 ②直肠膀胱陷凹

（二）选择题

【A 型题】

1. B 2. D 3. D 4. E 5. B 6. C 7. A

【B 型题】

1. B 2. D 3. C 4. A 5. A 6. E 7. B 8. B 9. A 10. C 11. C 12. D

【X 型题】

1. AE 2. ABCDE 3. ABCDE 4. ABCDE 5. ABCD

（三）简答题

1. 答：脏腹膜多构成脏器的外膜，而各脏器表面腹膜的被覆情况不全一样。根据腹膜包被脏器的程度不同可将腹、盆腔脏器分为腹膜内位器官、腹膜间位器官、腹膜外位器官。

2. 答：腹膜从腹、盆壁移行至脏器或从一个脏器移行到另一脏器时，其移行部分常形成一些结构，如网膜、系膜和韧带等。

3. 答：腹膜腔以横结肠及其系膜分界，分为结肠上区和结肠下区。结肠上区位于膈与横结肠及其系膜之间，又称膈下间隙。此区被肝分为肝上间隙和肝下间隙。肝上间隙被肝镰状韧带分为左肝上间隙和右肝上间隙。后者又被冠状韧带分为右肝上前间隙和右肝上后间隙。肝下间隙被肝圆韧带分为右肝下间隙和左肝下间隙。前者又名肝肾隐窝，平卧位时，它是小骨盆以上的腹膜腔最低处。左肝下间隙又被小网膜分为左肝下前间隙和左肝下后间隙（网膜囊）。结肠下区被升结肠、降结肠和小肠系膜分为左、右结肠旁沟和左、右肠系膜窦。

4. 答：小网膜是自肝门向下移行至胃小弯和十二指肠上部的双层腹膜结构。小网膜左侧部从肝门至胃小弯的部分称为肝胃韧带。右侧从肝门连于十二指肠上部的部分称为肝十二指肠韧带，其内有胆部管、肝固有动脉和肝门静脉等重要管道行走。

5. 答：大网膜是连于胃大弯和横结肠之间的四层腹膜结构，像围裙一样覆盖在空肠、回肠和横结肠的前方，其左缘与胃脾韧带相连续。构成小网膜的两层腹膜分别贴附胃和十二指肠上部的前、后两面向下延伸，至胃大弯处互相愈合，形成大网膜的前叶（前两层），下垂直横结肠时，不完全地贴附在横结肠表面，这一段大网膜前叶又称为胃结肠韧带。大网膜前叶继续下垂一段后，又向后返折向上形成了大网膜的后叶（后两层），它连于横结肠并叠合成为横结肠的系膜。

6. 答：网膜囊是位于小网膜和胃后方的扁窄间隙。网膜囊的上壁为肝尾叶及膈下方的腹膜；前壁为小网膜、胃后壁腹膜和大网膜前叶；下壁为大网膜的前、后叶折这部；后壁由下向上依次为大网膜后叶、横结肠及其系膜，以及覆盖在胰、左肾、左肾上腺等处的腹膜；

左侧壁为脾、胃脾韧带和脾肾韧带。网膜囊右侧借网膜孔与腹膜腔其余部分相通。

7. 答：男性在膀胱与直肠之间有直肠膀胱陷凹；女性在膀胱与子宫之间有膀胱子宫陷凹，子宫与直肠之间有直肠子宫陷凹，它与阴道后穹之间仅隔以薄的阴道壁。站立或半卧位时，男性的直肠膀胱陷凹和女性的直肠子宫陷凹是腹膜腔的最低部位，故发生腹腔积液或积脓时，液体多存在于这些陷凹中。

8. 答：腹膜炎症或腹部手术后的患者应采取半卧位，这可使对人体有害的液体流至下腹部及盆部。下腹部腹膜的吸收能力较弱，可以减少腹膜对有害物质的吸收。

9. 答：腹膜腔积液患者采取仰卧位时，积液最易停留在肝肾隐窝；坐位时，积液最易停留在直肠子宫陷凹（女）或直肠膀胱陷凹（男）中。

10. 答：胃后壁穿孔时，胃内容物可经网膜囊的网膜孔→肝肾隐窝→右结肠旁沟→右髂窝→盆腔的直肠子宫陷凹或直肠膀胱陷凹。

（臧卫东）

第十章　心血管系统

一、复习要点

1. 心的位置、外形和心腔的结构。心的体表投影。心的动脉分布。心包的分部。
2. 主动脉的起止、走行、分部和主要分支。
3. 颈总动脉和颈外动脉的起始和走行。
4. 锁骨下动脉、腋动脉、肱动脉、桡动脉、尺动脉、髂总动脉、髂外动脉、髂内动脉、股动脉、腘动脉、胫前动脉和胫后动脉的起止和走行。
5. 上、下腔静脉的组成和走行。
6. 颈内静脉、锁骨下静脉、股静脉的位置。
7. 颈外静脉、头静脉、贵要静脉、肘正中静脉、大隐静脉的走行。
8. 肝门静脉的组成、属支，门腔静脉间的吻合。

二、名词解释

1. 冠状沟	位于心脏表面，几乎呈冠状位，近似环形的浅沟，前方被肺动脉干所中断，该沟将右上方的心房与左下方的心室分开
2. 室间沟	分为前室间沟和后室间沟。从冠状窦走向心尖右侧，分别与室间隔的前、下缘一致，是左、右心室在心脏表面的分界线
3. 窦房结	位于上腔静脉与右心房交界处的界沟上 1/3 的心外膜下，呈长梭形，为心脏的正常起搏点
4. 房室交点	在心脏的膈面，后房间沟、后室间沟和冠状沟的相交处，称为房室交点
5. 隔缘肉柱	又称为节制索，为右心室腔内自前乳头肌根部连至室间隔下部、横过室腔的一条肌束，构成右心室流入道的下界，有防止心室过度扩张的功能。隔缘肉柱内有房室束的右束支和供应前乳头肌的血管通行，损伤后可引起右束支传导阻滞
6. 卵圆窝	房间隔右侧面中下部有一卵圆形凹陷，称为卵圆窝，为胚胎时期卵圆孔闭合后的遗迹，此处薄弱，是房间隔缺损的好发部位
7. 动脉韧带	在肺动脉分杈处稍左侧有一纤维性结缔组织索连接于主动脉弓下缘，是胚胎时期动脉导管闭锁后的遗迹，称为动脉韧带。若出生后仍不闭锁，有血液流过，则称为动脉导管未闭，是常见的先天性心脏病之一

续 表

8. 冠状窦	位于心脏膈面、左心房与左心室之间的冠状沟内，收集心脏大部分的静脉血，主要接受心大、中、小静脉
9. 颈动脉窦	是颈总动脉末端和颈内动脉起始部的膨大部分。窦壁外膜较厚，有丰富的游离神经末梢，为压力感受器，可感受血压的变化
10. 主动脉窦	每个主动脉瓣与主动脉壁之间的袋状间隙称为主动脉窦，包括左窦、右窦和后窦
11. 心包横窦	位于升主动脉、肺动脉干与上腔静脉、左心房之间的间隙，由浆膜性心包的脏、壁层转折移行而形成
12. 心包腔	浆膜性心包的脏层和壁层在出入心脏的大血管根部相互转折、移行，在心的周围形成一个潜在的腔隙，称为心包腔。心包腔内有少量浆液，起润滑作用，可减少心脏搏动时的摩擦
13. 体循环	血液由左心室排出，经主动脉及其各级分支到达全身各部位的毛细血管。在毛细血管内，血液与周围的组织、细胞进行物质和气体交换，完成氧气和物质交换后，动脉血变成了含有较多二氧化碳和代谢产物的静脉血，血液再经各级静脉返回右心房。这一循环过程称体循环或大循环
14. 肺循环	血液由右心室排出，经肺动脉干及其各级分支到达肺泡壁的毛细血管网，血液中的二氧化碳透过毛细血管壁进入肺泡，而肺泡内的氧气同时通过肺泡壁进入血液。完成气体交换后，静脉血变成了富含氧气的动脉血，再经过肺静脉的各级属支，最后汇合成四条肺静脉，注入左心房。这一循环途径称肺循环或小循环
15. 动脉	是运血离心的管道。动脉反复分支，愈分愈细，最后与组织间隙的毛细血管网相连。大、中动脉管壁含有大量的弹力纤维，具有较好的弹性；小动脉则含有较多的平滑肌，平滑肌的舒缩可明显改变器官的血流量
16. 静脉	是导血回心的管道。起自组织间隙内的毛细血管网。由小静脉合成中等静脉，再依次汇合成较大的静脉。静脉管壁薄、管腔大、管壁内平滑肌较少，受重力影响较大的静脉有丰富的静脉瓣，具有良好的防止血液返流的作用。静脉最终汇入心房
17. 侧支循环	动脉主干阻塞时，侧支吻合中原本较细的侧副管逐渐增粗，血流可经此到达阻塞远端的血管主干，代偿阻塞区血管的血液循环，这种通过侧支建立起来的循环称为侧支循环
18. 动脉圆锥	为右心室腔在室上嵴与肺动脉口之间的部分，该部腔壁光滑，又称为漏斗部
19. 颈动脉小球	为扁圆形小体，借结缔组织连于颈动脉杈的后方，为化学感受器，可感受血液中二氧化碳分压、氧分压和氢离子浓度变化
20. 掌浅弓	由尺动脉末端和桡动脉掌浅支吻合而成，位于掌腱膜深面，弓的凸缘约平掌骨中部

续 表

21. 掌深弓	由桡动脉末端和尺动脉掌深支吻合而成，位于屈指肌腱深面，弓凸缘约平腕掌关节高度
22. 终动脉	体内少数器官内的动脉与相邻的动脉之间无吻合，这种动脉称为终动脉，终动脉堵塞可导致其供血区的组织缺血甚至坏死。如果某一动脉与邻近动脉虽有吻合，但在该动脉堵塞后，邻近动脉不足以代偿其血液供应，这种动脉称为功能性终动脉
23. 静脉瓣	是静脉管壁内膜形成的，薄而柔软，呈半月形，可防止血液逆流或改变血流方向的主要装置。其凸缘附着于静脉管壁，凹缘游离
24. 板障静脉	位于板障内，壁薄无瓣膜，借导血管连接头皮静脉和硬脑膜窦。头皮感染可经此静脉引起颅内感染

三、基本内容复习

1. 心腔

名称	分部	分部标志	流入口	流出口	主要结构
右心房	固有心房	界沟	上腔静脉口	右房室口	梳状肌、卵圆窝
	腔静脉窦	界嵴	下腔静脉口		
			冠状窦口		
左心房	左心耳		两对肺静脉口	左房室口	梳状肌
	左心房窦				
右心室	流入道	室上嵴	右房室口	肺动脉口	三尖瓣复合体、肺动脉瓣、隔缘肉柱
	流出道				
左心室	流入道	二尖瓣	左房室口	主动脉口	二尖瓣复合体、主动脉瓣肉柱
		流出道	前尖		

2. 心脏的结构

分层	结构	功能
心外膜层	结缔组织浆膜层，由上皮覆盖，含有毛细血管、毛细淋巴管和神经纤维	润滑心包
心肌层	心肌组织，被结缔组织所分隔，含有毛细血管、毛细淋巴管和神经纤维	收缩射血
心内膜层	上皮膜和结缔组织，含有弹力纤维和胶原纤维、血管和特异心肌纤维	对心腔和瓣膜的保护

附：心体表投影掌握要点

心在胸前壁的体表投影应确定四点，即左上点、右上点、左下点和右下点，然后用弧形连接这四点。左上点在左侧第2肋软骨下缘，距胸骨左缘约1.2cm；右上点在右侧第3肋软骨上缘，距胸骨右缘约1cm；左下点在左侧第5肋间隙，距正中线7~9cm；右下点在右侧第7胸肋关节处。

歌诀曰：

从左向右，二三五七。

四点连线，形似拳头。

3. 心脏各瓣膜的体表投影和听诊部位

名　称	投 影 部 位	听 诊 部 位
肺动脉瓣	左侧第3胸肋关节处	胸骨左缘第2肋间隙
主动脉瓣	胸骨右缘平第3肋间隙	胸骨右缘第2肋间隙
二尖瓣	左侧第4胸肋关节处	心尖处
三尖瓣	胸骨中线第4肋间隙	胸骨下端偏右处

4. 心概述

复 习 要 点		说　明
位置		胸腔中纵隔内
毗邻		前：胸骨、肋软骨
		上：连于心大血管
		两侧：纵隔胸膜、肺
		后：胸主动脉、食管、迷走神经、胸导管
外形		一尖：心尖，位于左第5肋间隙锁骨中线内1~2cm
		一底：心底，由左、右心房构成
		两面：胸肋面、膈面
		三缘：左缘、右缘、下缘
心腔	右心房	三入口：上腔静脉口、下腔静脉口、冠状窦口
		一出口：右房室口
		一窝：房间隔右面有卵圆窝
	右心室	流入道（固有心腔）：右房室口、右房室瓣（三尖瓣）
		流出道（动脉圆锥）：肺动脉口、肺动脉瓣（三瓣）
	左心房	四入口：肺静脉口（左、右各两条）
		一出口：左房室口
	左心室	流入道（左心室窦部）：左房室口有左房室瓣（二尖瓣）
		流出道（主动脉前庭）：主动脉口有主动脉瓣（三尖瓣）
心壁		由心内膜、心肌层、心外膜构成
心腔间隔		房间隔、室间隔（上为膜部，下为肌部）

续　表

复习要点		说　　明
支架结构		纤维环（附有四个瓣膜口） 纤维三角（左右各一）
心传导系统		窦房结、结间束、房室结、房室束、浦肯野纤维
动脉	左冠状动脉	供应左心房、室，右心室前壁一部分及室间隔前 2/3
	右冠状动脉	供应右心房、室，左心室后壁一部分及室间隔后 1/3
静脉		心大静脉、心中静脉、心小静脉→冠状窦→右心房
心包	纤维性心包	
	浆膜性心包	壁层 脏层　　围成心包腔

5. 心的传导系统及其传导途径

窦房结→（→心房肌；→优势传导通路）→房室结→房室束→左、右束支→浦肯野纤维网→心室肌

（窦房结至房室结：心房；房室结至心室肌：心室）

6. 窦房结与房室结

名　称	位　　置	作　　用
窦房结	上腔静脉与右心房交界处的心外膜深面，与界沟的上 1/3 部对应	心的正常起搏点
房室结	房间隔下部右侧心内膜深面，冠状窦口前上方	在正常人，是将心房兴奋传向心室的惟一通路

7. 保证心内血液定向流动的结构

结　　构	作　　用
①心肌纤维环将心房肌与心室肌分开 ②心房肌与心室肌互不相延续	使心房肌、心室肌能各自独立活动
③心传导系统	保证心房肌先兴奋、先收缩，心室肌后兴奋、后收缩，防止发生房、室收缩重叠
④瓣膜及腱索、乳头肌的定向作用	保证血液从心房流向心室，从心室流向动脉，而不发生倒流
⑤房间隔、室间隔的完整	防止血液在左、右心房或左、右心室之间流动

8. 冠状动脉

名 称	起 始	行 程	主要分支	分布范围
左冠状动脉	升主动脉	左心耳与肺动脉干之间→冠状沟	前室间支、旋支	左心室前壁、右心室前壁小部分、室间隔前 2/3、左心房、心左缘及邻近心壁
右冠状动脉	升主动脉	右心耳与肺动脉干之间→冠状沟	后室间支、右旋支	右心房、右心室、部分左心室后壁、室隔后 1/3（包括窦房结和房室结）

9. 主动脉及颈动脉的特殊感受器

名 称	位 置	传入神经	作 用
主动脉弓压力感受器	主动脉弓膨大部分	主动脉神经（Ⅹ）	感受血压的变化，参与血压的压力感受性反射
颈动脉窦压力感受器	颈总动脉末端和颈内动脉起始处膨大部分	窦神经（Ⅸ）	
主动脉球化学感受器	主动脉弓下方	主动脉神经（Ⅹ）	感受动脉血中氢离子浓度及 CO_2、O_2 分压变化，参与调节呼吸运动等
颈动脉球化学感受器	颈动脉杈的后方	窦神经（Ⅸ）	

10. 体循环动脉

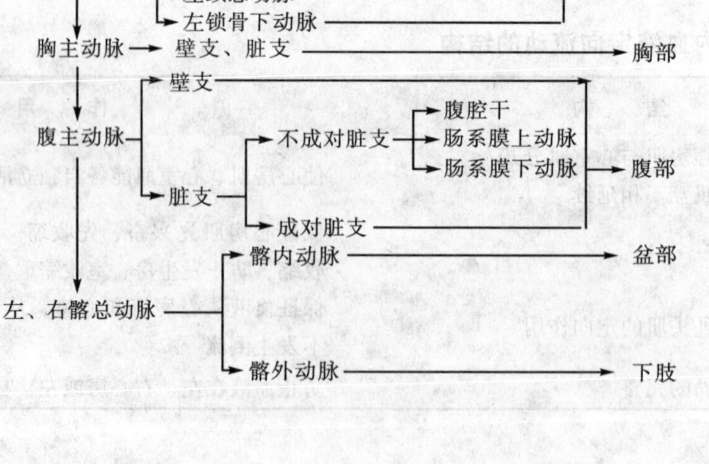

11. 体循环动脉的主要分支

心
- 升主动脉——左、右冠状动脉
- 主动脉弓
  - 头臂干
    - 右颈总动脉
      - 颈外动脉
        - 甲状腺上动脉
        - 面动脉
        - 颞浅动脉
        - 上颌动脉
      - 颈内动脉
    - 右锁骨下动脉—腋动脉—肱动脉
      - 桡动脉、尺动脉—掌浅弓、掌深弓
    - 右锁骨下动脉
      - 椎动脉
      - 甲状颈干——甲状腺下动脉
      - 胸廓内动脉——腹壁上动脉
  - 左颈总动脉、左锁骨下动脉
- 胸主动脉
  - 肋间后动脉、肋下动脉
  - 支气管支
  - 食管支
- 腹主动脉
  - 腹腔干
    - 胃左动脉
    - 肝总动脉
      - 肝固有动脉
        - 胃右动脉
        - 左支
        - 右支—胆囊动脉
      - 胃十二指肠动脉—胃网膜右动脉
    - 脾动脉
      - 胃短动脉
      - 胃网膜左动脉
  - 肠系膜上动脉
    - 空肠动脉、回肠动脉
    - 回结肠动脉——阑尾动脉
    - 右结肠动脉
    - 中结肠动脉
  - 肠系膜下动脉
    - 左结肠动脉
    - 乙状结肠动脉
    - 直肠上动脉
  - 肾上腺中动脉
  - 肾动脉
  - 睾丸动脉或卵巢动脉
  - 腰动脉
- 左、右髂总动脉
  - 髂内动脉
    - 膀胱下动脉
    - 直肠下动脉
    - 子宫动脉
    - 阴部内动脉
    - 闭孔动脉
    - 臀上动脉
    - 臀下动脉
  - 髂外动脉—股动脉—腘动脉
    - 胫前动脉——足背动脉
    - 胫后动脉
      - 足底内侧动脉
      - 足底外侧动脉
  - 髂外动脉
    - 腹壁下动脉

12. 肺循环与体循环的比较

	肺循环（小循环）	体循环（大循环）
组成及血流途径	血液→右心室→肺动脉干→左、右肺动脉及其分支→肺毛细血管进行气体交换→动脉血经肺静脉→左心房	血液→左心室→主动脉→各级动脉分支→全身毛细血管→静脉血经各级静脉→上、下腔静脉和冠状窦→右心房
行程	短	长
血压	低	高
血流阻力	小	大
心排出量	与体循环的相等	与肺循环的相等
主要生理作用	完成血液在肺部与肺泡气之间的气体交换，使静脉血变为含氧丰富的动脉血	将氧气和营养输送给全身各组织细胞，将细胞产生的代谢产物二氧化碳运到肺，将固体性产物运到肾等排出体外

13. 全身主要动脉的体表投影、摸脉点或止血点

动 脉 名 称	体 表 标 志	摸脉点和止血点
面动脉	咬肌下端前缘至眼内眦的连线	在咬肌前缘、下颌骨下缘处，将两侧面动脉压向下颌骨，使眼以下的面部止血
颞浅动脉	根部在外耳道前方	在外耳道前方、颧弓后端上方可摸到搏动，压迫时使颞部和头顶部止血
颈总动脉和颈外动脉	自锁骨内端至下颌角和乳突尖连线中点的连线,为两动脉的表线,其中,甲状软骨上缘下方为颈总动脉的投影,上方为颈外动脉的投影	于甲状软骨下缘侧方可摸到颈总动脉搏动，将动脉向后内压迫于第6颈椎横突上，可进行头颈部止血
锁骨下动脉	自胸锁关节至本侧锁骨中点引一弓形线，弓背最高点距锁骨上约1cm	于锁骨上窝中点向下压，将动脉压在第1肋骨上
腋动脉和肱动脉	上肢外展90°，由锁骨中点到肘窝中点的连线为两动脉的投影	在臂中部肱二头肌内侧沟,将肱动脉压在肱骨上或在臂中部缚以束带,可止前臂、手出血
桡动脉	自肘窝中点至桡骨茎突的连线	在腕上方桡侧腕屈肌腱外侧可摸到脉搏，为主要摸脉点
尺动脉	自肘窝中点至豌豆骨桡侧缘的连线	在尺侧腕屈肌和指浅屈肌腱间可摸到搏动
指掌侧固有动脉	手指近掌面侧缘	在手指根部两侧压迫，可止指尖出血
股动脉	股外展外旋，自髂前上棘和耻骨结节连线中点至股内侧中、下1/3交界处的连线	在腹股沟韧带稍下方可摸到股动脉搏动,把两手指重叠在该部位加压,将股动脉压在耻骨上
腘动脉	股部外展外旋，自股内侧中、下1/3交界处至腘窝中点的连线	将圆枕垫放在腘窝中，屈膝关节压迫动脉，可阻止小腿以下的出血
足背动脉	自足背的内外踝连线的中点至第1、2跖趾关节间的连线	在足背内、外踝连中点，踇长伸肌腱外侧可摸到脉搏，压迫可止足远端出血

附 1：颈外动脉主要分支

颈外动脉的主要分支有甲状腺上动脉、面动脉、颞浅动脉和上颌动脉。脑膜中动脉是上颌动脉发出的分支，在临床上有重要意义。

附 2：手掌动脉弓构成

掌浅弓由尺动脉终支与桡动脉掌浅支吻合而成，掌深弓由尺动脉掌深支与桡动脉终支吻合而成。

14．主要器官的动脉供应

器　官	动脉供应	来　源
脑	颈内动脉	颈总动脉
	椎动脉	锁骨下动脉
甲状腺	甲状腺上动脉	颈外动脉
	甲状腺下动脉	甲状颈干
心	冠状动脉	升主动脉
肺	支气管动脉	胸主动脉
食管	上：甲状腺下动脉	甲状颈干
	中：食管动脉	胸主动脉
	下：胃左动脉	腹腔干
胃	胃左动脉	腹腔干
	胃右动脉	肝固有动脉
	胃网膜左动脉	脾动脉
	胃网膜右动脉	胃十二指肠动脉
	胃短动脉、胃后动脉	脾动脉
十二指肠	胰十二指肠上动脉	胃十二指肠动脉
	胰十二指肠下动脉	肠系膜上动脉
空肠、回肠	小肠动脉	肠系膜上动脉
盲肠及回盲部	回结肠动脉	肠系膜上动脉
阑尾	阑尾动脉	回结肠动脉
升结肠	右结肠动脉	肠系膜上动脉
横结肠	中结肠动脉	肠系膜上动脉
降结肠	左结肠动脉	肠系膜下动脉
乙状结肠	乙状结肠动脉	肠系膜下动脉
直肠	直肠上动脉	肠系膜下动脉
	直肠下动脉	髂内动脉
肝	肝固有动脉	肝总动脉
胆囊	胆囊动脉	肝固有动脉右支
胰	胰十二指肠上动脉	胃十二指肠动脉
	胰十二指肠下动脉	肠系膜下动脉
	脾动脉胰支	脾动脉
肾	肾动脉	腹主动脉

续 表

器　官	动脉供应	来　源
脾	脾动脉	腹腔干
膀胱	膀胱上动脉	髂内动脉
	膀胱下动脉	髂内动脉
子宫	子宫动脉	髂内动脉

15. 全身静脉回流概况

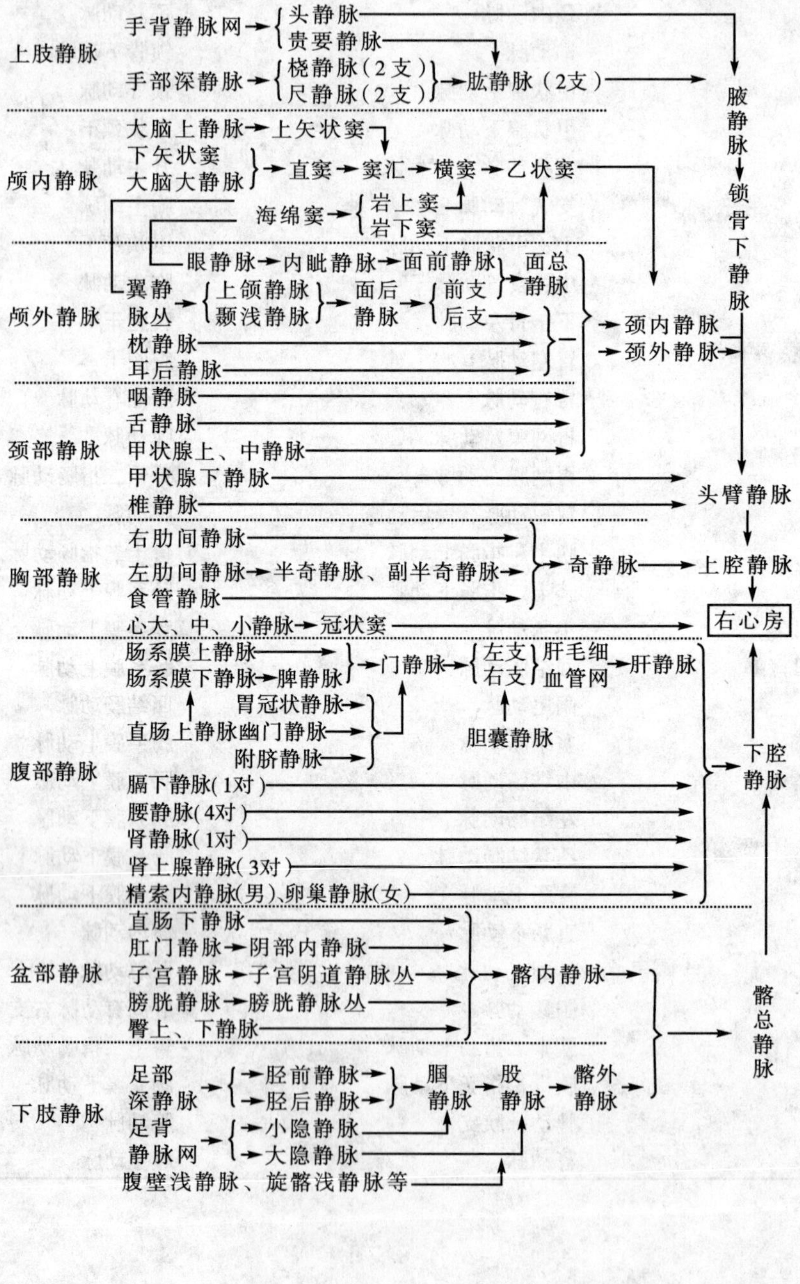

附："危险三角"概念歌诀

两侧口角到鼻根，危险三角有大名。

该区炎症若挤压，颅内感染易发生。

16. 肝门静脉侧支循环

	肝门静脉 ↓↑ 脾静脉 ↓↑ 肠系膜下静脉 ↓↑ 直肠上静脉 ↓↑ 直肠静脉丛 ↓ 直肠下、肛静脉 ↓ 髂内静脉 ↓ 髂总静脉 ↓ 下腔静脉	肝门静脉 ↓↑ 胃左静脉 ↓↑ 食管静脉丛 ↓↑ 食管静脉 ↓ 奇静脉 ↓ 上腔静脉	肝门静脉 ↓↑ 附脐静脉 ↓↑ 脐周静脉网 ↓ 胸腹壁静脉 腹壁上静脉 ↓ 腋静脉 锁骨下静脉 ↓ 上腔静脉	腹壁浅静脉 腹壁下静脉 ↓ 股静脉 髂外静脉 ↓ 下腔静脉
临床体征	直肠静脉丛曲张	食管静脉丛曲张	脐周静脉网怒张	

四、试题精选

(一) 填空题

1. 心血管系统由①________、②________、③________和④________组成。

2. 心尖朝向①________方，在左侧第②________肋间隙，左锁骨中线③________侧 1 ~2 cm 处可摸到其搏动。

3. 房间隔的右侧面下部有一浅窝，称①________，室间隔下大部分称为②________，室间隔上小部分称为③________。

4. 右心房的上壁有①________口，下壁有②________口；右心房的出口称为③________，它与④________之间有冠状窦口。

5. 右心室的入口称为①________，出口称为②________；左心室的入口称为③________，出口称④________。

6. 房室口的周缘附有①________，借②________与乳头肌相连。

7. 心脏的传导系统包括①________、②________、③________及其分支等部分，均由④________构成。

8．心腔的壁可分为三层，由内向外依次为①________、②________和③________；营养心的动脉为④________和⑤________。

9．主动脉根据其行程可分为①________、②________和③________。

10．升主动脉的分支是①________，降主动脉以②________为界分为③________和④________，主动脉弓凸侧的分支自右向左有⑤________、⑥________和⑦________。

11．上肢动脉的主干依次有①________、②________、③________和④________。

12．掌浅弓由①________与②________构成，掌深弓由③________和④________构成。

13．腹主动脉中不成对的脏支有①________、②________和③________。

14．腹腔干由①________发出，其分支有②________、③________和④________。

15．肠系膜上动脉的主要分支有①________、②________、③________和④________，肠系膜下动脉的主要分支有⑤________、⑥________和⑦________。

16．睾丸动脉起自①________，卵巢动脉起自②________，子宫动脉起自③________。

17．下肢动脉的主干依次为①________、②________、③________和④________。

18．上腔静脉由①________和②________汇合而成，注入③________，在注入之前有④________注入。

19．上肢浅静脉中较为恒定的主干有①________、②________和③________。

20．静脉角是①________和②________汇合处的夹角。

21．下腔静脉由①________和②________汇合而成，注入③________。

22．大隐静脉起自①________，经②________前方上行，注入③________。

23．肝门静脉在胰头后方由①________和②________合成。肝门静脉的主要属支有③________、④________、⑤________、⑥________和⑦________。

（二）选择题

【A 型题】

1．右心房有
A 肺静脉口
B 肺动脉口
C 上腔静脉口
D 右房室瓣
E 动脉圆锥

2．右心室有
A 动脉圆锥
B 梳状肌
C 四个乳头肌
D 主动脉前庭
E 二尖瓣

3．左心房有
A 主动脉口
B 卵圆窝
C 两个肺静脉口
D 冠状窦口
E 四个肺静脉口

4．左心室
A 有梳状肌
B 有卵圆窝
C 出口为肺动脉口
D 入口周缘附有左房室瓣
E 通常有三个乳头肌

5．左心室的入口是
A 冠状窦
B 主动脉口
C 左房室口
D 上腔静脉口
E 左肺静脉口

6. 卵圆窝位于
A 室间隔膜部右心室面上
B 室间隔膜部左心室面上
C 房间隔的左心房面上
D 房间隔的右心房面上
E 右心房后壁上

7. 卵圆窝
A 在室间隔右侧
B 于胚胎时期就存在
C 在室间隔左侧
D 在房间隔左心房面上
E 是卵圆孔闭锁的遗迹

8. 构成心左缘的是
A 左心室
B 左心房
C 左心耳和左心室
D 肺静脉和左心室
E 肺静脉和左心耳

9. 心前壁主要由哪部分心腔构成
A 左心室
B 右心室
C 左心房
D 右心房
E 腔静脉窦

10. 心尖
A 朝前下方
B 平对第5肋间
C 由左心室构成
D 位于心脏裸区
E 偏左侧有心尖切迹

11. 属右心室内结构的是
A 隔缘内柱
B 界嵴
C 二尖瓣
D Todaro 腱
E 主动脉隆凸

12. 可在左心房内见到的结构是
A 界嵴
B 卵圆窝
C 二尖瓣口
D 冠状窦口
E 上、下腔静脉口

13. 心脏瓣膜复合体不包括的结构是
A 腱索
B 肉柱
C 瓣尖
D 乳头肌
E 二尖瓣、三尖瓣瓣环

14. 心脏收缩射血期
A 主动脉瓣和肺动脉瓣开放
B 主动脉瓣和肺动脉瓣关闭
C 主动脉瓣开放，肺动脉瓣关闭
D 主动脉瓣关闭，肺动脉瓣开放
E 二尖瓣开放，主动脉瓣关闭

15. 心位于胸腔的
A 上纵隔内
B 前纵隔内
C 中纵隔内
D 后纵隔内
E 下纵隔前部

16. 构成心底的是
A 左心房和左心室
B 右心房和右心室
C 左心房和右心房
D 左心室和右心室
E 左、右心房和左、右心室的一部分

17. 房室交点是
A 前后室间沟的交点处
B 房室沟与冠状窦的交点处
C 冠状沟与后室间沟的交点处
D 冠状沟与前室间沟的交点处
E 冠状窦与冠状沟的相交处

18. 有梳状肌的区域是
A 左心耳、右心耳
B 左心房、左心室
C 固有心房、腔静脉窦

D 右心房、右心室
E 左、右心房和左、右心室

19. 心的正常起搏点是
A 窦房结
B 房室结
C 结间束
D 房室束
E 希氏束

20. 心的正常传导途径为
A 房室结 - 房室束 - 结间束 - 窦房结 - 左右束支 - 普肯耶网
B 窦房结 - 结间束 - 房室结 - 房室束 - 左右束支 - 普肯耶网
C 心房肌 - 窦房结 - 房室结 - 结间束 - 左右束支 - 普肯耶网
D 房室结 - 窦房结 - 结间束 - 房室束 - 左右束支 - 普肯耶网
E 普肯耶网 - 左右束支 - 房室束 - 房室结 - 结间束 - 窦房结

21. 冠状动脉
A 是营养心的血管
B 发自肺动脉干起始部
C 走在前、后室间沟内
D 只有一条
E 仅分布于左、右心室壁

22. 左冠状动脉
A 起自主动脉弓
B 分前室间支和旋支
C 旋支主要分布于右心室壁
D 分前室间支和后室间支
E 分支分布于室间隔的后 1/3

23. 右冠状动脉
A 起自主动脉弓
B 起自升主动脉
C 分出前、后室间支
D 发出前室间支和旋支
E 分支分布于室间隔前 2/3

24. 动脉韧带
A 连于肺动脉与升主动脉之间
B 由肌纤维束构成
C 位于肺动脉与主动脉之间
D 来源于动脉圆锥
E 是胎儿时期动脉导管闭锁的遗迹

25. 冠状窦开口于
A 左心房
B 右心房
C 右心室
D 肺静脉根部
E 上腔静脉根部

26. 与心中静脉伴行的冠状动脉支是
A 前室间支
B 左室间支
C 后室间支
D 旋支
E 以上都不对

27. 有关心的静脉的叙述，错误的是
A 心前静脉起自右心室前壁
B 心大静脉与前室间支伴行
C 心中静脉与后室间支伴行
D 心的静脉注入冠状窦
E 心小静脉在冠状沟内与右冠状动脉伴行

28. 主动脉
A 起自右心室
B 是肺循环的动脉主干
C 沿脊柱右侧下行
D 起自左心房
E 分为升主动脉、主动脉弓和降主动脉

29. 属于主动脉弓的分支的是
A 左锁骨下动脉
B 冠状动脉
C 右锁骨下动脉
D 肺动脉干
E 右颈总动脉

30. 不属于颈外动脉的分支的是

A　面动脉
B　脑膜中动脉
C　舌动脉
D　上颌动脉
E　颞浅动脉

31. 腹腔干的分支是
A　胃网膜左动脉
B　胃网膜右动脉
C　胃左动脉
D　胃右动脉
E　胃短动脉

32. 直接分布到胃的动脉是
A　肝总动脉
B　脾动脉
C　胃短动脉
D　胃十二指肠动脉
E　肠系膜上动脉

33. 胃左动脉
A　起自脾动脉
B　来源于肝总动脉
C　沿胃大弯走行
D　分布于胃小弯侧胃壁
E　与胃网膜右动脉吻合

34. 胃短动脉
A　起自腹腔干
B　分布于胃底
C　由肝总动脉发出
D　沿胃小弯走行
E　与胃右动脉吻合

35. 下列属于肠系膜上动脉的分支的是
A　回结肠动脉
B　肝固有动脉
C　阑尾动脉
D　左结肠动脉
E　乙状结肠动脉

36. 分布于横结肠的动脉是
A　中结肠动脉
B　左结肠动脉
C　回结肠动脉
D　右结肠动脉
E　乙状结肠动脉

37. 下列属于肠系膜下动脉的分支的是
A　右结肠动脉
B　左结肠动脉
C　中结肠动脉
D　回结肠动脉
E　胃网膜左动脉

38. 睾丸动脉起自
A　髂内动脉
B　髂外动脉
C　髂总动脉
D　腹主动脉
E　肾动脉

39. 卵巢动脉起自
A　髂内动脉
B　髂外动脉
C　髂总动脉
D　腹主动脉
E　子宫动脉

40. 子宫动脉
A　起自髂外动脉
B　来源于腹主动脉
C　与卵巢动脉伴行
D　仅分布于子宫
E　在子宫颈外侧越过输尿管前上方

41. 连于肺动脉干分杈处稍左侧与主动脉弓下缘处的结构是
A　压力感受器
B　化学感受器
C　胚胎时期卵黄囊闭锁后的遗迹
D　胚胎时期动脉导管闭锁后的遗迹
E　胚胎时期脐尿管闭锁后的遗迹

42. 内含动脉血的静脉是
A　上腔静脉
B　头臂静脉
C　肺静脉

D 下腔静脉
E 冠状窦
43. 肺循环起源于
A 左心房
B 左心室
C 右心房
D 右心室
E 肺泡周围毛细血管网
44. 颈动脉小球位于
A 劲总动脉末端血管壁内
B 颈外动脉起始端血管壁内
C 颈内、外动脉分支处的后方
D 颈内动脉起始端血管壁内
E 颈动脉起始端和颈总动脉末端血管壁内
45. 颈动脉窦是
A 化学感受器
B 颈内、外动脉分杈处的标志
C 颈总动脉起始端的膨大部分
D 颈总动脉末端和颈内动脉起始端的膨大部分
E 颈总动脉末端和颈外动脉起始端的膨大部分
46. 下列直接发自腹主动脉的血管是
A 胃右动脉
B 肝固有动脉
C 肾上腺上动脉
D 肾上腺中动脉
E 肾上腺下动脉
47. 血液不回流至肝门静脉的器官是
A 胃
B 小肠
C 胰
D 胆囊
E 肝
48. 内含静脉血的动脉是
A 主动脉
B 头臂干
C 肺动脉
D 肾动脉
E 腹腔干
49. 肝门静脉收纳
A 腹腔全部脏器的静脉回流
B 腹腔成对脏器的静脉回流
C 肝的静脉回流
D 肾的静脉回流
E 除肝以外的全部不成对的腹腔脏器的静脉回流
50. 上腔静脉
A 由左、右锁骨下静脉合成
B 有颈外静脉注入
C 由左、右颈内静脉汇合而成
D 注入左心房
E 由左、右头臂静脉汇合而成
51. 头静脉
A 起自手背静脉网的桡侧
B 注入头臂静脉
C 为上肢的深静脉
D 沿肘窝正中走行
E 由颈内静脉和锁骨下静脉合成
52. 肘正中静脉
A 起自手背静脉网
B 为上肢的深静脉
C 注入肱静脉
D 位于肘窝部
E 注入腋静脉
53. 奇静脉
A 起自左腰升静脉
B 收纳左肋间后静脉
C 汇入下腔静脉
D 只收纳食管静脉
E 注入上腔静脉
54. 大隐静脉
A 为下肢的深静脉
B 经内踝后方上行
C 注入股静脉

D 注入静脉
E 起自足背静脉弓的外侧部
55. 大隐静脉经过
A 外踝前方
B 外踝后方
C 小腿后面
D 内踝前方
E 内踝后方
56. 小隐静脉
A 经内踝后方
B 经外踝前方
C 沿小腿后面上行
D 在足的外侧缘起自足背静脉弓
E 注入股静脉
57. 颈内静脉
A 只收纳颈部的静脉血
B 伴颈内、外动脉下行
C 在颈静脉孔处接续乙状窦
D 注入上腔静脉
E 与颈外静脉汇合成头臂静脉
58. 颈外静脉
A 位于胸锁乳突肌的浅面
B 是颈部的深静脉
C 沿胸锁乳突肌深面行走
D 注入头壁静脉
E 收纳面浅部的静脉血
59. 肝门静脉
A 有静脉瓣
B 注入下腔静脉
C 注入上腔静脉
D 由肠系膜上静脉和脾静脉合成
E 收集腹腔内所有器官的静脉血
60. 沟通上、下腔静脉的静脉是
A 头静脉
B 膈下静脉
C 奇静脉
D 肋间后静脉
E 副半奇静脉
61. 奇静脉注入
A 颈内静脉
B 椎静脉
C 锁骨下静脉
D 上腔静脉
E 胸廓内静脉
62. 在肝十二指肠韧带内走行的静脉是
A 肝静脉
B 胃左静脉
C 脾静脉
D 肝门静脉
E 肠系膜上静脉

【B 型题】

A 窦房结动脉
B 旋支
C 右冠状动脉
D 前室间支
E 后室间支
1. 营养右束支的是
2. 营养室间隔前 2/3 的是

A 主动脉口
B 肺动脉口
C 冠状窦口
D 右肺静脉口
E 上腔静脉口
3. 动脉圆锥的开口是
4. 右心室的出口是
5. 心脏静脉回流的入口是

A 界沟
B 界嵴
C 室上嵴
D 冠状沟
E 室间沟
6. 右心室流出道、流入道的分界是
7. 右心房腔前后两部在心表面的分界是

8. 右心房腔内前后两部在心腔内面的分界是
9. 心房与心室在心表面的分界标志是

A 腹腔干
B 肾动脉
C 脾动脉
D 肝总动脉
E 肝右动脉
10. 胃左动脉发自
11. 胃十二指肠动脉发自
12. 胆囊动脉发自
13. 胃短动脉发自

A 髂总动脉
B 髂内动脉
C 髂外动脉
D 腹腔干
E 腹主动脉
14. 子宫动脉发自
15. 卵巢动脉发自

A 舌动脉
B 面动脉
C 上颌动脉
D 颞浅动脉
E 耳后动脉
16. 在咬肌前缘可触到动脉搏动的是
17. 在外耳门前方，颧弓根部可压迫止血的是
18. 其末端移行为内眦动脉的血管是

A 颈内动脉
B 颈外动脉
C 颈总动脉
D 锁骨下动脉
E 头臂干
19. 甲状腺上动脉发自
20. 甲状腺下动脉起源于
21. 椎动脉发自
22. 脉络丛前动脉起源于

A 腹腔干
B 髂内动脉
C 髂外动脉
D 肠系膜上动脉
E 肠系膜下动脉
23. 回肠动脉发自
24. 回结肠动脉发自
25. 直肠上动脉发自
26. 直肠下动脉发自

A 胃左动脉
B 胃右动脉
C 胃短动脉
D 胃网膜左动脉
E 胃网膜右动脉
27. 发自胃十二指肠动脉，行走于胃大弯的是
28. 发自肝固有动脉，行走于胃小弯的是
29. 行走于胃脾韧带中的动脉是

A 锁骨下静脉
B 头臂静脉
C 颈内静脉
D 下腔静脉
E 上腔静脉
30. 胸廓内静脉注入
31. 甲状腺上静脉注入
32. 甲状腺下静脉注入
33. 奇静脉注入

A 肱静脉
B 尺静脉
C 桡静脉
D 颈内静脉

E　腋静脉或锁骨下静脉
34. 贵要静脉注入
35. 头静脉注入

A　胫前静脉
B　胫后静脉
C　股深静脉
D　腘静脉
E　股静脉
36. 大隐静脉回流至
37. 小隐静脉回流至

A　髂内静脉
B　下腔静脉
C　髂外静脉
D　肝门静脉
E　脾静脉
38. 收集盆腔脏器和盆壁的静脉回流是
39. 收集腹腔成对脏器的静脉回流是
40. 肝脏的静脉血回流至
41. 胃、小肠、结肠的静脉回流至

A　上腔静脉口处心内膜下
B　上腔静脉口与卵圆窝之间
C　肺动脉口与右房室口之间
D　下腔静脉口与右房室口之间
E　上腔静脉与右心房结合处心内膜下
42. 冠状窦口位于
43. 室上嵴位于

A　右前方
B　上方
C　下方
D　右后上方
E　左前下方
44. 心底朝向
45. 心尖朝向

A　二尖瓣
B　三尖瓣
C　半月瓣
D　肺动脉瓣
E　主动脉瓣
46. 右房室口周缘附着有
47. 左房室口周缘附着有
48. 右心室出口周缘附着有
49. 左心室出口周缘附着有
50. 肺动脉瓣和主动脉瓣又称为

A　左心房
B　肝门静脉
C　冠状窦
D　下腔静脉
E　右心室
51. 心壁的大部分静脉血入心腔前，先汇集于
52. 脾的静脉血经脾静脉汇集于
53. 肺静脉的血汇集于
54. 肝内的血液经肝静脉汇集于

【X 型题】

1. 右心房有
A　上腔静脉口
B　冠状窦口
C　梳状肌
D　卵圆窝
E　动脉圆锥
2. 右心室有
A　三尖瓣
B　肺动脉口
C　动脉圆锥
D　乳头肌
E　主动脉前庭
3. 左心室内可见
A　乳头肌
B　腱索

C 主动脉口
D 二尖瓣
E 冠状窦口

4. 冠状沟
A 位于心脏膈面
B 心小静脉行于该沟内
C 前方被主动脉所中断
D 其后部有冠状窦
E 是心房与心室的表面分界线

5. 室间隔
A 与正中矢状面构成45°夹角
B 膜部内有少量肌纤维
C 膜部上部分隔左、右心房
D 膜部下部分隔左、右心室
E 其前、后缘相当于前、后室间沟

6. 心的位置
A 心前面位于胸骨体和第2~6肋软骨之后
B 心后面平对第5~8胸椎
C 心上方连接进出心的大血管
D 心两侧邻接纵隔胸膜和肺
E 心下方与膈相邻

7. 开口于右心房的有
A 上腔静脉口
B 下腔静脉口
C 主动脉口
D 冠状窦口
E 肺动脉口

8. 心壁
A 由心内膜、心肌层和心外膜组成
B 心房肌、心室肌均起自纤维环
C 心房肌与心室肌不直接相连续
D 心内膜与血管的内皮相连续
E 心外膜为浆膜心包脏层

9. 窦房结
A 由神经细胞构成
B 是心的正常起搏点
C 位于上腔静脉与右心房交界处的心外膜深面
D 约相当于界沟上部的心内膜下
E 血供多来自右冠状动脉

10. 右心房
A 为心腔中最靠右侧的部分
B 有冠状窦口
C 有上腔静脉口
D 其内侧壁为房间隔
E 固有心房的前上部呈三角形突出称右心耳

11. 左心室
A 是最靠心左侧的心腔
B 窦部为心室流入道
C 左房室口有二尖瓣
D 心室流出道为主动脉前庭
E 主动脉窦有冠状动脉的开口

12. 心尖搏动处
A 平对左侧第5肋间隙
B 在左锁骨中线内侧
C 是二尖瓣听诊区
D 是三尖瓣听诊区
E 平对左侧第4肋间隙、锁骨中线外侧

13. 心包
A 包裹心及大血管根部
B 纤维心包与膈的中心腱愈合
C 浆膜心包构成心外膜
D 浆膜心包壁层与纤维心包紧贴
E 心包腔内有少量浆液起润滑作用

14. 在前后位X线胸片上，心右缘阴影为
A 肺动脉干
B 右心房
C 上腔静脉
D 右心室
E 下腔静脉

15. 在前后位X线胸片上，纵隔左缘阴影为
A 主动脉弓

B　肺动脉干
C　左心耳
D　左心室
E　下腔静脉

16. 在右前斜位X线胸片上，心前缘阴影是
A　肺动脉干
B　上腔静脉
C　右心房
D　左心室
E　右心室

17. 左冠状动脉前室间支闭塞时，可能引起梗死的部位有
A　左心室前壁
B　左心室下壁
C　室间隔前2/3
D　左心室侧壁
E　部分右心室前壁

18. 窦房结的动脉
A　多数起自右冠状动脉
B　大部分起自左冠状动脉
C　又称为上腔静脉口支
D　多由窦房结尾端入窦房结
E　走行中尚可供应心房壁及邻近的房间隔

19. 左冠状动脉分布于
A　左半心
B　室间隔前2/3
C　部分右室前壁
D　少数窦房结
E　少数房室结

20. 右冠状动脉分布于
A　右半心
B　室间隔后1/3
C　大多数窦房结
D　部分左室后壁
E　大多数房室结

21. 心纤维性支架
A　致密结缔组织构成的左、右纤维三角
B　房室束穿过左纤维三角
C　四个纤维环及连接的结缔组织
D　心房肌、心室肌和心瓣膜附着于纤维环
E　纤维环将心室肌和心房肌隔开

22. 心的传导系统包括
A　窦房结
B　房室结
C　房室束
D　左、右束支
E　普肯耶纤维

23. 动脉韧带
A　来源于动脉圆锥
B　为一结缔组织索
C　连于肺动脉干与主动脉弓之间
D　连于肺动脉干与升主动脉之间
E　是胎儿动脉导管闭锁的遗迹

24. 体循环与肺循环
A　体循环起自左心室
B　体循环终止于右心房
C　肺循环起自右心室
D　肺循环终止于左心房
E　肺循环的动脉内含静脉血

25. 动脉
A　是运血离心的管道
B　管壁较厚，由三层构成
C　管内流动的全是动脉血
D　中膜含大量平滑肌和弹力纤维
E　肺循环的动脉内含静脉血

26. 主动脉弓发出
A　左颈总动脉
B　右颈总动脉
C　头臂干
D　左锁骨下动脉
E　右锁骨下动脉

27. 颈外动脉发出的分支有

A 面动脉
B 上颌动脉
C 颞浅动脉
D 甲状腺上动脉
E 舌动脉

28. 上肢动脉的主干有
A 腋动脉
B 尺动脉
C 肱动脉
D 桡动脉
E 掌动脉弓

29. 腹腔干直接发出的动脉有
A 胃右动脉
B 胃左动脉
C 脾动脉
D 肝总动脉
E 胃网膜左动脉

30. 肠系膜上动脉的分支有
A 左结肠动脉
B 右结肠动脉
C 中结肠动脉
D 回结肠动脉
E 空肠动脉

31. 肠系膜下动脉的分支有
A 左结肠动脉
B 右结肠动脉
C 中结肠动脉
D 直肠上动脉
E 乙状结肠动脉

32. 保证心脏血液定向流动的结构有
A 纤维环
B 瓣膜
C 房间隔
D 室间隔
E 心的特殊传导系统

33. 股动脉
A 是髂外动脉的延续
B 在收肌管内续接腘动脉
C 发出腹壁浅动脉、旋髂浅动脉及股深动脉
D 其上段与股骨紧邻，股骨向后骨折可伤及股动脉
E 发出分支至膝关节支，参与膝关节网

34. 发出分支与颈内动脉吻合的有
A 椎动脉
B 面动脉
C 上颌动脉
D 舌动脉
E 颞浅动脉

35. 发出分支到肾上腺的动脉有
A 膈下动脉
B 腹主动脉
C 肾动脉
D 腰动脉
E 腹腔干

36. 胃的血管
A 胃左动脉是腹主动脉的分支
B 胃右动脉是肝固有动脉的分支
C 胃短动脉经胃脾韧带到胃底
D 胃后动脉经腹膜后到胃底
E 胃网膜左、右动脉在胃大弯侧吻合

37. 分布到胃的动脉有
A 胃左动脉
B 胃后动脉
C 胃短动脉
D 肝固有动脉分支
E 胃网膜右动脉

38. 胰体的动脉供应有
A 胃十二指肠动脉
B 脾动脉
C 肠系膜上动脉
D 胃网膜右动脉
E 胃网膜左动脉

39. 胃的血液供应来自
A 胃左动脉

B 胃网膜左动脉
C 胃短动脉
D 胃右动脉
E 胃网膜右动脉

40. 食管的动脉供应来源于
A 甲状腺下动脉
B 支气管动脉
C 胃左动脉
D 肩胛上动脉
E 主动脉胸段的直接分支

41. 营养结肠的动脉
A 左结肠动脉与乙状结肠动脉和中结肠动脉吻合
B 中结肠动脉营养横结肠
C 乙状结肠动脉是肠系膜上动脉的分支
D 盲肠和阑尾由回结肠动脉分支营养
E 降结肠由肠系膜下动脉营养

42. 腭扁桃体的动脉供应来自
A 舌动脉
B 面动脉
C 上颌动脉
D 颞浅动脉
E 咽升动脉

43. 属于上腔静脉收集范围的是
A 颅内
B 甲状腺
C 上肢浅层
D 心
E 胸壁深层

44. 下腔静脉
A 位于脊柱左前方
B 收集腹腔、盆腔、下肢的静脉血
C 肝静脉是其属支
D 腰静脉是其属支
E 肾上腺静脉是其属支

45. 椎静脉丛
A 与上腔静脉属支吻合
B 与下腔静脉属支吻合
C 可分为椎内与椎外静脉丛
D 椎内静脉丛位于硬膜外腔内
E 椎内与椎外静脉丛互相连通

46. 奇静脉
A 与椎静脉丛连通
B 注入上腔静脉
C 起自右腰升静脉
D 是沟通上、下腔静脉的主要通道
E 收集右侧肋间后静脉、食管和支气管静脉及半奇静脉的血液

47. 大隐静脉
A 起自足背静脉弓内侧
B 行经内踝前方
C 在小腿内侧与隐神经伴行
D 行经膝关节的内后方
E 在注入股静脉前尚收集五条属支

48. 股静脉
A 位于股动脉内侧
B 收纳下肢深静脉
C 与股动脉一起位于血管腔隙内
D 在腹股沟韧带深面移行为髂外静脉
E 在筛筋膜外接受大隐静脉注入

49. 直接注入下腔静脉的内脏静脉有
A 肝门静脉
B 肝静脉
C 肾静脉
D 左侧睾丸静脉
E 右侧肾上腺静脉

50. 头臂静脉收纳
A 奇静脉
B 颈内静脉
C 颈外静脉
D 胸廓内静脉
E 甲状腺下静脉

51. 头静脉
A 起自手背静脉网桡侧
B 行经前臂前面尺侧

C 与前臂外侧皮神经伴行
D 是上肢最长的浅静脉
E 穿锁胸筋膜注入腋静脉或锁骨下静脉

52. 连于脐周静脉网的静脉有
A 胸腹壁静脉
B 腹壁上静脉
C 附脐静脉
D 腹壁下静脉
E 胆囊静脉

53. 直接与直肠静脉丛相通的静脉有
A 直肠上静脉
B 直肠下静脉
C 腹壁下静脉
D 肠系膜下静脉
E 肛静脉

54. 无静脉瓣的血管有
A 肱静脉
B 硬脑膜窦
C 大隐静脉
D 上腔静脉
E 板障静脉

55. 起源于静脉丛的静脉有
A 上颌静脉
B 头静脉
C 小隐静脉
D 直肠下静脉
E 直肠上静脉

56. 肝门静脉系和腔静脉系吻合存在于
A 附脐静脉和腹壁后静脉之间
B 胃左静脉和食管静脉之间
C 肠系膜下静脉和肛静脉之间
D 肠系膜下静脉和睾丸静脉之间
E 肝门静脉和肝静之间

57. 肝门静脉高压导致直肠静脉丛曲张时，血液经何静脉流至髂内静脉和下腔静脉
A 肠系膜下静脉
B 直肠下静脉
C 肛静脉
D 阴部内静脉
E 左结肠静脉

58. 肝门静脉高压导致食管静脉丛曲张时，肝门静脉血至上腔静脉通过
A 奇静脉
B 肝静脉
C 脾静脉
D 附脐静脉
E 肠系膜下静脉

59. 肝门静脉
A 无静脉瓣
B 为肝脏功能性血管
C 既有属支又有分支
D 内含有营养的血管
E 由肠系膜上静脉和脾静脉组成

60. 肝门静脉 -腔静脉吻合的部位有
A 脐周静脉网
B 食管静脉丛
C 阴部静脉丛
D 直肠静脉丛
E 椎静脉丛

61. 静脉穿刺的常用静脉有
A 颈外静脉
B 大隐静脉
C 锁骨下静脉
D 肘正中静脉
E 腋静脉

62. 上腔静脉
A 无静脉瓣
B 有奇静脉注入
C 由左、右头臂静脉汇合而成
D 下段前方和两侧被覆浆膜心包
E 于第 3 胸肋关节下缘处注入右心房

63. 心的静脉
A 心最小静脉直接开口于心腔
B 冠状窦位于冠状沟后部

C　心大静脉是冠状窦的属支

D　心前静脉直接开口于右心室

E　心小静脉与后室间支伴行

64. 连接上、下腔静脉的血管有

A　奇静脉

B　椎静脉

C　肾静脉

D　副半奇静脉

E　直肠静脉

（三）简答题

1. 简述血液循环的概况。
2. 简述心脏各瓣膜的体表投影和听诊部位。
3. 简述心脏的传导系统及其传导途径。
4. 试述保证心内血液定向流动的装置。
5. 试述心脏各部位的血液供应。
6. 试比较肺循环与体循环的特点。
7. 试述窦房结和房室结的位置、功能及血供来源。
8. 心包积液的穿刺抽液可在何处进针？为什么？
9. 简述人体内具有两套血液供应的器官、动脉名称及来源。
10. 简述左、右冠状动脉的起始、行程、分支和分布。
11. 腹主动脉不成对的脏支有哪些？说明其主要供血区。
12. 试述全身主要动脉的体表标志、摸脉点和止血点。
13. 试述腹腔干的组成及其血液供应的脏器。
14. 试述脑、甲状腺、肺、肾、肝、胃、阑尾、直肠和子宫的供血动脉及来源。
15. 简述面动脉的起始、行程及分布。
16. 简述上肢主要浅静脉的名称和注入部位。
17. 肝门静脉在结构上有何特点？有哪些分支？主要收集哪些器官的血液？
18. 简述大隐静脉的起始、行程和注入部位。
19. 简述沟通上、下腔静脉的主要血管。
20. 简述肝门静脉、腔静脉间的吻合途径。
21. 试述颅内、外静脉交通的部位及途径。
22. 全身有哪些主要的浅静脉？各注入何处？有何临床意义？
23. 阑尾炎时并发肝脓肿，细菌是通过什么途径到达肝脏的？
24. 在手背静脉网注射药物治疗胰腺炎，药物需经过哪些途径到达胰？
25. 从大隐静脉注射药物，药物可经过哪些途径到达阑尾？
26. 口服黄连素则尿变黄色，试问药物是经过哪些途径排出体外的？
27. 血液从左心室至右手掌浅弓需经过哪些途径？
28. 试述颈外动脉的分支、行经及分布。

（四）填图

1. 心的结构

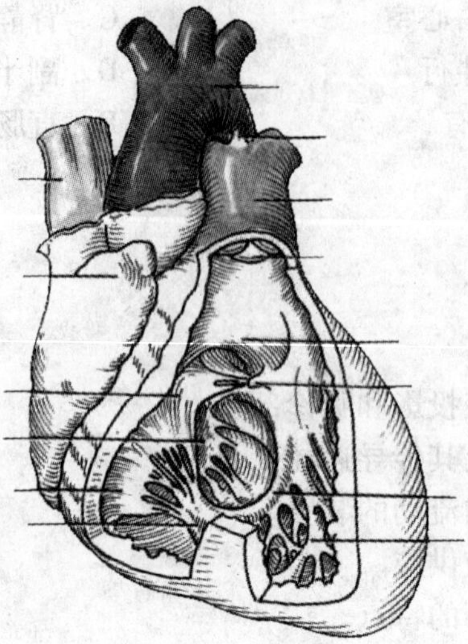

2. 主动脉及其分支

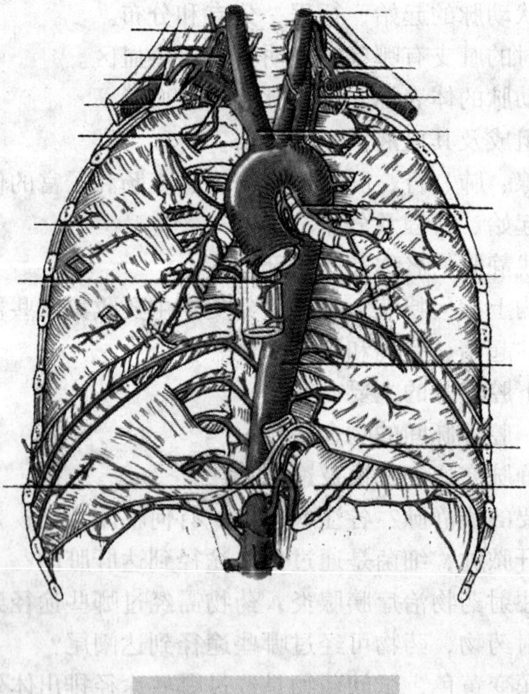

参 考 答 案

(一) 填空题

1. ①心 ②动脉 ③静脉 ④毛细血管
2. ①左前下 ②5 ③内

3. ①卵圆窝 ②肌部 ③膜部

4. ①上腔静脉 ②下腔静脉 ③右房室口 ④下腔静脉口

5. ①右房室口 ②肺动脉口 ③左房室口 ④主动脉口

6. ①房室瓣 ②腱索

7. ①窦房结 ②房室结 ③房室束 ④特殊分化的心肌纤维

8. ①心内膜 ②心肌层 ③心外膜 ④左冠状动脉 ⑤右冠状动脉

9. ①升主动脉 ②主动脉弓 ③降主动脉

10. ①左，右冠状动脉 ②膈的主动脉裂孔 ③胸主动脉 ④腹主动脉 ⑤头臂干 ⑥左颈总动脉 ⑦左锁骨下动脉

11. ①腋动脉 ②肱动脉 ③桡动脉 ④尺动脉

12. ①尺动脉末端 ②桡动脉掌浅支 ③桡动脉末端 ④尺动脉掌深支

13. ①腹腔干 ②肠系膜上动脉 ③肠系膜下动脉

14. ①腹主动脉 ②胃左动脉 ③肝总动脉 ④脾动脉

15. ①空肠动脉和回肠动脉 ②回结肠动脉 ③右结肠动脉 ④中结肠动脉 ⑤左结肠动脉 ⑥乙状结肠动脉 ⑦直肠上动脉

16. ①腹主动脉 ②腹主动脉 ③髂内动脉

17. ①股动脉 ②腘动脉 ③胫后动脉 ④胫前动脉

18. ①左头臂静脉 ②右头臂静脉 ③右心房 ④奇静脉

19. ①头静脉 ②贵要静脉 ③肘正中静脉

20. ①颈内静脉 ②锁骨下静脉

21. ①左髂总静脉 ②右髂总静脉 ③右心房

22. ①足背静脉弓 ②内踝 ③股静脉

23. ①肠系膜上静脉 ②脾静脉 ③肠系膜上静脉 ④脾静脉 ⑤肠系膜下静脉 ⑥胃左静脉 ⑦附脐静脉

（二）选择题

【A 型题】

1. C　2. A　3. E　4. D　5. C　6. D　7. E　8. C　9. B　10. C
11. A　12. C　13. B　14. A　15. C　16. C　17. C　18. A　19. A　20. B
21. A　22. B　23. B　24. E　25. B　26. C　27. D　28. E　29. A　30. B
31. C　32. C　33. D　34. B　35. A　36. A　37. B　38. D　39. D　40. E
41. D　42. C　43. D　44. C　45. D　46. D　47. E　48. C　49. E　50. E
51. A　52. D　53. E　54. C　55. D　56. D　57. C　58. A　59. D　60. C
61. D　62. D

【B 型题】

1. D　2. D　3. B　4. B　5. C　6. C　7. A　8. B　9. D　10. A
11. D　12. E　13. C　14. B　15. E　16. B　17. D　18. B　19. B　20. D

21. D 22. A 23. D 24. D 25. E 26. B 27. E 28. B 29. C 30. B
31. C 32. B 33. E 34. A 35. E 36. E 37. D 38. A 39. B 40. B
41. D 42. D 43. C 44. D 45. E 46. B 47. A 48. D 49. E 50. C
51. C 52. B 53. A 54. D

【X型题】

1. ABCD 2. ABCD 3. ABCD 4. BDE 5. ADE 6. ABCDE
7. ABD 8. ABCDE 9. BCE 10. ABCDE 11. ABCDE 12. ABC
13. ABCDE 14. CD 15. ABCD 16. ACD 17. ABCDE 18. ACDE
19. ABCDE 20. ABCDE 21. ABCDE 22. ABCDE 23. BCE 24. ABCDE
25. ABDE 26. ACD 27. ABCDE 28. ABCD 29. BCD 30. BCDE
31. ADE 32. ABCDE 33. ABCDE 34. ABCE 35. ABC 36. ABCE
37. ABCDE 38. ABC 39. ABCDE 40. ABCE 41. ABCD 42. ABCE
43. ABCE 44. BCDE 45. ABCDE 46. ABCDE 47. ABCDE 48. ABCDE
49. BCE 50. BDE 51. ACDE 52. ABCD 53. ABE 54. BDE
55. ADE 56. ABC 57. ABCE 58. AD 59. ABCDE 60. ABDE
61. ABCD 62. ABCDE 63. ABC 64. ABD

（三）问答题

1~7题答题要点参考本章相关基本内容复习。

8. 答：心包积液的穿刺抽液在左剑肋角（或胸骨左缘第5肋间隙）进针比较安全。因为左胸膜前界在第4胸肋关节高度转向外下，在胸骨外侧2~5cm下行，达第6肋软骨中点移行为下界，左、右两侧胸膜前界分开形成心包三角。心包于心包三角处直接与胸前壁（胸骨左、左半下部和左第4~6肋软骨前部，第4、5肋间隙）相贴。胸廓内动脉距胸骨侧缘外向1~5cm下行，可免受伤。

9. 答：人体内具有两套血液供应的器官为肺和肝。

（1）肺：肺动脉发自右心室，是功能性血管，完成血液与肺泡之间的气体交换；支气管动脉发自胸主动脉，是营养肺及支气管组织的血管。

（2）肝：肝固有动脉发自肝总动脉，是营养肝脏的血管，为肝脏提供氧气和营养；肝门静脉由脾静脉和肠系膜上静脉汇合而成，是功能性血管，将消化道吸收的营养物质运输到肝脏。

10题答题要点参考本章相关基本内容复习。

11. 答：腹主动脉中不成对的脏支及其供血区见下表。

腹主动脉分支	供血范围
腹腔干	肝、胆囊、胰、脾、胃、十二指肠
肠系膜上动脉	空肠、回肠、盲肠、阑尾、升结肠、横结肠
肠系膜下动脉	降结肠、乙状结肠和直肠上部

12～14 题答题要点参考本章相关基本内容复习。

15．答：面动脉的起于颈外动脉。行程：经下颌下腺深面，在咬肌止点前缘绕下颌骨体下缘到面部，再经口角和鼻翼的外侧至内眦，改名为内眦动脉。分布：分布于下颌下腺、面部和腭扁桃体。

16．答：上肢的浅静脉主要有：①头静脉，注入腋静脉；②贵要静脉，注入肱静脉或腋静脉；③肘正中静脉，在肘窝前连接头静脉和贵要静脉。

17．答：肝门静脉的特点：①其两端均为毛细血管；②其本身和属支均无静脉瓣。肝门静脉的主要分支有脾静脉、肠系膜上静脉、肠系膜下静脉、胃左静脉、附脐静脉和胆囊静脉等。肝门静脉主要收集腹腔内除了肝脏以外的不成对器官如胆囊、胰、脾、胃、小肠和大肠等的静脉血。

18．答：大隐静脉起自足背静脉弓的足内侧缘，经内踝前方，沿小腿和大腿内侧上行，注入股静脉。

19．答：沟通上、下腔静脉的血管：①奇静脉；②腹前壁的浅静脉、胸腹壁静脉、腹壁浅静脉、腹壁上静脉、腹壁下静脉；③椎静脉丛。

20 题答题要点参考本章相关基本内容复习。

21．答：颅内、外静脉交通的部位及途径见下表。

部　　位	相互交通途径
眼上、下静脉	面静脉→内眦静脉→眼上静脉→海绵窦
颅底导血管	翼丛→破裂孔、卵圆孔处导血管→海绵窦
板障静脉	头皮静脉→板障静脉→硬脑膜窦
椎静脉丛	椎静脉丛→枕骨大孔

22．答：全身主要的浅静脉及其注入部位、临床意义见下表。

部　位	名　　称	注入的静脉	临 床 意 义
颈部	颈外静脉	锁骨下静脉	它们是采血、输液和注射的常用部位
上肢	头静脉	腋静脉	
	贵要静脉	腋静脉	
	肘正中静脉	头静脉和贵要静脉	
下肢	大隐静脉	股静脉	
	小隐静脉	腘静脉	

23．答：患有阑尾炎时，阑尾的细菌可经阑尾静脉→回结肠静脉→肠系膜上静脉→肝门静脉入肝，从而引起肝脓肿。

24. 答：药物经手背静脉网→头静脉→腋静脉→锁骨下静脉→头臂静脉→上腔静脉→右心房→右心室→肺动脉及分支→肺→肺静脉→左心房→左心室→升主动脉→主动脉弓→腹主动脉→腹腔干→脾动脉→胰支至胰腺。

25. 答：药物经大隐静脉→股静脉→髂外静脉→髂总静脉→下腔静脉→右心房→右心室→肺动脉及其分支→肺→肺静脉→左心房→左心室→升主动脉→主动脉弓→胸主动脉→腹主动脉→肠系膜上动脉→回结肠动脉→阑尾动脉→阑尾。

26. 答：黄连素经口腔→咽→食管→胃→十二指肠→空肠与回肠→空肠静脉与回肠静脉→肠系膜上静脉→肝门静脉→肝→肝静脉→下腔静脉→右心房→右心室→肺动脉及其分支→肺→肺静脉→左心房→左心室→升主动脉→主动脉弓→胸主动脉→腹主动脉→肾动脉→肾→输尿管→膀胱→尿道→体外。

27. 答：血液从左心室→升主动脉→主动脉弓→头臂干→右锁骨下动脉→右腋动脉→右肱动脉→右尺动脉本干或右桡动脉掌浅支→掌浅弓。

28. 答：颈外动脉的分支、行经及分布见下表。

分　支	走行要点	分　布
甲状腺上动脉	颈总动脉与喉之间	喉和甲状腺上部
舌动脉	舌骨大角平面	舌、腭扁桃体、舌下腺等
面动脉	咬肌前缘绕下颌骨下缘	下颌下腺、面部
颞浅动脉	耳郭前方	额、颞、顶部及腮腺等
上颌动脉	经颞下窝→翼腭窝 其重要分支—脑膜中动脉穿棘孔入颅，注意其与翼点的关系	鼻腔、口腔、咀嚼肌、外耳道、中耳及硬脑膜

（韩　卉　丁自海）

第十一章　淋巴系统

一、复习要点

1. 淋巴系统的组成，淋巴导管的组成、走行、注入部位和引流范围。
2. 各淋巴干的形成、收纳范围和注入部位。
3. 淋巴结的形态和结构。
4. 头颈部主要淋巴结群的位置和引流范围。
5. 腋淋巴结群、腹股沟淋巴结群的位置、分群和引流范围。
6. 髂内淋巴结群、髂外淋巴结群、髂总淋巴结群的位置、收集范围。
7. 乳腺、胃、肺、肝、直肠、子宫的淋巴回流及其临床意义。
8. 脾的位置和形态。

二、名词解释

1. 毛细淋巴管	按各级淋巴管道的结构、形态特点，分为毛细淋巴管、淋巴管、淋巴干和淋巴导管。毛细淋巴管以盲端起自组织间隙，仅由一层内皮细胞构成。内皮细胞呈叠瓦状排列，无周细胞，细胞间有较大的间隙，基膜不完整，故淋巴管具有比毛细血管更大的通透性
2. 淋巴管	由毛细淋巴管汇合而成，有浅、深之分。淋巴管的管壁结构类似小静脉，有向心方向排列的瓣膜，可防止淋巴逆流
3. 淋巴干	浅、深淋巴管在向心汇集的行程中，要经过多级淋巴结，最后一级淋巴结的输出管为淋巴干，全身共有9条，即左、右颈干，左、右锁骨下干，左、右支气管纵隔干，左、右腰干和肠干
4. 右淋巴导管	右颈干、右支气管纵隔干和右锁骨下干汇合成的淋巴导管称右淋巴导管，注入右静脉角
5. 胸导管	左、右腰干和肠干汇合成的淋巴导管称胸导管。胸导管在将要注入左静脉角时又接纳左颈干、左锁骨下干和左支气管纵隔干
6. 乳糜池	在第1腰椎前方，左、右腰干和肠干汇合处膨大称乳糜池，为胸导管起始部。由于肠干中含有自胃肠道吸收来的脂类，呈乳白色，故称此结构为乳糜池
7. 局部淋巴结	身体某个器官或某一区域的淋巴引流至一定的淋巴结，该组淋巴结则称为这个区域器官的局部淋巴结
8. 脾门	脾的脏面近中央处有血管、神经、淋巴管出入的部位，称为脾门

三、基本内容复习

1. 淋巴系统与心血管系统的关系

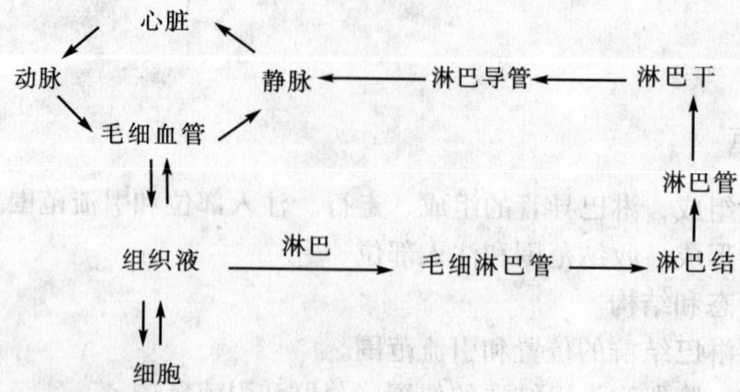

2. 全身淋巴回流简表

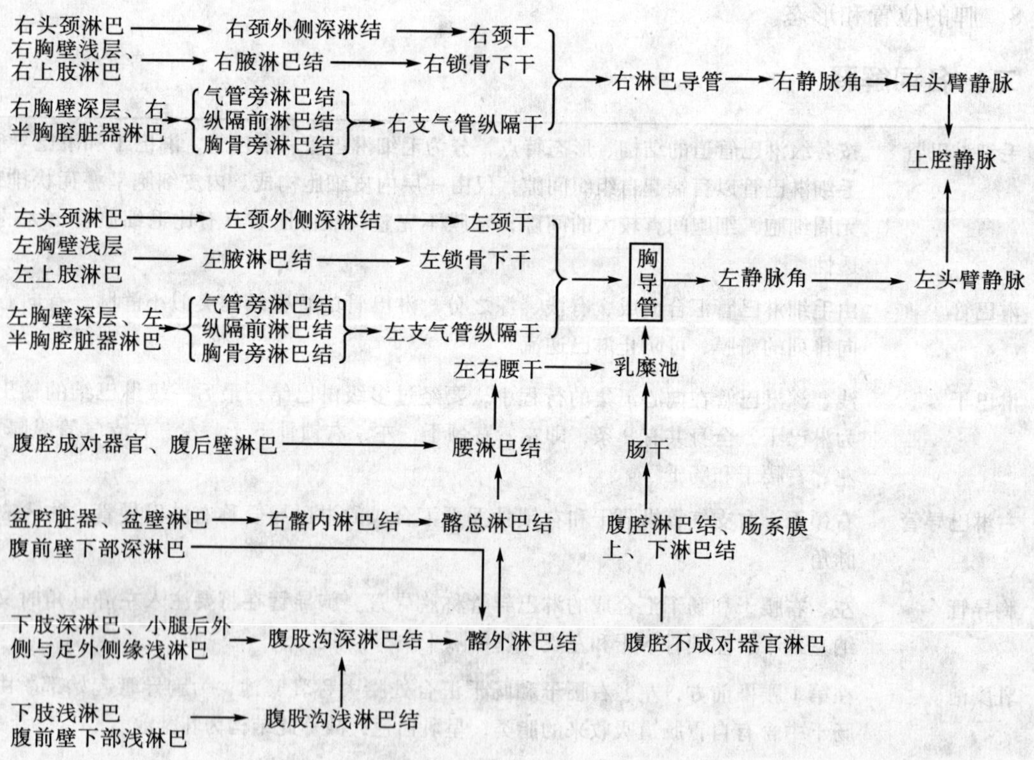

3. 全身淋巴干

名　　称	收集淋巴的部位	汇入的淋巴导管
左颈干	收集左头颈部的淋巴	胸导管
右颈干	收集右头颈部的淋巴	右淋巴导管
左锁骨下干	收集左上肢、乳房的淋巴	胸导管
右锁骨下干	收集右上肢、乳房的淋巴	右淋巴导管
左支气管纵隔干	收集左胸壁、左侧胸腔脏器的淋巴	胸导管
右支气管纵隔干	收集右胸壁、右侧胸腔脏器的淋巴	右淋巴导管
左腰干	收集左下肢、腹腔成对器官及盆部淋巴	胸导管
右腰干	收集右下肢、腹腔成对器官及盆部淋巴	胸导管
肠干	收集腹腔不成对脏器的淋巴	胸导管

4. 全身淋巴回流

右侧上半身淋巴⟶右淋巴导管⟶右静脉角⟶静

右侧上半身淋巴
两侧下半身淋巴 ⟶胸导管⟶左静脉角⟶脉

5. 头颈部淋巴回流

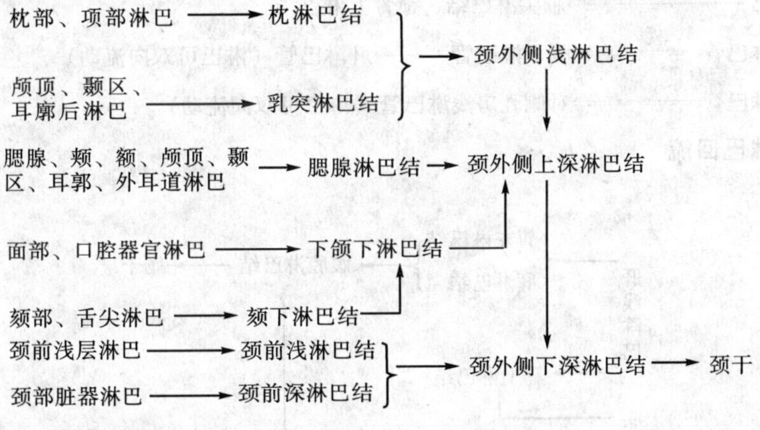

6. 咽和食管的淋巴回流

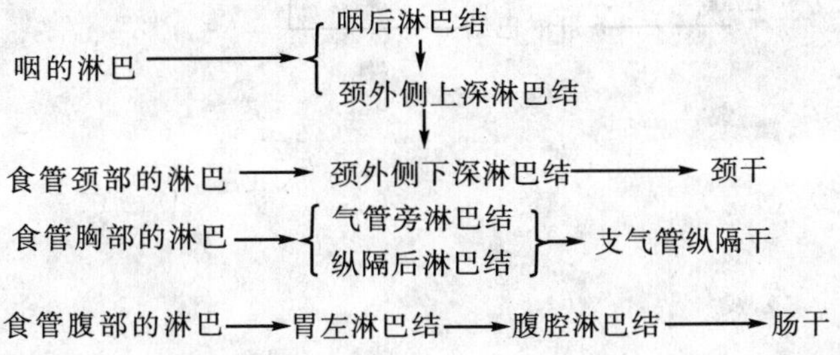

7. 胃的淋巴回流

胃底右侧、贲门部、胃体小弯侧淋巴 → 胃上淋巴结 → 腹腔淋巴结

幽门部小弯侧淋巴、胃小弯幽门侧淋巴 → 幽门上淋巴结、胃右淋巴结 → 腹腔淋巴结

胃底左侧、胃大弯左侧部淋巴 → 胃网膜左淋巴结、胰淋巴结、脾淋巴结 → 腹腔淋巴结

胃大弯右侧部淋巴、幽门部大弯侧淋巴 → 胃网膜右淋巴结、幽门下淋巴结 → 腹腔淋巴结

腹腔淋巴结 → 腹腔干

8. 肺的淋巴回流

肺浅淋巴、肺深淋巴 → 肺淋巴结 → 支气管肺淋巴结 → 气管支气管淋巴结 → 气管旁淋巴结 → 支气管纵隔干

9. 乳腺的淋巴回流

乳房外侧部、中央部淋巴 → 胸肌淋巴结

乳房内侧部淋巴 → 胸骨旁淋巴结

乳房上部淋巴 → 腋尖淋巴结、锁骨上淋巴结

乳房内下部淋巴管 ⇌ 膈下淋巴管 → 肝淋巴管（淋巴可双向流动）

乳房内侧浅淋巴管 ⇌ 对侧乳房浅淋巴管（淋巴可双向流动）

10. 肝的淋巴回流

肝浅淋巴 → 胃左淋巴结、肝淋巴结 → 腹腔淋巴结 → 肠干

肝浅淋巴 → 膈上淋巴结

肝深淋巴 → 膈上淋巴结

肝深淋巴 → 肝淋巴结 → 腹腔淋巴结

11. 结肠和直肠的淋巴回流

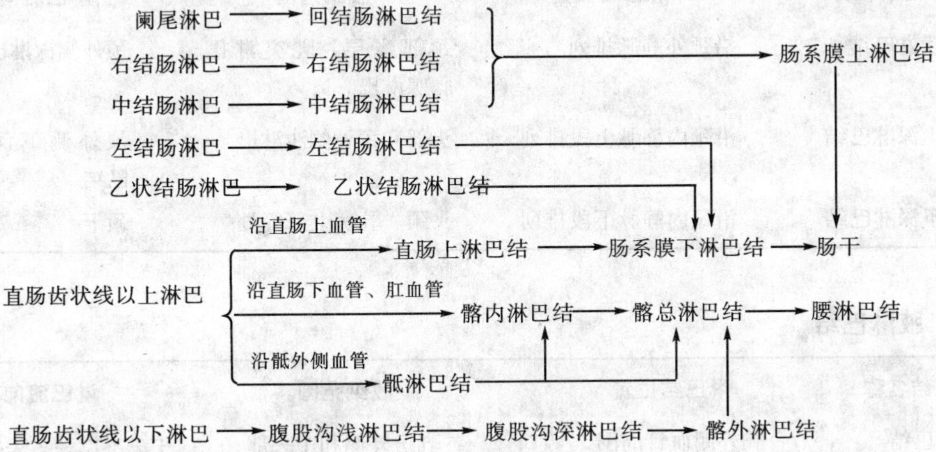

12. 女生殖器官的淋巴回流

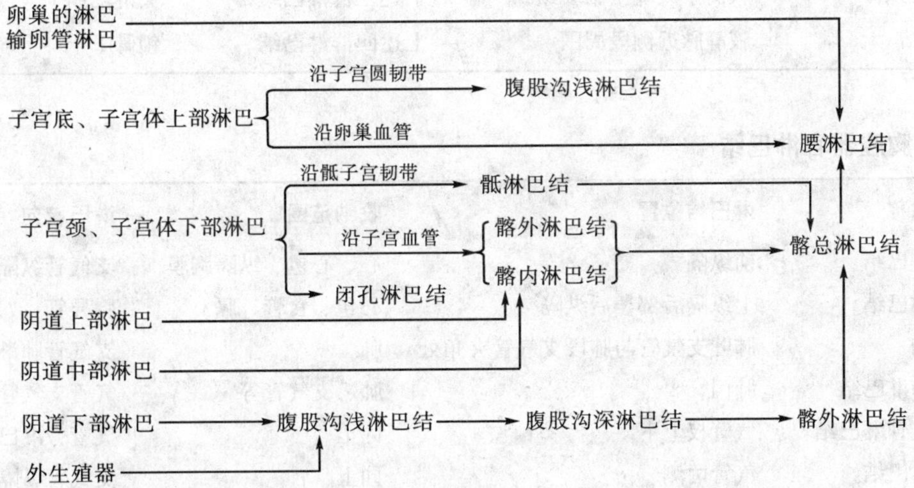

13. 头颈部淋巴结

淋巴结名称	淋巴结位置	收纳范围	淋巴流向
枕淋巴结	枕部皮下	枕、项部	颈外侧浅淋巴结
乳突淋巴结（耳后淋巴结）	胸锁乳突肌止点表面	颅顶、颞区、耳郭后面	同上
腮腺淋巴结	腮腺表面及其实质内	腮腺、额、外耳道等处	同上
下颌下淋巴结	下颌下腺附近	面部、口腔器官	颈外侧深淋巴结
颏下淋巴结	颏下部皮下	颏部、舌尖、下唇中部	颈外侧深淋巴结

14．颈部淋巴结

淋巴结名称	淋巴结位置	收纳范围	淋巴流向
颈外侧浅淋巴结	沿颈外静脉排列	颈部浅层、乳突淋巴、腮腺淋巴	颈外侧深淋巴结
颈外侧上深淋巴结	沿颈内静脉上段排列	头部和颈外侧浅淋巴	颈外侧下深淋巴结
颈外侧下深淋巴结	沿颈内静脉下段排列	头颈、乳房上部等处	颈干

15．腋淋巴结

淋巴结名称	淋巴结位置	收纳范围	淋巴流向
胸肌淋巴结	胸外侧血管周围	乳房外侧和中央部	中央淋巴结、尖淋巴结
外侧淋巴结	腋血管远侧段周围	上肢	同上
肩胛下淋巴结	肩胛下血管周围	项、背部	同上
中央淋巴结	腋窝中央疏松结缔组织	上述三群淋巴结	尖淋巴结
尖淋巴结	腋静脉近侧段周围	上述四群淋巴结	锁骨下干

16．胸腔器官淋巴结

淋巴结名称	淋巴结位置	收纳范围	淋巴流向
纵隔前淋巴结	前纵隔	心、心包、纵隔胸膜	支气管纵隔干
纵隔后淋巴结	上纵隔后部、后纵隔	心包、食管、膈	胸导管
肺淋巴结	肺叶支气管与肺段支气管夹角处	肺	支气管肺淋巴结
支气管肺淋巴结	肺门	肺、支气管等	气管支气管淋巴结
气管支气管淋巴结	气管杈上下	同上	气管旁淋巴结
气管旁淋巴结	气管两侧	同上	支气管纵隔干

17．腹股沟淋巴结

淋巴结名称	淋巴结位置	收纳范围	淋巴流向
腹股沟浅淋巴结	腹股沟韧带下缘，大隐静脉根部	足和小腿前内侧、股、臀部、会阴、外生殖器及脐以下腹前壁浅淋巴	腹股沟深淋巴结
腹股沟深淋巴结	股静脉周围、股管内	腹股沟浅淋巴结、腘淋巴结、会阴深部淋巴	髂外淋巴结

18．腹部淋巴结

淋巴结名称	淋巴结位置	收纳范围	淋巴流向
腰淋巴结	沿腹主动脉、下腔静脉分布	腹后壁和腹腔内成对器官	腰干
腹腔淋巴结	腹腔干周围	胃、肝、胰等	肠干
肠系膜上淋巴结	同名动脉根部	空肠、回肠、升结肠、横结肠	肠干
肠系膜下淋巴结	同名动脉根部	降结肠、乙状结肠、直肠上段	肠干

19．盆部淋巴结

淋巴结名称	位　置	引流范围	淋 巴 流 向
髂外淋巴结	沿髂外血管排列	下肢、腹前壁深层下部、膀胱、前列腺、子宫颈、阴道上部	
髂内淋巴结	沿髂内动脉及其分支排列	大部分的盆壁和盆腔脏器、会阴部、臀部及股后面	髂总淋巴结
骶淋巴结	骶骨前面	盆后壁、直肠后面及子宫	
髂总淋巴结	沿髂总血管排列	下肢、盆壁及盆腔脏器	腰淋巴结

四、试题精选

（一）填空题

1．淋巴系统由①________、②________和③________组成。

2．胸导管由①________、②________和③________汇合而成，胸导管注入④________，收集⑤________和⑥________即身体⑦________区域的淋巴。

3．右淋巴导管注入①________，收集②________即身体③________区域的淋巴。

4．脾位于①________，与第②________肋相对，其长轴与第③________肋一致。脾肿大时，临床触诊的标志是④________。

5．胸腺位于①________，分②________、③________两叶。

6．乳糜池由①________、②________和③________汇合而成。

7．腋淋巴结包括①________、②________③________、④________和⑤________。

8．乳腺癌首先转移至①________、②________③________和④________淋巴结。

9．下肢的浅淋巴注入①________、②________淋巴结。

10．舌尖的淋巴注入①________，舌根的淋巴注入②________。直肠齿状线以下的淋巴注入③________，卵巢的淋巴注入④________。

（二）选择题

【A 型题】

1. 颈干
   A 右侧注入胸导管
   B 左侧注入颈内静脉
   C 由颈外侧下深淋巴结输出管合成
   D 由颈外侧浅淋巴结输出管合成
   E 注入右淋巴导管处通常有瓣膜
2. 右淋巴导管
   A 是全身最大的淋巴导管
   B 收集身体右半侧的淋巴回流
   C 由右锁骨下干和右支气管纵隔干合成
   D 由右锁骨下干、右颈干和右支气管纵隔干合成
   E 由右锁骨下干和右颈干合成
3. 胸导管
   A 行于上腔静脉与奇静脉之间
   B 经食管裂孔入胸腔
   C 起始部由左、右腰干和肠干汇合而成
   D 收集除头颈部以外的全身 3/4 淋巴
   E 直接注入左头臂静脉
4. 乳房上部的淋巴管首先注入
   A 膈淋巴结
   B 腋淋巴结的外侧淋巴结
   C 胸骨淋巴结
   D 腋淋巴结的中央淋巴结
   E 腋淋巴结的尖淋巴结
5. 腋淋巴结有五群，主要组成锁骨下干的是
   A 外侧淋巴结输出管
   B 尖淋巴结输出管
   C 中央淋巴结输出管
   D 肩胛下淋巴结输出管
   E 胸肌淋巴结输出管
6. 腹股沟深淋巴结
   A 其输出管汇入髂外淋巴结
   B 位于股阔筋膜浅面
   C 位于大隐静脉根部周围
   D 为下肢浅层的局部淋巴结
   E 只收纳腹股沟浅淋巴结的输出管
7. 腘淋巴结收纳
   A 足内侧缘的浅层淋巴
   B 足外侧缘的浅层淋巴
   C 足和小腿的深淋巴
   D 足外侧缘及小腿后外侧部的浅淋巴
   E 足外侧缘、小腿后外侧部的浅淋巴以及足、小腿的深淋巴
8. 踇趾浅层感染时，细菌首先到达
   A 腹股沟深淋巴结
   B 腹股沟浅淋巴结
   C 髂外淋巴结
   D 髂内淋巴结
   E 腘淋巴结
9. 肝淋巴结
   A 在肝门处沿肝动脉及胆总管排列
   B 其输出管注入胃网膜左淋巴结
   C 其输出管注入胃左淋巴结
   D 其输出管注入胃右淋巴结
   E 只收纳肝的淋巴管
10. 肠系膜下淋巴结
    A 其输出管组成腰干
    B 位于右结肠动脉根部
    C 收纳横结肠的淋巴
    D 其输出管合成乳糜池
    E 收纳横结肠左半至直肠上段肠管的淋巴
11. 淋巴系统的组成不包括
    A 淋巴管
    B 毛细淋巴管
    C 淋巴结
    D 肾
    E 脾

12. 淋巴干不包括
A 颈干
B 腹腔干
C 腰干
D 肠干
E 锁骨下干
13. 下列关于毛细淋巴管的描述，错误的是
A 位于组织间隙
B 是淋巴管道的起始端
C 管壁由内皮细胞构成
D 内皮细胞外面的基膜不完整
E 肿瘤细胞不易进入其内
14. 关于淋巴结的描述，错误的是
A 圆形或椭圆形
B 多沿血管分布
C 位于身体较隐蔽的部位
D 淋巴结门处有输入淋巴管
E 产生淋巴细胞参与免疫功能

【B型题】
A 耳后淋巴结
B 咽后淋巴结
C 左锁骨上淋巴结
D 颏下淋巴结
E 颈外侧浅淋巴结
1. 鼻咽癌首先侵袭
2. 胃癌可能转移至
3. 舌尖处的淋巴回流至

A 肺淋巴结
B 支气管肺淋巴结
C 气管支气管下淋巴结
D 气管支气管上淋巴结
E 气管旁淋巴结
4. 其输出管注入支气管肺淋巴结的是
5. 沿气管周围排列的是
6. 又称为肺门淋巴结的是

A 髂外淋巴结
B 髂总淋巴结
C 肠系膜上淋巴结
D 贲门淋巴结
E 右结肠淋巴结
7. 其输出管注入腰淋巴结的是
8. 其输出管参与组成肠干的是

A 右静脉角
B 左静脉角
C 右颈内静脉
D 头臂静脉
E 上腔静脉
9. 胸导管常注入
10. 右淋巴导管常注入

A 腹股沟浅淋巴结
B 颈内静脉二腹肌淋巴结
C 颈内静脉肩胛舌骨肌淋巴结
D 胸肌淋巴结
E 髂内淋巴结
11. 宫颈癌癌细胞首先转移至
12. 舌尖癌可转移至
13. 足内侧浅部感染细菌可蔓延至
14. 乳腺癌首先转移至
15. 直肠癌首先转移至

【X型题】
1. 胸腺
A 呈长扁条状
B 其上端可突入颈根部
C 大部分位于上纵隔前份
D 小部分伸入前纵隔
E 有明显的年龄变化
2. 脾
A 位于左季肋部
B 与第8~10肋相对

C 长轴与第10肋一致
D 正常时在肋弓下不能触及
E 上缘有2~3个脾切迹

3. 胸导管
A 起于乳糜池
B 是全身最大的淋巴管
C 注入左静脉角
D 末端有瓣膜装置
E 收集左上半身及下半身的淋巴

4. 合成右淋巴导管的有
A 右锁骨下干
B 右颈干
C 肠干
D 右腰干
E 右支气管纵隔干

5. 淋巴结
A 为圆形或椭圆形小体
B 其凸侧连输入管
C 其凹侧连输出管
D 多沿血管周围分布
E 数目较多，常聚集成群

6. 乳房的淋巴注入
A 纵隔前淋巴结
B 腋尖淋巴结
C 锁骨下淋巴结
D 胸肌淋巴结
E 胸骨旁淋巴结

7. 腋淋巴结收纳的淋巴来自
A 纵隔
B 全部上肢
C 全部乳房
D 项背部
E 胸壁及腹前外侧壁上部

8. 腹股沟浅淋巴结收纳
A 会阴、外生殖器浅淋巴管
B 臀部浅淋巴管
C 腹前外侧壁下部浅淋巴管
D 下肢全部浅淋巴管
E 下肢大部分浅淋巴管

9. 食管的淋巴注入
A 气管旁淋巴结
B 纵隔前淋巴结
C 纵隔后淋巴结
D 胃左淋巴结
E 颈外侧下深淋巴结

10. 子宫颈和子宫体下部的淋巴注入
A 髂内淋巴结
B 腰淋巴结
C 骶淋巴结
D 闭孔淋巴结
E 腹股沟浅淋巴结

11. 关于直肠的淋巴引流
A 齿状线以上大部分淋巴注入直肠上淋巴结
B 齿状线以上小部分淋巴注入髂内淋巴结
C 齿状线以下淋巴注入腹股沟浅淋巴结
D 与邻近脏器淋巴管之间交通
E 齿状线以上的淋巴管之间有广泛交通

12. 腹腔淋巴结
A 位于腹腔干起始部
B 输出管组成肠干
C 收纳腹腔成对脏器的淋巴管
D 收纳腹腔不成对脏器的淋巴管
E 大部分收纳沿腹腔干及其分支分布的淋巴结

13. 乳房的淋巴引流至
A 胸肌淋巴结
B 腋尖淋巴结
C 胸骨旁淋巴结
D 膈上淋巴结
E 脾淋巴结

14. 右淋巴导管
A 短而小

B 位于右颈根部
C 汇入右静脉角
D 收纳人体右上 1/4 的淋巴
E 由右锁骨下干、右颈干和右支气管纵隔干汇合而成

15. 直肠癌癌细胞可转移到
A 直肠上淋巴结
B 腰淋巴结
C 髂内淋巴结
D 腹股沟浅淋巴结
E 骶淋巴结

16. 腰淋巴结收纳
A 肾的淋巴
B 肝的淋巴
C 腹后壁的淋巴
D 子宫体下部的淋巴
E 卵巢的淋巴

（三）简答题

1. 全身有哪些淋巴干？各汇入何淋巴导管？
2. 简述胸导管的合成、注入部位和收纳淋巴的范围。
3. 简述右淋巴导管的合成、注入部位和收纳淋巴的范围。
4. 简述乳腺的淋巴回流及其临床意义。
5. 试述脾的位置、形态和功能。
6. 简述腋淋巴结的收纳范围。
7. 简述腹股沟淋巴结的收纳范围。
8. 简述直肠的淋巴回流及其临床意义。
9. 简述胸腺的形态和位置。
10. 试述胃癌患者左锁骨上淋巴结肿大的机制。

（四）填图

1. 脾

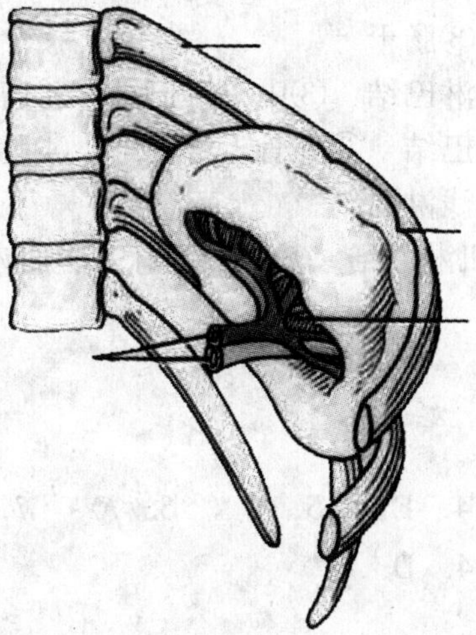

2. 腋淋巴结

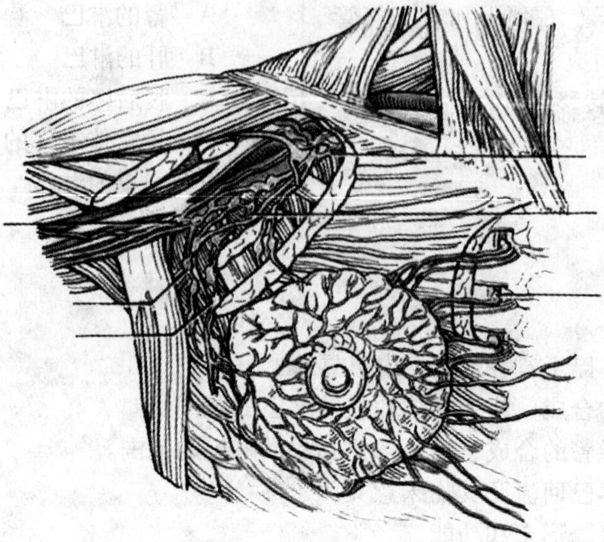

参 考 答 案

（一）填空题

1. ①淋巴管道 ②淋巴器官 ③淋巴组织
2. ①左腰干 ②右腰干 ③肠干 ④左静脉角 ⑤下半身 ⑥左上半身 ⑦3/4
3. ①右静脉角 ②右上半身 ③1/4
4. ①左季肋区 ②9 ~ 11 ③10 ④脾切迹
5. ①上纵隔前部（或胸腺三角） ②左 ③右
6. ①左腰干 ②右腰干 ③肠干
7. ①胸肌淋巴结 ②外侧淋巴结 ③中央淋巴结 ④肩胛下淋巴结 ⑤尖淋巴结
8. ①胸肌淋巴结 ②尖淋巴结 ③锁骨上淋巴结 ④胸骨旁淋巴结
9. ①腘淋巴结 ②腹股沟浅淋巴结
10. ①颈内静脉肩胛舌骨肌淋巴结 ②颈内静脉二腹肌淋巴结 ③腹股沟浅淋巴结 ④腰淋巴结

（二）选择题

【A 型题】

1. C 2. D 3. C 4. E 5. B 6. A 7. D 8. B 9. A 10. E
11. D 12. B 13. E 14. D

【B 型题】

1. B　2. C　3. D　4. A　5. E　6. B　7. B　8. C　9. B　10. A
11. E　12. C　13. A　14. D　15. E

【X 型题】

1. ABCDE　2. ACDE　3. ABCDE　4. ABE　5. ABCDE　6. ABDE
7. DE　8. ABCE　9. ACDE　10. ACD　11. ABC　12. ABDE
13. ABCD　14. ABCDE　15. ACDE　16. ACE

（三）问答题

1. 题答题要点参考本章相关基本内容复习。

2. 答：胸导管起于乳糜池，经膈的主动脉裂孔入胸腔，行于食管的后方，至第 5 胸椎水平由右转向左，出胸廓上口达颈根部，呈弓状注入左静脉角。收纳左侧上半身及整个下半身范围的淋巴回流。

3. 答：右淋巴导管由右颈干、右锁骨下干和右支气管纵隔干汇合而成，注入右静脉角。右淋巴导管引流右上肢、右胸部和右头颈部的淋巴，即全身 1/4 部位的淋巴。

4. 答：乳房外侧部及中央部的淋巴回流到胸肌淋巴结，乳房上部的淋巴引流至腋尖淋巴结和锁骨上淋巴结，乳房内侧的淋巴引流至胸骨旁淋巴结，乳房内侧浅淋巴管与对侧乳房浅淋巴管吻合，乳房深部的淋巴管可穿过胸大肌到达胸肌间淋巴结，乳房内下部的淋巴管穿过腹壁与膈下淋巴管和肝淋巴管交通。患乳腺癌时，癌细胞可转移至上述局部淋巴结。如淋巴回流受阻，也可转移至对侧乳房和肝。

5. 答：脾的位置、形态和功能如下：左季肋区深部，胃底与膈之间，与 9～11 肋相对，长轴与第 10 肋一致，正常脾脏在左肋弓下不能触及。近似扁椭圆形，暗红色、质软而脆，可分为：两面：膈面—与膈相邻；脏面—中央有脾门，为脾血管、神经、淋巴管出入之处。两缘：上缘（有 2～3 个脾切迹）、下缘，两端：前端、后端，其功能是储血、造血、清除衰老红细胞、参与机体免疫反应。

6、7 题答题要点参考本章相关基本内容复习。

8. 答：直肠齿状线以上的淋巴经直肠上血管至直肠上淋巴结，经直肠下血管和肛血管达髂内淋巴结，经骶外侧血管至骶淋巴结；直肠齿状线以下的淋巴引流至腹股沟浅淋巴结。直肠癌患者，癌细胞首先转移至上述局部淋巴结，也可发生远处转移。

9. 答：形似锥形，分为不对称的左、右两叶，呈长条状。大部分位于上纵隔前部的胸腺三角内，小部分向下伸入前纵隔。

10. 答：胃癌患者的癌细胞可先转移至胃的局部淋巴结→腹腔淋巴结→肠干→胸导管→反流至左颈干→左锁骨上淋巴结，导致左锁骨上淋巴结肿大。

（蒋常文　丁自海）

感 觉 器

一、复习要点

1. 感觉器的组成。
2. 感受器的分类及主要功能。

二、名词解释

感受器	指能接受机体内、外环境的各种不同刺激，并将其转变为神经冲动或神经兴奋的装置。其广泛分布于人体全身各部，如游离神经末梢，环层小体和触觉小体等
本体感受器	分布于肌、肌腱、关节和内耳的位觉器等处，接受机体运动和平衡变化时所产生的刺激

第十二章 视 器

一、学习要点

1. 眼球壁层次，各层的结构。
2. 眼球内折光装置的形态、位置。房水循环途径。
3. 泪器的组成、形态和位置。
4. 结膜的结构和分部。
5. 眼球外肌的名称、位置及作用。

二、名词解释

1. 眼轴	通过眼球前、后极的连线为眼轴，与视轴呈锐角相交
2. 视轴	自瞳孔中央至视网膜黄斑中央凹的连线为视轴，与视线方向一致
3. 巩膜静脉窦	在巩膜与角膜交界处的深部有一环行的管道，称为巩膜静脉窦，接受眼球壁前部的静脉血及房水的回流
4. 瞳孔	为虹膜中央的一个圆形孔，直径2.5～4.0mm，瞳孔对光反射是观察病情的重要标志之一
5. 眼房	是位于角膜和晶状体、睫状体之间的间隙，被虹膜分隔为眼前房和眼后房，两者以瞳孔相互交通
6. 虹膜角膜角隙	又称为前房角隙，是在前房周边，虹膜与角膜相交所构成的环形区域，房水经此注入巩膜静脉窦
7. 视神经盘	在视网膜后部内面，节细胞轴突聚集形成一白色圆形隆起，称为视神经盘，又称为视神经乳头，是生理性的盲点
8. 黄斑	在视网膜后部内面，视神经盘的颞侧约3.5mm处有一黄色小区称为黄斑
9. 中央凹	视网膜黄斑的中央凹陷，称为中央凹，此处视细胞最集中，是感光最敏锐处
10. 睑板	为一半月形致密结缔组织板，上、下各一，每个睑板的内外两端借睑内侧韧带和睑外侧韧带与眶缘相连结

续 表

11. 结膜	是一层富含血管的、薄而光滑透明的黏膜，覆盖在眼睑的内面和眼球的前部。按其覆盖的部位不同分为睑结膜、球结膜和结膜穹三部分
12. 结膜囊	当上、下眼睑闭合时，整个结膜形成的囊状腔隙称为结膜囊，通过睑裂与外界相通

三、基本内容复习

1. 眼球的结构与功能

		结　构	功　能
眼球壁	纤维膜	角膜（前1/6） 巩膜（后5/6）	屈光作用 维持眼球的球形和保护作用
	血管膜	虹膜 睫状体 脉络膜	调节瞳孔大小 产生房水，调节晶状体曲度 营养及吸收眼内分散光线的作用
	视网膜	盲部 视部	无感光作用 具有感光换能作用
内容物	晶状体		屈光和调节视力
	玻璃体		屈光和支撑视网膜的作用
	房水		屈光作用、营养作用、保持一定的眼内压
视神经	由节细胞的轴突穿出巩膜后形成		将视觉信息以动作电位的形式传入脑

2. 视网膜视部的结构及作用

部　位	结　构	生理作用
色素部（外层）	含有色素颗粒和维生素A	营养、保护感光细胞
神经部（内层）	视锥细胞、视杆细胞 双极神经细胞 神经节细胞	感光、换能 传导 产生和传导神经冲动

3. 视近调节过程与瞳孔对光反射径路

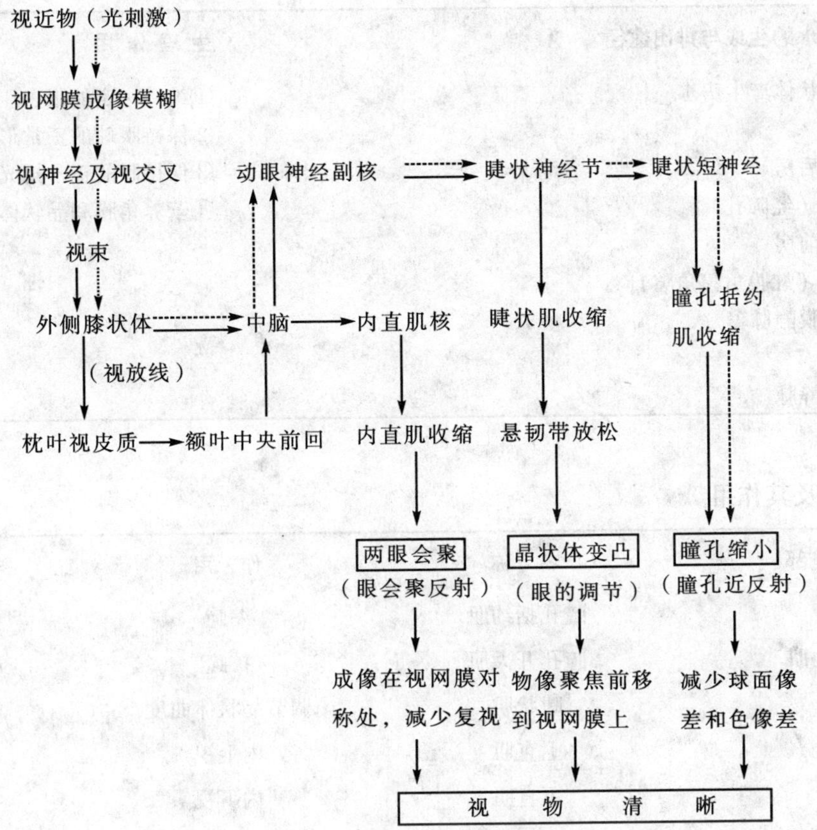

注：虚线表示瞳孔对光反射的反射径路。

4. 眼副器的组成与结构

- 眼副器
  - 眼睑
    - 上睑
    - 下睑
  - 结膜
    - 睑结膜
    - 球结膜
    - 结膜穹（上、下穹）
  - 泪器
    - 泪器：位于眶上壁外侧泪腺窝内，泪腺排泄小管开口于结膜上穹
    - 泪道：泪点→泪小管→泪囊→鼻泪管→下鼻道
  - 眼肌
    - 上睑提肌
    - 直肌
      - 上直肌
      - 下直肌
      - 内直肌
      - 外直肌
    - 斜肌
      - 上斜肌
      - 下斜肌

5. 房水的生成及作用

房水的生成与排出途径	生理作用
睫状体产生房水 ↓ 眼后房 ↓（经瞳孔） 眼前房 ↓（虹膜角膜角隙） 巩膜静脉窦 ↓ 眼静脉	①维持一定的眼内压 ②保持眼球的正常形态 ③保持眼的正常折光能力 ④营养角膜和晶状体等组织

6. 眼肌及其作用

分部	名称	作用	神经支配
眼内肌	瞳孔括约肌	缩瞳	Ⅲ
	瞳孔开大肌	扩瞳	交感神经
	睫状肌	调节晶状体曲度	III
眼外肌	上直肌	内上视	Ⅲ
	下直肌	内下视	Ⅲ
	内直肌	内视	Ⅲ
	外直肌	外视	Ⅵ
	上斜肌	外下视	Ⅳ
	下斜肌	外上视	Ⅲ
眼睑肌	上睑提肌	提上睑	Ⅲ
	Müller 肌	提上睑	颈交感神经
	眼轮匝肌	闭眼	Ⅶ

附：眼肌的结构

眼外肌均为骨骼肌；眼内肌均为平滑肌。

四、试题精选

（一）填空题

1. 视器由①________和②________组成。
2. 眼球壁自外向内依次由①________、②________和③________构成。

3. 眼球外膜的前1/6为①________，后5/6②________，角膜内无③________，但富有④________，所以感觉灵敏。

4. 虹膜中央的圆孔称①________，在其周围呈环形排列的平滑肌称为②________。受③________神经支配。

5. 在活体透过角膜可以看到①________和②________。

6. 巩膜与角膜交界处的深面，有一环形小管为①________，是②________渗出的通道。

7. 眼球内容物包括①________、②________和③________，它们皆有④________作用。

8. 眼球的屈光装置自前向后依次为①________、②________、③________和④________。

9. 晶状体变厚时，其折光能力①________，以适应看②________物。

10. 视网膜视部的神经部由三种细胞构成，由外向内依次为①________、②________和③________。

11. 结膜可分为①________、②________和③________三部分。

12. 泪腺位于眼的①________内，鼻泪管开口于鼻腔的②________。

13. 眼的外直肌瘫痪时，瞳孔转向①________，上斜肌收缩时，瞳孔转向②________。

（二）选择题

【A型题】

1. 眼球的后端由视神经连于
   A 脑桥
   B 中脑
   C 间脑
   D 延髓
   E 脑干
2. 下列结构中，无血管分布的是
   A 虹膜
   B 巩膜
   C 脉络膜
   D 角膜
   E 结膜
3. 使眼裂开大的肌肉是
   A 上直肌
   B 上斜肌
   C 内直肌
   D 眼轮匝肌
   E 上睑提肌
4. 角膜的神经支配是
   A 视神经
   B 动眼神经
   C 滑车神经
   D 眼神经
   E 展神经
5. 支配眶内结构的脑神经中，含有副交感神经纤维的是
   A 展神经
   B 眼神经
   C 滑车神经
   D 动眼神经
   E 视神经
6. 视网膜感光最灵敏的区域是
   A 黄斑
   B 中央凹
   C 视盘陷凹
   D 视神经乳头
   E 视神经盘
7. 左侧视束损伤后会造成
   A 左眼全盲
   B 右眼全盲

C 双眼视野颞侧偏盲
D 双眼视野左侧偏盲
E 双眼视野右侧偏盲

8. 中央凹
A 位于视神经盘鼻侧
B 有血管穿过
C 是感光辨色最灵敏处
D 位于眼球后极的鼻侧
E 是视神经起始处

9. 视神经盘
A 为感光最敏锐处
B 为生理性盲点
C 位于眼球后极的颞侧
D 位于黄斑外侧
E 无视神经出入

【B 型题】

A 虹膜
B 脉络膜
C 睫状体
D 晶状体
E 玻璃体

1. 眼前房与眼后房的分界是
2. 房水产生的部位是

A 视网膜虹膜部
B 视网膜睫状体部
C 视网膜视部
D 脉络膜
E 大脑枕叶皮质

3. 光线通过眼球折光装置后成像于
4. 光线通过眼球折光装置，最终产生视觉的部位是

A 上内
B 下内
C 上外
D 下外
E 内侧

5. 上直肌收缩时，瞳孔转向
6. 上斜肌收缩时，瞳孔转向
7. 下直肌收缩时，瞳孔转向
8. 内直肌收缩时，瞳孔转向
9. 下斜肌收缩时，瞳孔转向

A 视网膜
B 角膜
C 玻璃体
D 睫状肌
E 房水

10. 眼视力调节
11. 副交感神经支配

A 晶状体
B 睫状体
C 玻璃体
D 角膜
E 结膜

12. 无色透明有弹性，不含神经和血管的是
13. 薄而透明，富有血管的是
14. 无色透明，含丰富神经但无血管的是

【X 型题】

1. 眼球
A 有视觉感受器
B 外膜的前 1/6 是角膜
C 房水有折光作用
D 晶状体有视力调节作用
E 壁由外膜、中膜和内膜构成

2. 眼球壁的组成是
A 外层的前 1/6 是角膜
B 中层是血管膜
C 外层的后 5/6 是巩膜
D 内层是视网膜
E 外层是球结膜

3. 属于眼球血管膜的部分是
   A 巩膜
   B 虹膜
   C 睫状体
   D 视网膜
   E 脉络膜
4. 虹膜
   A 位于角膜后方
   B 中央有瞳孔
   C 虹膜的瞳孔括约肌能缩瞳
   D 虹膜的瞳孔开大肌可扩瞳
   E 虹膜内的两种肌均为平滑肌
5. 关于眼房和房水的叙述，正确的是
   A 房水无色透明
   B 房水由睫状体产生
   C 房水由眼后房经瞳孔流入眼前房
   D 眼房是角膜与玻璃体之间的腔隙
   E 房水可维持眼内压
6. 外界光线经哪些结构投射到视网膜上
   A 角膜
   B 房水
   C 睫状体
   D 晶状体
   E 玻璃体
7. 晶状体
   A 呈双凸透镜状
   B 表面有晶状体囊
   C 借睫状小带连睫状体
   D 视近物时变扁
   E 发生混浊时称为白内障
8. 眼外肌
   A 共七条，均为骨骼肌
   B 都是运动眼球的
   C 上斜肌使眼球转向下外方
   D 下斜肌使眼球转向上外方
   E 内、外直肌分别使眼球转向内、外侧

（三）简答题

1. 简述眼球壁的结构和功能。
2. 简述房水的产生部位及循环途径。
3. 简述眼外肌的名称、作用及其神经支配。
4. 眼球的平滑肌有哪些？位于何处？有何功能？
5. 试述视近物时眼的调节过程。
6. 泪器包括哪些结构？
7. 简述分布于视器的神经的名称、性质及其功能。

（四）填图

1. 眼球的结构

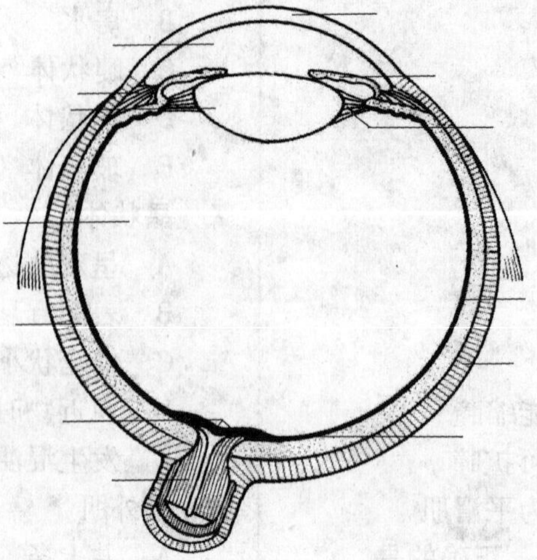

2. 结膜

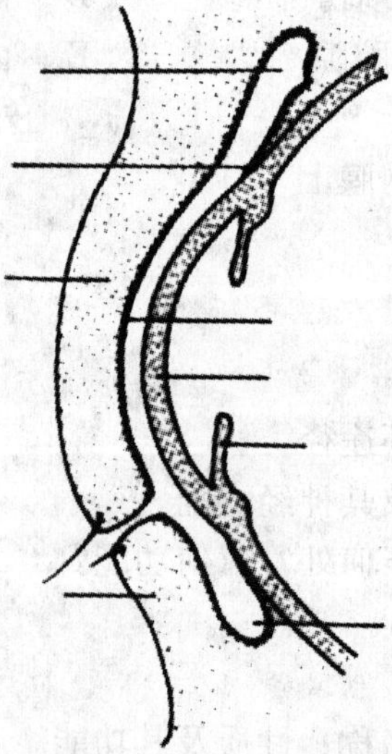

参考答案

（一）填空题

1. ①眼球 ②眼副器
2. ①外膜（纤维膜） ②中膜（血管膜） ③内膜（视网膜）
3. ①角膜 ②巩膜 ③血管 ④感觉神经
4. ①瞳孔 ②瞳孔括约肌 ③副交感
5. ①虹膜 ②瞳孔

6. ①巩膜静脉窦 ②房水
7. ①房水 ②晶状体 ③玻璃体 ④折光
8. ①角膜 ②房水 ③晶状体 ④玻璃体
9. ①增强 ②近
10. ①视细胞（视锥细胞 视杆细胞） ②双极细胞 ③节细胞
11. ①睑结膜 ②球结膜 ③结膜穹
12. ①泪腺窝 ②下鼻道
13. ①内侧 ②外下方

（二）选择题

【A型题】

1. C 2. D 3. E 4. D 5. D 6. B 7. E 8. C 9. B

【B型题】

1. A 2. C 3. C 4. E 5. A 6. D 7. B 8. E 9. C 10. D 11. D 12. A 13. E 14. D

【X型题】

1. ABCDE 2. ABCD 3. BCE 4. ABCDE 5. ABCE 6. ABDE 7. ABCE 8. ABCDE

（三）简答题

1～3题答题要点参阅本章基本内容复习。

4. 答：瞳孔括约肌，位于瞳孔周围，可缩瞳；瞳孔开大肌，位于瞳孔周围，可扩瞳；睫状肌，位于睫状体，可调节晶状体曲度。

5. 答：视近物时：睫状肌收缩→睫状小带松弛→晶状体变厚→屈光能力增强→光线聚焦于视网膜上以适应看近物。

6. 答：泪器包括泪腺和泪道，泪腺位于眼眶泪腺窝，可产生泪液；泪道包括泪点、泪小管、泪囊和鼻泪管，为引流泪液的管道，其鼻泪管开口于下鼻道。

7. 题答题要点参阅本章基本内容复习。

（杨桂姣 孔 丽）

第十三章 前庭蜗器

一、复习要点

1. 耳郭的形态；外耳道的组成和形态。

2. 中耳的组成。咽鼓管的位置和形态特点；鼓膜的位置、形态及分部；鼓室的位置、各壁名称及其毗邻；听小骨的名称及连结。乳突窦及乳突小房的位置。

3. 前庭蜗器各部的组成和结构。骨迷路、膜迷路的分部及各部的主要形态结构。

4. 声波的传导途径。

二、名词解释

1. 鼓膜脐	鼓膜的中心向内凹陷为鼓膜脐，为锤骨柄末端附着处
2. 光锥	鼓膜紧张部的前下方有一三角形的反光区，称为光锥，是临床上判断鼓膜形态是否正常的标志区
3. 听小骨链	由鼓室内的锤骨、砧骨和镫骨借骨连结相互连结而成，以锤骨柄连于鼓膜，镫骨底封闭前庭窗，可增强声波的振动力而减小振幅
4. 前庭窗	呈卵圆形，又称为卵圆窗，位于前庭的外侧壁，即鼓室的内侧壁上，岬的后上方，被镫骨底封闭
5. 蜗窗	鼓室内侧壁岬的后下方的圆形小孔，活体有膜封闭，称为第二鼓膜
6. 面神经管凸	在鼓室内侧壁、前庭窗的后上方有一弓形隆起，称为面神经管凸，管内有面神经通过
7. 乳突窦	位于鼓室后方，开口于鼓室后方上部，向后、向下与乳突小房相连通，为鼓室与乳突小房间的交通要道
8. 前庭阶与鼓阶	骨螺旋板及其外侧的蜗管将螺旋管完全分隔成上、下两半，上半称为前庭阶，下半称为鼓阶。前庭阶和鼓阶经蜗孔相通
9. 螺旋器（Gorti 器）	是位于膜蜗管基底膜上的接受听觉刺激的装置，可接受内淋巴波动产生的机械性刺激，并将刺激转化成神经冲动，经蜗神经传入听觉中枢，产生听觉
10. 壶腹嵴	位于膜壶腹内侧壁上的嵴状隆起称为壶腹嵴，是位置觉感受器，能感受头部旋转变速运动的刺激

续 表

11. 椭圆囊斑	是位于椭圆囊内底壁和前壁上的斑块状隆起，是位置觉感受器，能感受头部静止的位置和直线变速运动的刺激
12. 球囊斑	球囊前上壁的感觉上皮称为球囊斑，是位置觉感受器，能感受头部静止的位置和直线变速运动的刺激

三、基本内容复习

1. 鼓室各壁及其毗邻

鼓室壁	结　构	毗　邻
上壁	鼓室盖	上邻颅中窝
下壁	颈静脉壁	与颈内静脉毗邻
内侧壁	迷路壁，有前庭窗和蜗窗和面神经管凸	与内耳毗邻
外侧壁	鼓膜壁，由鼓膜构成	与外耳道毗邻
前壁	颈动脉壁，有鼓膜张肌半管和咽鼓管半管开口	咽鼓管通鼻咽部
后壁	乳突壁，有乳突窦	通乳突小房

2. 鼓室内的主要结构及作用

分　类	名　称	作　用
听小骨	锤骨、砧骨、镫骨	增压效应：传导声波时，将声压增强、振幅减小
韧带	听小骨韧带	将听小骨固定于鼓室内
肌肉	鼓膜张肌	收缩时使鼓膜紧张
	镫骨肌	收缩时使镫骨底向外后方，以降低对内耳的压力
血管	动脉：鼓室前动脉，鼓室上、下动脉，岩浅动脉等	营养鼓室各组织
	静脉：与动脉伴行	收集血液回流
神经	面神经→鼓索	支配鼓室内各结构
	面神经、舌咽神经→鼓室丛	

3. 声波传入内耳的主要途径

声波→耳郭→外耳道→鼓膜→听骨链→前庭窗→外淋巴波动→内淋巴波动→螺旋器→蜗神经→听觉中枢

4. 鼓膜的形态与结构

- 鼓膜
  - 形态：半透明椭圆形薄膜，漏斗状向内凸，外面凹陷称鼓膜脐，前下方在活体可见一反射光锥
  - 分部
    - 松弛部（小部）
    - 紧张部（大部）
  - 结构
    - 外：皮肤
    - 中：弹性纤维（松弛部无弹性纤维层）
    - 内：黏膜

5. 前庭蜗器的组成

- 前庭蜗器（耳）
  - 外耳
    - 耳郭
    - 外耳道
  - 中耳
    - 鼓室
    - 咽鼓管
    - 乳头小房
  - 内耳
    - 骨迷路
      - 骨半规管
        - 前骨半规管
        - 后骨半规管
        - 外骨半规管
      - 前庭
      - 耳蜗
    - 膜迷路
      - 膜半规管
        - 前膜半规管
        - 后膜半观管
        - 外膜半规管
      - 椭圆囊、球囊
      - 蜗管

6. 膜迷路各部的功能

	蜗　管	椭圆囊、球囊	膜半规管
感受器	基底膜上的螺旋器	椭圆囊斑和球囊斑	壶腹嵴
适宜刺激	声波传入内耳，引起毛细胞兴奋	头部位置改变及直线加、减速运动	头部旋转变速运动
传入神经	蜗神经	前庭神经	前庭神经
中枢	大脑皮质颞叶	大脑皮质前庭投射区	大脑皮质前庭投射区
传出通路		前庭脊髓束，内侧纵束	前庭脊髓束，内侧纵束
效应	听觉	肌紧张改变，位置觉	肌紧张改变，眼震颤

7. 由前庭器官传入冲动引起的反射运动（供自学参考）

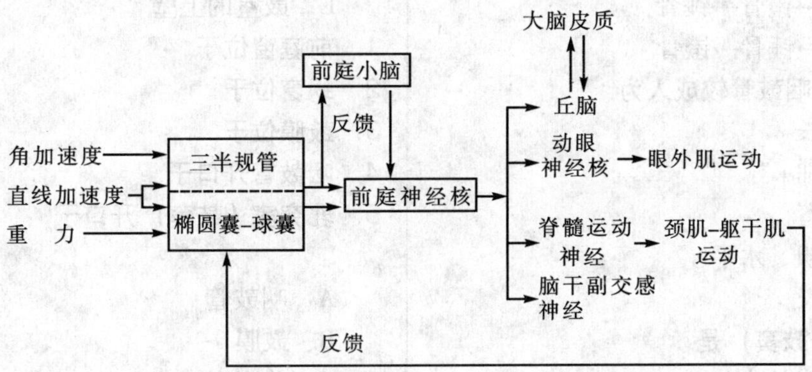

四、试题精选

（一）填空题

1. 中耳包括①________、②________和③________三部分。
2. 咽鼓管是连通①________与②________之间的管道。
3. 小儿咽鼓管的特点是①________，且接近②________位，因此咽部感染时易引起③________。
4. 骨迷路由前向后可分为①________、②________和③________三部分。
5. 耳蜗螺旋管包括三个管道，即①________、②________和③________。
6. 膜迷路由①________、②________、③________和④________组成。
7. 位置觉感受器包括①________、②________和③________。
8. 鼓室内的听小骨由外向内依次是①________、②________和③________。
9. 膜蜗管的上壁是①________，外侧壁是②________，下壁为③________。

（二）选择题

【A 型题】

1. 鼓膜
   A 为一透明膜
   B 位于外耳道底
   C 呈垂直位
   D 附着在蜗窗上
   E 附着在卵圆窗上
2. 前庭窗位于
   A 颈静脉壁
   B 颈动脉壁
   C 乳突壁
   D 迷路壁
   E 鼓室盖
3. 关于鼓室，正确的描述是
   A 鼓室即中耳
   B 是与外界不通的小腔
   C 由 4 个壁围成
   D 鼓室内有 3 块听小骨
   E 下壁为颈动脉壁
4. 听小骨的连接自外向内为
   A 镫骨→锤骨→砧骨

B 镫骨→砧骨→锤骨
C 锤骨→砧骨→镫骨
D 砧骨→镫骨→锤骨
E 砧骨→锤骨→镫骨

5. 婴幼儿的咽鼓管较成人为
A 粗而长
B 弯而细
C 长而弯
D 短、粗、水平
E 直而长

6. 乳突窦（鼓窦）是
A 不含气的小腔
B 向上与鼓室相通
C 向后下与乳突小房相通连
D 中耳炎绝不累及它
E 向前以乳突窦入口通向前庭

7. 前庭阶与鼓阶相通处是
A 蜗窗
B 蜗孔
C 前庭窗
D 乳突窦
E 连合管

8. 内耳的听觉感受器是
A 椭圆囊斑
B 球囊斑
C 壶腹嵴
D 螺旋神经节
E 螺旋器

9. 下列说法中正确的是
A 前庭阶和鼓阶内都充满外淋巴
B 前庭阶和鼓阶内的淋巴互不相通
C 骨半规管开口于耳蜗
D 耳蜗连于前庭的后部
E 前、后骨半规管的壶腹脚合成总骨脚

【B 型题】

A 鼓室的后壁
B 鼓室的前壁
C 鼓室的外侧壁
D 鼓室的内侧壁
E 鼓室的上壁

1. 前庭窗位于
2. 蜗窗位于
3. 鼓膜位于
4. 咽鼓管开口于
5. 乳突窦（鼓窦）开口于

A 咽鼓管
B 鼓膜
C 前庭窗
D 蜗窗
E 蜗孔

6. 锤骨附着在
7. 镫骨附着在
8. 能与鼓室相通的是

A 球囊
B 面神经
C 听小骨
D 半规管
E 蜗螺旋管

9. 位于鼓室内的是
10. 位于前庭内的是

A 蜗窗
B 前庭窗
C 椭圆球囊管
D 连合管
E 蜗孔

11. 球囊和蜗管相连的是
12. 前庭阶和鼓阶相通处是

A 壶腹嵴
B 面神经
C 鼓索
D 鼓室盖

E 螺旋器
13. 与听觉有关的结构是
14. 与位置觉有关的结构是

A 鼓室
B 前庭阶
C 椭圆囊
D 球囊
E 蜗管
15. 流动有外淋巴的是
16. 与膜半规管相通的是
17. 与鼓阶相通的是

【X 型题】

1. 鼓膜
A 上 1/4 为松弛部
B 下 3/4 为紧张部
C 中央部略向外凹陷称鼓膜脐
D 前上方有一三角形发光区称为光锥
E 松弛部呈浅红色，紧张部呈灰白色
2. 鼓室
A 以鼓膜与外耳相隔
B 鼓室内面覆盖有黏膜
C 内有听小骨
D 内有肌肉、血管和神经
E 能感受声波的刺激
3. 属于中耳的结构有
A 前庭
B 鼓室
C 咽鼓管
D 乳突小房
E 乳突窦
4. 在鼓室内侧壁可以看到
A 岬
B 蜗窗
C 前庭窗
D 面神经管凸
E 乳突窦的开口
5. 咽鼓管
A 其咽口位于鼻咽部的侧壁
B 鼓室口开口于鼓室前壁
C 其外侧份为软骨部
D 婴幼儿的咽鼓管相对较粗而平
E 其功能是维持鼓室内外的气压平衡
6. 内耳
A 介于鼓室与内耳道底之间
B 由骨迷路和膜迷路组成
C 膜迷路位于骨迷路内
D 在膜迷路内有内淋巴
E 在膜迷路内有位置觉感受器和听觉感受器
7. 属于位置觉感受器的是
A 螺旋器
B 壶腹嵴
C 球囊斑
D 椭圆囊斑
E 前庭神经节
8. 膜迷路包括
A 椭圆囊
B 球囊
C 膜半规管
D 前庭
E 膜蜗管
9. 螺旋器
A 是听觉感受器
B 位于蜗管内
C 位于前庭阶内
D 位于鼓阶内
E 位于基底膜上

（三）简答题

1. 简述中耳鼓室各壁的位置、名称及其毗邻结构。
2. 简述咽鼓管的位置、分部、通连和生理功能。
3. 简述声波传导至内耳听觉感受器的途径。
4. 内耳中有哪些感受器？它们位于何处？分别接受哪些刺激？
5. 鼓室内有哪些重要结构？
6. 幼儿咽部感染为什么易引起中耳炎？

（四）填图题

1. 前庭蜗器

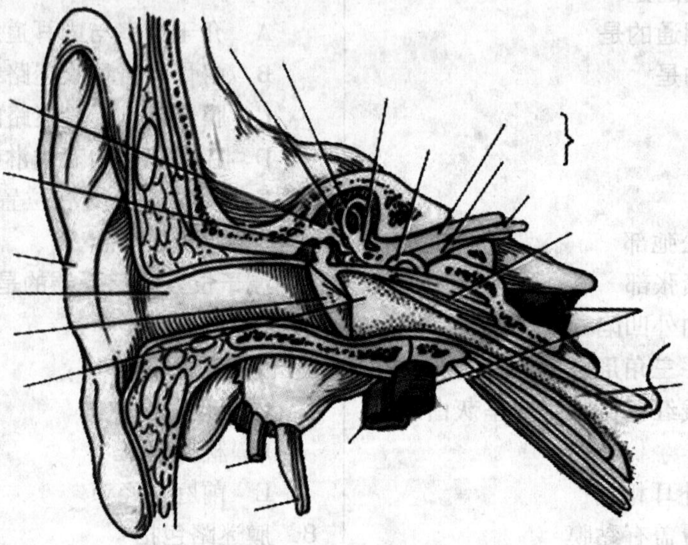

2. 鼓膜

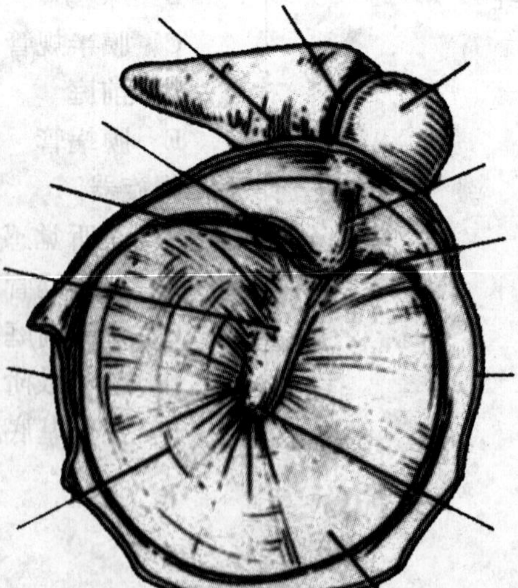

参考答案

（一）填空题

1. ①鼓室　②咽鼓室　③乳突窦及乳突小房
2. ①咽腔　②鼓室
3. ①粗　短　②水平　③中耳炎
4. ①耳蜗　②前庭　③骨半规管
5. ①前庭阶　②蜗管　③鼓阶
6. ①椭圆囊　②球囊　③膜半规管　④蜗管
7. ①椭圆囊斑　②球囊斑　③壶腹嵴
8. ①锤骨　②砧骨　③镫骨
9. ①前庭膜　②血管纹　③基底膜

（二）选择题

【A 型题】

1. B　2. D　3. D　4. C　5. D　6. C　7. B　8. E　9. A

【B 型题】

1. D　2. D　3. C　4. B　5. A　6. B　7. C　8. A　9. C　10. A
11. D　12. E　13. E　14. A　15. B　16. C　17. B

【X 型题】

1. ABE　2. ABCD　3. BCDE　4. ABCD　5. ABDE　6. ABCDE
7. BCD　8. ABCE　9. ABE

（三）简答题

1. 题答题要点参考本章相关基本内容复习。

2. 答：咽鼓管是连通鼻咽部和鼓室的管道，分为前内侧的软骨部（2/3）和后内侧的骨性部（1/3），两者之间为咽鼓管峡，咽鼓管有鼓室口和咽口。咽鼓管的功能是起平衡压力的作用。

3 ~5 题答题要点参考本章相关基本内容复习。

6. 答：幼儿的咽鼓管短而粗，且接近水平位。因此，咽部的感染易由咽鼓管侵入鼓室，引起中耳炎。

（杨桂姣　孔　丽）

第十四章　中枢神经系统

一、复习要点

1. 神经系统的区分、基本结构和常用术语；神经系统的基本活动方式。

2. 脊髓的位置、形态；脊髓节段与椎骨的对应关系。脊髓灰、白质的分部及各部名称，灰质前、后、侧柱的主要核团，主要的上行纤维（薄束、楔束、脊髓丘脑束）和下行纤维（皮质脊髓束）的位置、起止和功能。脊髓中央管的位置。

3. 脑的位置和分部。脑干的外形，脑干内脑神经核的位置。主要非脑神经核团的位置。脑干内重要纤维束（锥体束、脊丘束和内侧丘系）的位置。脑干网状结构的概念。

4. 小脑的位置和形态，小脑皮质的传出、传入纤维，小脑中央核和主要纤维联系。

5. 间脑的位置和分部。背侧丘脑、下丘脑的位置、主要核团的功能。

6. 大脑半球的主要沟回和分叶。基底核的组成、位置及纹状体的组成。内囊的位置和分部，各主要投射纤维束的排列。大脑皮质躯体感觉区、视区、听区、躯体运动区和语言区的位置。边缘系统的组成和机能。

7. 脑室系统的组成、位置与联通。

二、名词解释

1. 神经元	又称神经细胞，是神经组织中具有传导神经冲动功能的基本结构和功能单位。神经元由胞体与突起两部分构成
2. 神经	在周围神经，神经纤维构成的束状结构称神经
3. 纤维束	在中枢神经内，起止、行程和功能基本相同的神经纤维聚集在一起的结构称纤维束
4. 神经核	在中枢神经内，形态和功能相似的神经元胞体聚集成团的结构称为神经核
5. 神经节	在周围神经，形态和功能相近的神经元的胞体聚集在一起形成的结节状结构称神经节
6. 灰质	在中枢神经，神经元胞体及树突的聚集部位称为灰质，因富含血管，在新鲜标本中色泽灰暗，如脊髓灰质。灰质在大、小脑表面成层配布，称为皮质
7. 白质	在中枢神经，神经纤维聚集的部位，因髓鞘含类脂质，色泽白亮而得名。位于大脑和小脑的白质因位于深部，称为髓质

续　表

8. 神经胶质	是中枢神经系统的间质或支持细胞，对神经元有支持、营养、保护和修复等作用，具有分裂能力
9. Rexed 学说	是 Rexed 对脊髓灰质构筑的学说，即将脊髓灰质从后向前分为 10 个板层，分别用罗马数字Ⅰ～Ⅹ命名，是目前广泛应用的对脊髓灰质构筑描述的学说
10. 马尾	由于脊髓比脊柱短，腰、骶、尾部的脊神经根要在椎管内下行一段距离才能到达各自相应的椎间孔，这些在脊髓末端下行的脊神经根称为马尾
11. 反射	机体对内、外环境的变化、刺激所做出的应答性反应称为反射反射弧。神经系统的基本活动方式是反射，执行反射活动的形态基础称为反射弧，包括感受器、感觉神经、中枢、运动神经和效应器
12. 网状结构	在中枢内，神经元散布于纵横交错的神经纤维中，神经元的胞体和神经纤维交错排列呈网状，故称为网状结构
13. 脊髓节段	每对脊神经所对应的那段脊髓称为脊髓节段。脊髓共有 31 个脊髓节段，其中 8 个颈节，12 个胸节，5 个腰节，5 个骶节和 1 个尾节
14. 内侧丘系	由薄束核、楔束核发出的、传导同侧深感觉和精细触觉的二级纤维，于中央管腹外侧左右交叉，交叉后的纤维在中线两侧、锥体的后方转而上行，形成内侧丘系，终止于背侧丘脑的腹后外侧核
15. 脊髓丘系	传导对侧躯干及四肢痛、温、触觉的脊髓丘脑侧束和前束进入脑干后合并，再与一些从脊髓投向上丘等部位的纤维汇合在一起，组成脊髓丘系，上行终止于背侧丘脑的腹后外侧核
16. 外侧丘系	由蜗神经的背核和腹核发出的传导听觉的二级纤维，在脑桥被盖和基底之间左右交叉，交叉后的纤维斜行穿过内侧丘系，形成纺锤形的斜方体。斜方体纤维折向上行，称为外侧丘系
17. 三叉丘系	三叉神经脑桥核和三叉神经脊束核发出的传导头面部温、痛、触觉的纤维，越过中线，交叉到对侧，转而上行，组成三叉丘系。上行至背侧丘脑的腹后内侧核，中继后，投射到大脑皮质中央后回的下 1/3 部，传导头面部皮肤、口腔、鼻腔黏膜的痛、温、触觉
18. 顶盖前区	是位于中脑和间脑交界水平、紧靠上丘头端的细胞群。这些细胞接受经上丘臂由视网膜发来的纤维，发出纤维围绕导水管周围灰质，止于双侧动眼神经副核，完成瞳孔对光反射
19. 上运动神经元	指锥体系中第一级神经元，其胞体位于中央前回和中央旁小叶的皮质中，发出的轴突构成锥体束。上运动神经元受到损伤后，表现为痉挛性瘫痪，俗称硬瘫

续 表

20. 下运动神经元	指锥体系中第二级神经元，为脑神经运动核和脊髓前角运动细胞，胞体和轴突构成传导运动冲动的最后公路。下运动神经元损伤后，表现为同侧肢体弛缓性瘫痪，俗称软瘫
21. 被盖	构成脑干的主体，是位于室腔前方的广大区域，从延髓至中脑，又可分为若干功能单位，包括脑神经及脑神经核、上行的诸丘系、网状结构和各类非脑神经核团、某些下行传导通路以及中缝等脑干
22. 小脑扁桃体	在小脑下面，蚓垂两旁，部分靠近延髓背面的小脑半球向下膨隆，称为小脑扁桃体。当颅内压过高时可嵌入枕骨大孔，形成小脑扁桃体疝
23. 锥体系	由位于中央前回、中央旁小叶前部的巨型锥体细胞和其他类型的锥体细胞以及位于额、顶叶部分区域的锥体细胞组成。上述神经元的轴突共同组成锥体束，其中，下行至脊髓的纤维束称为皮质脊髓束，止于脑干脑神经运动核的纤维束称为皮质核束
24. 锥体外系	指锥体系以外影响和控制躯体运动的传导通路，其结构十分复杂，包括大脑皮质、纹状体、背侧丘脑、底丘脑、红核、黑质、脑桥核、前庭核、小脑、网状结构等，以及它们的纤维联系。锥体外系的纤维最后经红核脊髓束、网状脊髓束等中继，下行终止于脑神经运动核和脊髓前角细胞。锥体外系的主要功能是调节肌张力，协调肌肉活动，维持体态、姿势和习惯性动作
25. 内囊	由宽厚的白质纤维板构成，位于尾状核、背侧丘脑与豆状核之间。在水平切面上呈向外开放的“V”形，可分为内囊前肢、内囊后肢、内囊膝三部分。联系大脑皮质和皮质下的结构，其上、下行纤维绝大部分通过内囊。内囊损伤可导致对侧偏身感觉丧失、对侧偏瘫和双眼视野同向偏盲等病变
26. 投射纤维	由大脑皮质与皮质下各中枢间的上、下行纤维组成，大部分通过内囊
27. 纹状体	尾状核和豆状核在前端连在一起，在切面上呈纹理状，称为纹状体
28. 小脑脑桥角	延髓、脑桥和小脑之间形成的夹角，在其中有第Ⅶ、Ⅷ对脑神经出脑
29. 边缘系统	由边缘叶（如隔区、扣带回、海马旁回、海马和齿状回等）和有关的皮质及皮质下结构（如杏仁体、下丘脑、上丘脑、背侧丘脑前核和中脑被盖等）组成。边缘系统主要与情绪、行为、记忆、内脏活动等有关

三、基本内容复习

1. 神经系统概况

（1）组成
- 神经元
  - 胞体
  - 突起
    - 树突（多个）
    - 轴突（1个）
- 神经胶质
  - 星形细胞
  - 小胶质细胞
  - 少突胶质细胞

（2）区分
- 中枢神经系统
  - 脑
    - 端脑（大脑）
    - 间脑
    - 小脑
    - 脑干
      - 中脑
      - 脑桥
      - 延髓
  - 脊髓
- 周围神经系统
  - 脑神经（12对）
  - 脊神经（31对）

周围神经系统
- 躯体神经系统
  - 躯体感觉（传入）神经
  - 躯体运动（传出）神经
- 内脏神经系统
  - 内脏感觉（传入）神经
  - 内脏运动（传出）神经
    - 交感神经
    - 副交感神经

（3）功能
- 调节：体内各器官、系统统一协调
- 适应：内外环境变化
- 意识：思维等高级神经活动

2. 神经系统结构与功能的关系

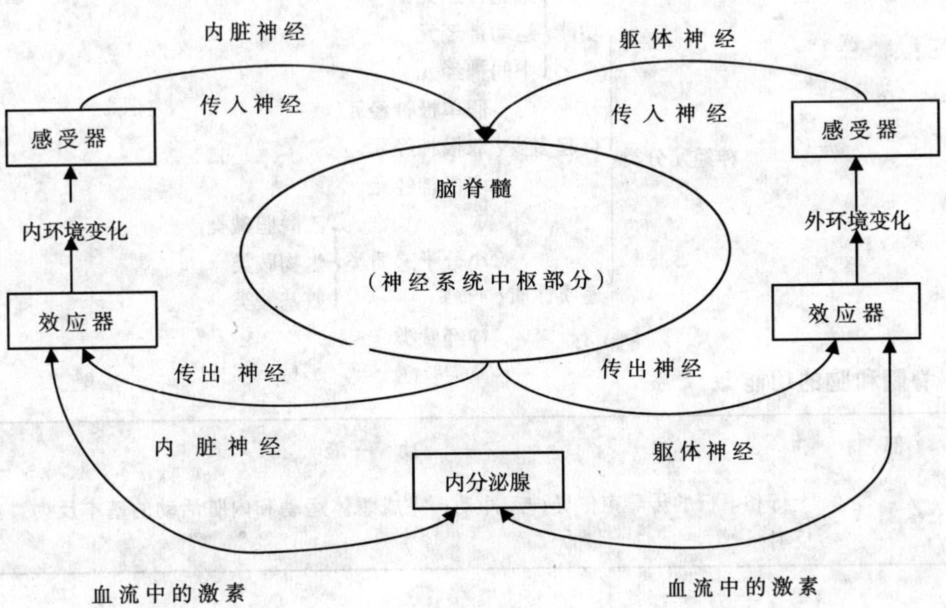

3. 神经元

(1) 神经元胞体和突起所形成的结构

神经元	中枢部		周围部
胞体和树突	灰质	皮质	神经节
		神经核	
	网状结构		
轴突（神经纤维）	白质	髓质	神经
		纤维束	

(2) 神经系统中与神经元有关的名词

主要成分	中枢神经系统	周围神经系统
胞体和树突	灰质（由胞体和树突聚集而成） 皮质（大脑及小脑的灰质） 神经核（功能、形态相似的胞体集团）	神经节
	网状结构（灰质、白质混杂在一起）	
轴突	白质（由神经纤维聚集而成） 髓质（大脑及小脑内的白质） 纤维束（功能、起止相同的轴突聚集成束）	神经

4. 神经元的分类

- 神经元分类
  - 功能
    - 感觉神经元
    - 运动神经元
    - 中间神经元
  - 突起多少
    - 假单极神经元
    - 双极神经元
    - 多极神经元
  - 递质性质
    - 小分子递质类
      - 乙酰胆碱类
      - 生物胺类
      - 氨基酸类
    - 神经肽类

5. 脊髓和脑的功能

分　部	功　能
脊髓	上行和下行的传导束传导神经冲动；完成躯体运动和内脏活动的基本反射，如牵张反射

续表

分　部	功　能
延髓	接受来自脊髓的信号，整合后发送到小脑和丘脑，有调节心血管、呼吸等功能的生命中枢，前庭核是调节躯体运动反射的重要中枢
脑桥	接收延髓与高位脑之间、延髓与小脑半球之间、大脑与小脑之间的神经冲动，如角膜反射中枢
中脑	接收脊髓与丘脑之间的感觉冲动，小脑皮质与脑桥、脊髓之间的运动性冲动；上丘是光反射中枢；下丘是声反射中枢；顶盖前区是瞳孔对光反射中枢
脑干网状结构	内脏活动的调节中枢，如呕吐中枢；调节躯体运动（如抑制区抑制肌紧张，易化区促进肌紧张）非特异性的上行激活系统和上行抑制系统，参与调节睡眠与觉醒活动
丘脑	有各种特定感觉（嗅觉除外）冲动接替核，传到大脑皮质产生特定感觉 接受到大脑皮质的非特异性冲动，以维持觉醒状态；具有某些粗略的感觉分析功能
下丘脑	接受内脏的感觉信息，控制自主神经的活动，调节体温、摄食、饮水等，中枢通过其与脑垂体之间的关系，提供神经系统与内分泌系统之间的联系，与边缘系统共同参与情感性生理反应
小脑	调节身体平衡，调节肌紧张，协调随意运动
大脑及纹状体	接受和处理感觉信息，通过锥体系发动运动性冲动，储存记忆；纹状体协调躯体运动，它与丘脑、下丘脑联合构成非条件反射的高级中枢，以完成复杂的本能行为
边缘系统	是大脑皮质调节内脏活动的主要部位，控制情感活动，记忆活动

6. 脊髓的形态

- 脊髓
  - 两端
    - 上端：在枕骨大孔处接延髓
    - 下端：成人在第 1 腰椎下缘（新生儿在第 3 腰椎）
  - 两膨大
    - 颈膨大（$C_5 \sim T_1$）：与上肢的神经有关
    - 腰膨大（$L_2 \sim S_3$）：发与下肢的神经有关
  - 六沟
    - 前外侧沟（2 个）：发出脊髓前根根丝
    - 后外侧沟（2 个）：接收脊髓后根根丝
    - 前正中裂
    - 后正中沟
  - 31 节段
    - 颈髓（C_{1-8}）
    - 胸髓（T_{1-12}）
    - 腰髓（L_{1-5}）
    - 骶髓（S_{1-5}）
    - 尾髓（Co_1）

附：脊髓外形歌诀

扁圆柱状两膨大，终丝连在圆锥下。

外周纵行六沟裂，前根后根侧沟挂。

7. 脊髓节段与椎骨的对应关系

脊髓节段	相应的椎骨	推算举例
C_{1-4}	与相同序数的椎骨同高	第3颈段与第3颈椎体相对
$C_5 \sim T_4$	比同序数椎骨高一个锥体	第2胸段与第1胸椎体相对
$T_5 \sim T_8$	比同序数椎骨高两个锥体	第7胸段与第5胸椎体相对
$T_9 \sim T_{12}$	比同序数椎骨高三个锥体	第10胸段与第7胸椎体相对
L_{1-5}	平对第10、11、12胸椎体	
S_{1-5}，Co_1	平对第1腰椎体	

8. 脊髓灰质

分　部	性　　质	细胞或核团	作　　用
前角（柱）	躯体运动	α神经元 γ神经元 内侧群 外侧群	支配梭外肌 支配梭内肌 支配躯干肌 支配四肢肌
侧角（柱） $T_1 \sim L_3$ S_{2-4}	内脏运动 交感节前神经元 副交感节前神经元	 支配心肌、平滑肌、腺体 支配盆腔平滑肌、腺体	
后角（柱）	感觉传入	中间神经元 边缘核 胶状质 后角固有核 胸核	接受脊神经节传入纤维 发出 纤维上传到丘脑 与节段间联系有关 与节段间联系有关 与浅感觉传导有关 与到小脑去的深感觉有关

9. 脊髓主要上行传导束

名称	位　　置	纤维来源	终止部位	功　　能
薄束	后索，T_5节段以下占据后索全部，T_4节以上占据内侧部	来自同侧T_5节段以下脊神经节细胞的中枢突，周围突分布于下半身肌、腱、关节和皮肤	薄束核	传导同侧下半身的意识性本体感觉和精细触觉
楔束	后索，仅见于T_4节段以上后索外侧部	来自同侧T_4节段以上脊神经节细胞的中枢突，其周围突分布于上半身肌、腱、关节和皮肤	楔束核	传导同侧上半身的意识性本体感觉和精细触觉

续 表

名称	位 置	纤 维 来 源	终 止 部 位	功 能
脊髓小脑后束	外侧索周边的后部，仅见于 L_2 以上脊髓节段	来自同侧背核	经小脑下脚终于小脑皮质	传导非意识性本体感觉，与肢体肌的精细运动和姿势协调有关
脊髓小脑前束	脊髓小脑后束的前方	起自腰骶膨大节段板层Ⅴ～Ⅶ的外侧部。大部分经白前连合交叉至对侧上行，小部分同侧上行	经小脑上脚终于小脑皮质	传导非意识性本体感觉，与肢体运动和姿势有关
脊髓丘脑侧束	外侧索的前半部	脊髓灰质板层Ⅰ和Ⅳ～Ⅶ。经白质前连合交叉至对侧外侧索上行	丘脑腹后外侧核	传导对侧痛、温觉
脊髓丘脑前束	前索	纤维来自脊髓丘脑侧束，经白质前连合交叉至对侧上行，在脑干下部加入内侧丘系	丘脑腹后外侧核	传导对侧粗触觉和压觉
前庭脊髓束	前索外侧部	延髓前庭神经外侧核	止于灰质板层Ⅷ和一部分板层Ⅶ	兴奋躯干和肢体的伸肌，调节身体平衡
网状脊髓束	白质前索和外侧索	脑桥和延髓的网状结构	止于灰质板层Ⅶ、Ⅷ	参与躯干和肢体近端肌运动控制
顶盖脊髓束	前索	上丘，纤维交叉至对侧	止于上颈髓灰质板层Ⅵ、Ⅷ	通过使头颈旋转、眼外肌及臂部的运动，完成视、听反射活动
内侧纵束	前索，前正中裂底的两侧	主要来自网状结构和前庭神经核	止于灰质板层Ⅶ、Ⅷ	协调眼球运动和头、颈部的运动

10. 脊髓主要下行传导束

下行传导束	位 置	起 始	终 止	功 能
皮质脊髓束	前、外侧索	大脑皮质运动区	直接或间接终止于脊髓前角	控制骨骼肌运动
红核脊髓束	外侧索	红核	脊髓灰质Ⅴ～Ⅶ层	兴奋屈肌
前庭脊髓束	前索	前庭外侧核	脊髓灰质Ⅶ、Ⅷ层	兴奋伸肌
顶盖脊髓束	前索	上丘	部分脑神经运动核	兴奋头颈部肌、眼外肌
内侧纵束	前索	前庭神经核	部分脑神经运动核	与视、听反射活动有关
网状脊髓束	前、外侧索	脑干网状结构	脊髓灰质Ⅶ、Ⅷ层	控制躯干、肢体近端肌

11. 脊髓损伤的临床表现

脊髓损伤	临床表现
脊髓全横断	突然横断——脊休克：横断平面以下全部感觉和运动丧失，反射消失； 休克期过后：横断面以下感觉和运动不能恢复，深反射和肌张力增强
脊髓半横断	伤侧平面以下位置觉、震动觉和精细触觉丧失，同侧肢体硬瘫；损伤平面以下对侧肢体痛、温觉丧失
脊髓前角受损	如脊髓灰质炎，所支配的骨骼肌弛缓性瘫痪，腱反射消失，肌萎缩，无病理反射，感觉无异常
中央灰质周围病变	白质前联合受损，相应部位痛、温觉消失，而本体觉和精细触觉正常
脊髓后索损伤	同侧本体觉和精细触觉障碍

12. 脑干外形

	腹侧面	背侧面	相连脑神经
延髓	前正中裂，锥体，锥体交叉，橄榄	菱形窝的下半部，薄束结节，楔束结节，小脑下脚	Ⅸ、Ⅹ、Ⅺ、Ⅻ
脑桥	基底部，基底沟，小脑中脚（桥臂）	菱形窝的上半部，小脑上脚，	Ⅴ、Ⅵ、Ⅶ、Ⅷ
中脑	大脑脚底，脚间窝	上丘、上丘臂、下丘、下丘臂	Ⅲ、Ⅳ

13. 各脑神经核在脑干内的位置

脑干部位＼功能柱＼脑神经核		躯体运动柱	特殊内脏运动柱	一般内脏运动柱		内脏感觉柱	一般躯体感觉柱	特殊躯体感觉柱
中脑	上丘	Ⅲ核		Ⅲ副核	界			
	下丘	滑车神经核（Ⅳ）					Ⅴ中脑核	
脑桥	上部							
	中部		三叉神经运动核（Ⅴ）				三叉神经脑桥核Ⅴ	
	下部	Ⅵ核	Ⅶ核	上泌涎核（Ⅶ）	沟	孤束核上部为味觉核，下部为心-呼吸核（Ⅶ、Ⅸ、Ⅹ）	三叉神经脊束核（Ⅴ、Ⅶ、Ⅸ、Ⅹ）	前庭神经核（Ⅷ）蜗神经核（Ⅷ）
延髓	橄榄上部			下泌涎核（Ⅸ）				
	橄榄中部内侧丘系交叉	Ⅻ核	疑核（Ⅸ、Ⅹ、Ⅺ）	Ⅹ背核				
	锥体交叉		副神经核（Ⅺ）					

附：各对脑神经与脑干相连位置歌诀

中脑连三四，脑桥五至八。

九至十二对，要在延髓查。

14. 脑干内的脑神经运动核

所属机能柱	脑神经核名称	位 置	发出纤维	功 能
一般躯体运动柱	动眼神经核	上丘，中脑水管腹侧	组成动眼神经一般躯体运动纤维	支配上直肌、下直肌、内直肌、下斜肌和提上睑肌
	滑车神经核	下丘阶段，中脑水管腹侧	经左右交叉出脑组成滑车神经	支配上斜肌
	展神经核	脑桥中下部，面丘深面	组成展神经	支配外直肌
	舌下神经核	延髓上部、舌下神经三角深面	组成舌下神经	支配舌内、外肌
特殊内脏运动柱	三叉神经运动核	脑桥中部、三叉神经脑桥核的腹内侧	构成三叉神经运动根	支配咀嚼肌、下颌舌骨肌、二腹肌前腹、鼓膜张肌、腭帆张肌
	面神经核	脑桥下部，被盖腹外侧区的网状结构中	在脑内形成面神经膝，绕过展神经核出脑，构成面神经运动根	支配面肌、颈阔肌、镫骨肌、二腹肌后腹和茎突舌骨肌
	疑核	延髓橄榄上部至内侧丘系交叉平面，延髓腹外侧的网状结构中	分别加入：舌咽神经、迷走神经	支配腭、咽、喉肌和食管上段骨骼肌
	副神经核	延髓锥体交叉至 C_6 节段的前角外侧区	组成副神经脊髓根	胸锁乳突肌、斜方肌
一般内脏运动柱	动眼神经副核	中脑上丘部，动眼神经核的背内侧	发出副交感节前纤维随动眼神经出脑，在睫状神经节换元	节后纤维支配；瞳孔括约肌和睫状肌
	上泌涎核	脑桥下部的网状结构中	发出副交感节前纤维，随面神经至所属副交感神经节换元	节后纤维支配泪腺、下颌下腺和舌下腺
	下泌涎核	延髓橄榄上部的网状结构中	发出副交感节前纤维，随舌咽神经至耳神经节换元	节后纤维支配腮腺
	迷走神经背核	迷走神经三角深面的灰质内，橄榄中部至内侧丘系交叉平面	发出副交感节前纤维加入迷走神经，至器官旁节或器官内节换元	支配颈、胸、腹大部分脏器的活动

15．脑干内的脑神经感觉核

所属功能柱	脑神经核名称	位置	接受纤维	发出纤维	功能
内脏感觉柱	孤束核	界沟外侧，上达脑桥下部，下达内侧丘系交叉平面	来自面神经、舌咽神经、迷走神经的内脏感觉纤维入脑后组成孤束，再分别止于孤束核	①味觉核发出二级纤维达丘脑，中继后再传入大脑皮质味觉中枢；②心－呼吸核发出纤维至网状结构、下丘脑，调节内脏活动	接受味觉和其它内脏感觉信息的第一级中继站，参与味觉分辨及心血管、内脏功能调节
一般躯体感觉柱	三叉神经中脑核	中脑水管周围灰质	接受三叉神经中来自咀嚼肌本体感觉的纤维		接受来自咀嚼肌的本体感觉
	三叉神经脑桥核	脑桥中部三叉神经运动核外侧	接受来自三叉神经的感觉纤维	发出纤维逐节交叉至对侧组成三叉丘系	接受来自头、面部的触、压觉冲动
	三叉神经脊束核	从脑桥中部至延髓下端，甚至达$C_{1、2}$节段	接受三叉神经脊束纤维，来自面神经、舌咽神经和迷走神经的一般躯体感觉纤维		接受来自头、面部的痛、温觉冲动
特殊躯体感觉柱	蜗神经核	延髓上部，菱形窝外侧角听结节的深面	接受蜗神经初级听觉纤维	发出纤维行于双侧的外侧丘系	接受来自内耳的听觉冲动
	前庭神经核	脑桥和延髓、前庭三角区深面	接受前庭神经初级平衡觉纤维	前庭脊髓束、前庭小脑束、内侧纵束等	接受内耳的平衡觉冲动，参与维持身体平衡，调节肌张力和协调眼球运动

16．脑干内主要非脑神经核

	核名称	位　　置	接受纤维	发出纤维	主要功能
延髓	薄束核	延髓下部，薄束结节深面	薄束	发出纤维在中央灰质腹侧左右交叉（内侧丘系交叉），形成内侧丘系	传递躯干，四肢本体感觉和精细触觉
	楔束核	延髓下部，楔束结节深面	楔束		
	下橄榄核	延髓上部，橄榄的深面	接受脊髓、大脑皮质、中脑等处的纤维	发出橄榄小脑束越边向对侧与脊髓小脑后束共同组成小脑下脚入小脑	参与对运动的控制以及对运动学习和记忆的修饰
脑桥	脑桥核	分散于脑桥基底部	接受同侧大脑皮质广泛区域的皮质脑桥纤维	发出脑桥小脑纤维越过中线组成小脑中脚入小脑	传递大脑皮质运动信息
	上橄榄核	脑桥中下部面神经核的腹侧	接受来自双侧蜗神经核的上行纤维	加入外侧丘系	根据双耳传导音响信息的强度和时间差进行音响来源定位
中脑	上丘	中脑上部背侧的板层结构	①来自视网膜和大脑皮质视区的纤维（经上丘臂）②来自听觉中枢、下丘、脊髓的纤维	①发向脊髓的纤维经交叉后组成顶盖脊髓束；②向脑干投射纤维	对视觉信息分析，协调眼、头和身体对视觉刺激的运动反应
	下丘	中脑下部背侧以下丘中央核为主	接受外侧丘系纤维	①传入纤维组成下丘臂入内侧膝状体；②发部分纤维至上丘	听觉传导通路中的中继核，完成由声音引起的转头和眼球运动反射
	顶盖前区核	中脑与间脑交界处，紧靠上丘头端	接受经上丘臂由视网膜发来的纤维	发出纤维至双侧动眼神经副核	完成瞳孔对光反射
	红核	中脑上丘高度的被盖中央部	接受来自小脑中央核和大脑皮质的传入纤维	①红核脊髓束；②红核橄榄束	参与对随意运动的调节
	黑质	位于中脑脚底和被盖之间	与纹状体等有广泛联系		参与对躯体运动的调节

17. 脑干内的上行长纤维

名　称	纤维来源	交叉部位	经行部位			终止部位	功　能
			延髓	脑桥	中脑		
内侧丘系	薄束核 楔束核	延髓中央灰质腹侧	锥体背侧中线两旁	被盖腹侧的边缘	被盖外侧	丘脑腹后外侧核	传递躯干四肢的意识性本体感觉和精细触觉
脊丘系	脊髓对侧后角固有核	脊髓白质前连合	外侧区，下橄榄核的背外侧	内侧丘系的背外侧	内侧丘系的背外侧	丘脑腹后外侧核	传递躯干四肢的痛温觉和粗触觉
三叉丘系	三叉神经脑桥核和三叉神经脊束核	延髓与脑桥内，分散交叉		内侧丘系的背侧	内侧丘系的背侧	丘脑腹后内侧核	传递头面部的浅感觉
外侧丘系	双侧上橄榄核和对侧的蜗背侧核、蜗腹侧核	在脑桥中下部被盖的腹侧，左右纤维交叉并横穿内侧丘系形成斜方体		内侧丘系的外侧	内侧丘系的外侧	大部分纤维终止于下丘核，少数终止于内侧膝状体	传递（双侧）听觉冲动
脊髓小脑后束	脊髓胸核	大部纤维未交叉，少量交叉于白质前连合	外侧部的周边			经小脑下脚入小脑	传导下半身非意识性本体感觉，参与肌张力调节
脊髓小脑前束	脊骨腰骶膨大灰质板层Ⅴ～Ⅷ的外侧部	大部纤维交叉于白质前连合，少量未交叉				经小脑上脚入小脑（前叶）	
内侧纵束	前庭神经核	部分交叉	中央灰质腹侧	第四脑室底浅层，中线两旁	中央灰质腹侧，中线两旁	眼外肌运动核和颈髓前角内侧部	协调眼球运动和头、颈部的姿势

18. 脑干内下行纤维束

纤维束	位　　置	起始核	终止核	主要机能
锥体束（包括皮质核束和皮质脊髓束）	延髓前正中沟两侧 脑桥基底部分散为小束 中脑大脑脚底中3/5	大脑皮质	皮质核束纤维止于脑干内躯体运动核和特殊内脏运动核，皮质脊髓束止于脊髓前角	头面部骨骼肌 躯干和四肢骨骼肌
红核脊髓束		中脑红核	脊髓前角细胞	兴奋脊髓前角屈肌运动神经元
顶盖脊髓束	内侧丘系的背侧	中脑顶盖	脊髓前角细胞	与头颈部诸肌协同完成视听反射
内侧纵束	顶盖脊髓束背侧	Ⅷ核、Ⅵ核、Ⅳ核、Ⅲ核	脊髓前角细胞	与视、听反射活动有关

19. 脑干内的纤维交叉

名　　称	组　　成	功能、性质
锥体交叉	左、右锥体束的纤维在中央管前方交叉	一侧大脑皮质支配对侧脊髓前角的运动神经元
内侧丘系交叉	薄束核和楔束核发出的纤维在中央管腹侧交叉	将本体感觉冲动传向对侧丘脑
三叉丘系交叉	三叉神经脊束核和三叉神经脑桥核发出的纤维交叉	将一侧头面部感觉冲动传向对侧丘脑
外侧丘系交叉	由蜗神经发出的部分感觉性纤维交叉	使部分听觉冲动传向对侧大脑皮质
被盖背侧交叉	由上丘发向脊髓的纤维交叉形成顶盖脊髓束	参与眼、头和身体对视觉刺激的反射活动
被盖腹侧交叉	由红核发出的纤维交叉形成红核脊髓束	属锥体外系，参与躯体运动的调控

20. 小脑核

小脑核
- 顶核：接受旧小脑和前庭核的纤维
- 中间核
  - 球状核：接受新、旧小脑的纤维
  - 栓状核：接受新、旧小脑的纤维
- 齿状核：接受新小脑的纤维

21．小脑脚的纤维组成

小脑脚	相连的脑干	传入纤维	传出纤维
小脑上脚（结合臂）	中脑	脊髓小脑前束 三叉小脑束、红核小脑束 顶盖小脑束	小脑（中央核）红核束 小脑（中央核）丘脑束
小脑中脚（桥臂）	脑桥	脑桥小脑束 网状小脑束	小脑脑桥束
小脑下脚（绳状体）	延髓	前庭小脑束、前庭神经纤维 脊髓小脑后束、楔小脑束 橄榄小脑束、网状小脑束	小脑前庭束 顶核延髓束

22．间脑的分部

- 间脑
  - 背侧丘脑
    - 丘脑前结节
    - 丘脑枕
  - 后丘脑
    - 内侧膝状体
    - 外侧膝状体
  - 上丘脑
    - 缰三角
    - 丘脑髓纹
    - 松果体
  - 底丘脑：丘脑与中脑的移行部
  - 下丘脑
    - 视交叉
    - 灰结节→漏斗→垂体
    - 乳头体

23．背侧丘脑的核团

核团名称	作用
前核	联络核
内侧核	转换核
外侧核：背侧部；腹前核（腹前核、腹外间核、腹后核（腹后外侧核、腹后内侧核））	
	非特异性投射核团

24．下丘脑的主要核团（三带四区）

	视前区	视上区	结节区	乳头区
室周带	室周核	室周核		
内侧带	视前内侧区	视交叉上核 下丘脑前区 室旁核 视上核	漏斗核 下丘脑背侧区 下丘脑背内侧核下丘脑腹内侧核	乳头体核 下丘脑后区
外侧带	视前外侧区	下丘脑外侧区	结节核	下丘脑外侧区

25．下丘脑的纤维联系

分类	名称	说明
传入纤维	内侧前脑束 穹隆	隔区、嗅区→下丘脑 海马→乳头体
传出纤维	前脑内侧束 乳头丘脑束 乳头背盖束	下丘脑→隔区、嗅区 乳头体→背丘脑前核 乳头体→中脑被盖
	背侧纵束	下丘脑－中脑→脊髓侧角 下丘脑－中脑→脑干副交感核
	视上，室旁垂体束 结节漏斗束	多种神经内分泌物质经结节漏斗束，通过垂体门脉输送至腺垂体

间脑的主要功能：①背丘脑腹后核和后丘脑是人体感觉传导的最后中继站；②下丘脑是内脏活动、内分泌的较高级中枢。

26．下丘脑的生理功能

生理功能	部位	临床表现
调节体温	视前区/下丘脑前部——体温调节中枢的整合中心部位	体温不正常
调节摄食行为	外侧区——饥饿中枢 腹内侧区——饱中枢 调节水平衡的中枢靠近摄食中枢	厌食，体重下降 贪食，肥胖
调节水平衡和 ADH 的分泌	视交叉上核、室旁核有渗透压感受器，并能合成 ADH（AVP）	中枢性高钠血症、尿崩症或异常抗利尿激素综合征
调节腺垂体的分泌活动	腹内侧正中隆起——通过分泌相应激素调节腺垂体的活动	内分泌功能障碍（性功能低下，ACTH、GH 或 PRL 分泌异常）

续 表

生理功能	部　　位	临床表现
影响情绪反应	下丘脑外侧区——防御反应区 下丘脑前区——“促营养性”（副交感）	情绪、性格变化
影响自主神经活动	下丘脑后区——“促活动性”（交感）	自主神经功能紊乱
控制生物节律活动	视交叉上核	生物节律活动紊乱

27. 大脑的形态和构造

- 大脑
  - 表面沟回
    - 额叶
      - 中央前回：运动中枢
      - 额上回
      - 额中回：后 1/3 为书写中枢，稍前为眼球协调运动中枢
      - 额下回：后 1/3 为运动性语言中枢，损伤后表现运动性失语症
      - 旁中央小叶：运动中枢
      - 眶回
    - 顶叶
      - 中央后回：感觉中枢
      - 顶上小叶
      - 缘上回：听感觉性语言中枢
      - 角回：视感觉性语言中枢
      - 楔前叶
    - 枕叶
      - 楔回、舌回：视觉中枢
    - 颞叶
      - 颞上回：听觉中枢
      - 颞中回
      - 颞下回
      - 颞横回：听觉中枢
      - 扣带回、海马回、海马回钩：内脏活动调节中枢、嗅觉中枢
    - 岛叶：位于大脑外侧沟底部
  - 内部结构
    - 灰质
      - 大脑皮质：由神经细胞和神经胶质构成，厚度 2～3mm，细胞一般分 6 层，约 140 亿
      - 皮质下核
        - 尾状核
        - 豆状核
          - 壳核
          - 苍白球：旧纹状体
        - 屏状核
        - （尾状核、壳核：新纹状体；尾状核、豆状核：锥体外系）
      - 嗅脑：包括嗅球、嗅束、嗅三角、前穿质、海马、齿状回
    - 白质
      - 胼胝体：为连接两侧大脑半球新皮质的纤维
      - 联合系：为连接同侧半球不同部位皮质的纤维，有钩束、上下纵束和扣带等
      - 内囊：为投射纤维集中通过的部位，分前肢、膝、后肢 3 部分

28. 边缘系统

复习要点	说　明
概念	由边缘叶和有关的皮质、皮质下结构组成
组成	杏仁体、下丘脑、上丘脑、背侧丘脑前核、中脑被盖
纤维联系	前脑内侧束（隔核下丘脑中脑被盖）
	穹窿（海马→乳头体）
	乳头丘脑束（乳头体→丘脑前核）
	终纹（杏仁体→隔区）
	丘脑髓纹（隔区→缰核）
特点	在种系发生上出现较早，神经联系十分复杂
主要功能	嗅觉和内脏活动，参与个体生存和种族繁衍功能
	海马参与记忆活动

29. 大脑皮质功能定位

中　枢	部　位
躯体运动区（运动中枢）	中央前回及中央旁小叶前半部
躯体感觉区（感觉中枢）	中央后回及中央旁小叶后半部
视区（视觉中枢）	枕叶内侧面距状沟上、下皮质
听区（听觉中枢）	颞时颞横回
嗅区（嗅觉中枢）	海马回钩附近
内脏活动中枢	边缘叶（扣带回和海马旁回）
语言中枢（优势半球）	
运动性语言中枢（说话中枢）	额下回后部
书写中枢（写字中枢）	额中回后部
听觉性语言中枢（听话中枢）	颞上回后部
视觉性语言中枢（阅读中枢）	角回

30. 大脑纤维束

纤维性质	构成部位或名称
联合纤维	胼胝体、前联合、穹窿
联络纤维	上纵束、下纵束、钩束、扣带、弓状纤维
投射纤维	绝大部分经过内囊
	内囊前肢：额桥束、丘脑前辐射
	内囊膝：皮质核束
	内囊后肢：皮质脊髓束、丘脑中央辐射、顶枕颞桥束 听辐射、视辐射

31. 侧脑室的分部

分　部	位　置	特　点
前角	在额叶内	
中央部	在顶叶内	有脉络丛，产生脑脊液
下角	在颞叶内	有脉络丛，产生脑脊液
后角	在枕叶内	

32. 基底核的组成

基底核
- 尾状核 } 新纹状体 } 纹状体
- 豆状核
  - 壳核 } 新纹状体 } 纹状体
  - 苍白球：旧纹状体 } 纹状体
- 杏仁核：与尾状核尾相连
- 屏状核：位于岛叶皮质与豆状核之间

33. 基底核受损害的症状

项　目	运动过少而肌紧张过强综合征	运动过多而肌紧张不全综合征
病例	震颤麻痹（帕金森病）	舞蹈病与手足徐动症
临床表现	①肌紧张增强 ②随意运动减少 ③常有静止性震颤	①肌紧张减弱 ②随意运动增多
主要病变部位	黑质	新纹状体
发病机制	黑质上行抵达纹状体的多巴胺递质系统功能受损，导致纹状体内乙酰胆碱递质系统功能亢进	纹状体中胆碱能和 γ - 氨基丁酸能神经元下行至黑质反馈控制多巴胺的功能受损，黑质多巴胺能神经元活动相对亢进

34. 各中枢对内脏活动的调节

中枢部位	主 要 作 用	说　明
脊髓	初级中枢	可完成基本的血管张力反应、发汗反应、排尿反应、排便反应、勃起反应，但不精确，不能完全适应生理需要
脑干	基本中枢	延髓：基本生命中枢（心血管活动、呼吸中枢）；脑桥：呼吸调整中枢、长吸中枢；中脑：瞳孔对光反射中枢，脑干网状结构：交感神经活动中枢
下丘脑	皮质下内脏活动的高级中枢	体温调节中枢、摄食中枢及饱中枢、调节水平衡、调节垂体激素的分泌、影响情绪反应等
大脑	重要高级中枢	边缘叶影响情绪反应，影响摄食行为，参与记忆活动，影响其他植物神经反应，维持个体和种族生存 新皮质：对内脏活动有调节作用

四、试题精选

（一）填空题

1. 神经系统由①________和②________两部分组成。

2. 脊髓位于①________内，在②________处与脑的③________相连，脊髓有④________节段，其中颈段有⑤________节，胸段有⑥________节，腰段有⑦________节。

3. 脊髓下端在成人约平第①________下缘，在新生儿平第②________。脊髓前外侧沟有③________附着，其功能性质是④________；脊髓后外侧沟有⑤________附着，其功能性质是⑥________。

4. 脑干由上而下由①________、②________和③________组成。

5. 第四脑室由①________、②________和③________围成。

6. 脊髓胸段右侧横断，导致肢体①________侧痛、温觉消失，②________侧深感觉消失，③________侧精细触觉消失。

7. 间脑分为①________、②________、③________、④________和⑤________五部分。

8. 大脑半球表面的灰质称①________，深部的白质称②________，其内包埋的灰质核团称③________，端脑内的室腔称④________。

9. 基底核包括①________、②________、③________和④________。⑤________和⑥________称新纹状体，⑦________称为旧纹状体。

10. 内囊前肢位于①________和②________之间，内含③________和④________；内囊后肢位于⑤________和⑥________之间，有⑦________、⑧________、⑨________、⑩________和通过。

11. 中脑内的运动神经核有①________、②________和③________。

12. 位于脑桥内的躯体及特殊内脏运动的脑神经核是①________、②________和③________。

13. 位于延髓内的躯体及特殊内脏运动的脑神经核是①________、②________和③________，位于延髓内的副交感神经核是④________和⑤________。

14. 左侧视束断裂，导致左眼①________侧和右眼②________侧视野偏盲。

（二）选择题

【A 型题】

1. 成人脊髓下端平对腰椎的序数是
   A　第1
   B　第2
   C　第3
   D　第4
   E　第5

2. 脊柱何处损伤可伤及脊髓骶段？
   A　第11 胸椎
   B　第12 胸椎
   C　第1 腰椎
   D　第3 腰椎
   E　第5 腰椎

3. 脊髓后角固有核的功能性质是
A 躯体运动
B 躯体感觉
C 内脏感觉
D 交感神经
E 副交感神经

4. 背侧丘脑腹后外侧核接受
A 三叉丘系纤维
B 内侧丘系、脊髓丘系
C 嗅觉纤维
D 味觉纤维
E 内脏感觉纤维

5. 第11~12胸椎受损伤可累及脊髓的节段是
A 胸段
B 腰段
C 骶段
D 腰、骶段
E 骶、尾段

6. 脐平面以下浅感觉消失，可能损伤的脊髓节段是
A 第4节胸髓
B 第7节胸髓
C 第10节胸髓
D 第12节胸髓
E 第2节腰髓

7. 脊髓本体感觉传导的一级纤维是
A 楔束
B 内侧丘系
C 内侧纵束
D 红核脊髓束
E 脊髓丘脑侧束

8. 脊髓后索的纤维排列由内向外依次为
A 颈、胸、腰、骶
B 腰、骶、颈、胸
C 胸、腰、骶、颈
D 骶、腰、胸、颈
E 骶、颈、胸、腰

9. 在脊髓内经中继后下行传导束是
A 脊髓丘脑侧束
B 薄束
C 锥体系
D 脊髓小脑前束
E 内侧纵束

10. 脊髓上端在平对何处与延髓相连接
A 第1颈椎
B 枕骨大孔
C 斜坡
D 枕外隆凸
E 枕髁

11. 脊髓中经白质前联合交叉到对侧的是
A 红核脊髓束
B 薄束
C 楔束
D 皮质脊髓侧束
E 脊髓丘脑束

12. 脊髓中的交感神经低级中枢是
A 中间外侧核
B 中间内侧核
C 网状结构
D 背核
E 骶中间外侧核

13. 脊髓后索受损伤时
A 闭眼时指鼻不准确
B 受损的对侧有痛觉障碍
C 闭眼时能确定关节的位置
D 闭眼时身体直立不摇晃
E 闭眼时不能确定各关节的位置

14. 切断下述哪条纤维束可引起痛、温觉消失
A 内侧纵束
B 外侧丘系
C 脊髓丘脑束
D 薄束和楔束
E 脊髓小脑前后束

15. 延髓中与脑神经相关的核团是

A　孤束核
B　上泌涎核
C　薄束核
D　楔束核
E　下橄榄核

16. 延髓内的副交感神经核是
A　上泌涎核
B　疑核
C　孤束核
D　迷走神经背核
E　面神经核

17. 丘系交叉
A　位于延髓下端
B　是痛、温觉纤维的交叉
C　经脊髓前连合逐节交叉
D　交叉后的纤维组成三叉丘系
E　是薄束核和楔束核发出的纤维左右交叉而成

18. 脑桥被盖部与基底部的分界是
A　锥体交叉
B　斜方体
C　黑质
D　丘系交叉
E　中央灰质

19. 小脑最大的传出纤维是
A　小脑上脚
B　小脑中脚
C　小脑下脚
D　前髓帆
E　后髓帆

20. 第三脑室与第四脑室相通的结构是
A　正中孔
B　下丘脑沟
C　中脑水管
D　室间孔
E　外侧孔

21. 第四脑室是位于
A　延髓、脑桥和中脑间的室腔
B　脑桥、中脑和小脑间的室腔
C　中脑、小脑和延髓间的室腔
D　延髓、脑桥和小脑间的室腔
E　中脑、间脑和小脑间的室腔

22. 延髓与脑桥在外形上的分界标志是
A　髓纹
B　界沟
C　延髓脑桥沟
D　延髓脑桥沟和界沟
E　延髓脑桥沟和髓纹

23. 中脑被盖与大脑脚底的分界标志是
A　中央灰质
B　中脑水管
C　黑质
D　斜方体前缘
E　小脑上脚交叉

24. 面神经丘深面的结构是
A　面神经核
B　滑车神经核
C　展神经核
D　疑核
E　三叉神经运动核

25. 右侧内囊损伤导致
A　两眼视野同侧半偏盲
B　对侧半身瘫痪
C　右侧浅感觉障碍
D　双侧额纹消失
E　右侧半身瘫痪

26. 从脑干背面出脑的脑神经是
A　动眼神经
B　三叉神经
C　滑车神经
D　展神经
E　舌下神经

27. 与内侧纵束相关联的核团是
A　前庭核
B　孤束核
C　舌下神经核

D 副神经核
E 动眼神经副核

28. 上丘
A 视觉中枢
B 瞳孔对光反射中枢
C 听觉中枢
D 嗅觉反射中枢
E 发出顶盖脊髓束至脊髓，完成视、听引起的反射活动

29. 经内囊膝的传导束为
A 皮质脊髓束
B 丘脑皮质束
C 皮质核束
D 视辐射
E 内侧丘系

30. 属于脑干腹侧面的结构是
A 上丘
B 菱形窝
C 乳头体
D 锥体
E 薄束结节

31. 不属于下丘脑结构的是
A 乳头体
B 灰结节
C 视交叉
D 漏斗
E 外侧膝状体

【B 型题】

A 额中回后部
B 额下回后部（Broca 区）
C 颞上回后部
D 角回
E 颞横回

1. 运动性语言中枢（说话中枢）位于
2. 书写中枢（写字中枢）位于
3. 听觉性语言中枢（听话中枢）位于
4. 视觉性语言中枢（阅读中枢）位于
5. 听觉中枢位于

A 中央前回
B 中央后回
C 颞横回
D 距状沟上下枕叶皮质
E 边缘叶

6. 第一躯体运动区位于
7. 第一躯体感觉区位于
8. 视觉区位于
9. 听觉区位于
10. 内脏活动中枢位于

A 在脊髓内交叉
B 在延髓内交叉
C 在脑桥交叉
D 在中脑交叉
E 在丘脑内交叉

11. 皮质脊髓束
12. 薄束核和楔束核的上行纤维
13. 躯干、四肢的浅感觉传导纤维

A 一般内脏运动核
B 躯体运动核
C 基底核
D 特殊内脏运动核
E 接受一侧皮质核束的纤维

14. 迷走神经背核是
15. 展神经核是
16. 舌下神经核是

A 锥体束
B 额桥束
C 顶桥束
D 枕桥束
E 颞桥束

17. 大脑脚底的中 3/5 为
18. 大脑脚底的内侧 1/5 为

A　孤束核
B　舌下神经核
C　下泌涎核
D　三叉神经脊束核
E　迷走神经背核

19. 舌咽神经副交感纤维的起核是
20. 面神经内脏感觉纤维的终核是
21. 三叉神经躯体感觉纤维的终核是
22. 迷走神经躯体感觉纤维的终核是

A　疑核
B　面神经核
C　舌下神经核
D　迷走神经背核
E　动眼神经副交感核

23. 只接受对侧皮质核束纤维的核团是
24. 接受双侧皮质核束纤维的核是
25. 部分接受双侧、部分接受对侧皮质核束纤维的是

A　延髓
B　脑桥
C　中脑
D　小脑
E　下丘脑

26. 调节心血管活动的基本中枢在
27. 调节呼吸运动的基本中枢在
28. 角膜反射中枢在
29. 瞳孔对光反射中枢在
30. 体温调节中枢在

A　间脑
B　中脑
C　脑桥
D　小脑
E　延髓

31. 面神经核位于
32. 孤束核位于
33. 外侧膝状体所属的脑是
34. 薄束核位于

［X 型题］

1. 脊髓
A　白质位于表层
B　后外侧沟内有脊神经后根
C　灰质前角为运动神经元
D　只有胸腰段脊髓有侧角
E　灰质后角为联络神经元
2. 脊髓侧角和相当侧角位置的是
A　感觉神经低级中枢
B　躯体运动神经初级中枢
C　混合神经脊髓中枢
D　交感神经低级中枢
E　副交感神经低级中枢
3. 脊髓内上行传导束有
A　薄束
B　楔束
C　内侧纵束
D　脊髓小脑前、后束
E　脊髓丘脑侧束
4. 脊髓前角损伤
A　属于下运动神经元损伤
B　伤侧感觉障碍
C　所支配的肌腱反射消失
D　伤侧下肢病理反射呈阳性
E　所支配的肌肉瘫痪并逐渐萎缩
5. 脊髓半横断损伤出现
A　伤侧以下痉挛性瘫痪
B　伤侧以下精细触觉丧失
C　损伤的对侧感觉正常
D　损伤的对侧反射亢进
E　损伤平面的对侧 1～2 节段以下痛、温觉丧失
6. 第四脑室
A　第四脑室底即菱形窝

B 顶朝向小脑

C 经中脑水管通第三脑室

D 向下通脊髓中央管

E 经正中孔和外侧孔通蛛网膜下腔

7. 延髓的内部结构有

A 锥体束

B 下橄榄核

C 疑核

D 迷走神经背核

E 三叉神经脊束核

8. 脑干的组成包括

A 间脑

B 中脑

C 脑桥

D 延髓

E 小脑

9. 中脑内有

A 滑车神经核

B 动眼神经核

C 黑质

D 展神经核

E 上橄榄核

10. 舌下神经核

A 接受双侧皮质核束的支配

B 发出舌下神经至双侧舌肌

C 发出舌下神经至同侧舌肌

D 一侧舌下神经核损伤，患侧舌肌瘫痪

E 一侧舌下神经核损伤，伸舌时舌尖偏向患侧

11. 锥体交叉

A 在延髓下部交叉

B 只有85%的纤维交叉

C 交叉后的纤维组成锥体束

D 交叉后的纤维于脊髓侧索内下降

E 不交叉的纤维组成皮质脊髓前束

12. 属于下丘脑的结构有

A 垂体

B 乳头体

C 灰结节

D 视交叉

E 外侧膝状体

13. 上丘脑

A 有缰三角

B 有松果体

C 有丘脑髓纹

D 缰三角内有缰核

E 正常人自16岁开始松果体逐渐退化

14. 丘脑腹后核接受的纤维有

A 三叉丘系

B 内侧丘系

C 外侧丘系

D 脊髓丘系

E 听辐射

15. 基底核

A 由纹状体等核团组成

B 苍白球是旧纹状体

C 豆状核、尾状核又称新纹状体

D 尾状核和壳核是新纹状体

E 纹状体属于锥体外系

16. 侧脑室

A 经室间孔通第三脑室

B 后角入枕叶

C 下角室底可见海马

D 中央部位于额叶、顶叶

E 分为前、后、下角及中央部四部分

17. 大脑半球联合纤维包括

A 前连合

B 胼胝体

C 穹窿连合

D 缰连合

E 内囊

18. 内囊

A 分前肢、后肢和膝部三部分

B 是主要的投射系

C 有运动与感觉纤维通过

D 损伤后出现对侧“三偏综合征”

E 位于丘脑、尾状核与豆状核之间

19. 属于延髓内的神经核是

A 薄束核

B 孤束核

C 面神经核

D 疑核

E 舌下神经核

20. 位于脑干内的反射低级中枢有

A 排尿反射中枢

B 角膜反射中枢

C 瞳孔对光反射中枢

D 心血管活动中枢

E 调节呼吸运动中枢

（三）简答题

1. 试述脊髓灰质的结构和功能。

2. 试述脊髓节段与椎骨的对应关系。

3. 脊髓为何会有颈膨大和腰骶膨大？

4. 临床上第4、5腰椎之间的椎间盘因病变而向椎管内突出较为常见，请问突出之后神经系统的什么结构受到压迫？

5. 连于中脑、脑桥和延髓和脑神经各有哪些？各与什么神经核相联系？

6. 脑干内有哪些上行传导纤维束？有哪些下行传导纤维束？

7. 脑干内有哪些副交感神经核？各支配什么结构？

8. 简述丘脑的位置及分部。

9. 试述丘脑特异性投射核团的纤维联系。

10. 下丘脑中有哪些主要的核团？

11. 简述下丘脑的主要生理功能。

12. 试述小脑的分部、功能及损伤后的症状。

13. 简述基底核的组成。

14. 简述大脑皮层的各种功能定位。

15. 简述边缘系统的组成及功能。

16. 何谓内囊？分哪几部分？各有哪些纤维通过？

17. 试比较上、下运动神经元受损伤的临床表现。

18. 与脊髓相比，脑干内部结构主要有哪些变化？

19. 简述中脑内非脑神经核团的名称及作用。

20. 简述第四脑室的构成及其交通。

21. 简述内囊的位置、结构及右侧内囊损伤的临床表现。

22. 脊髓半横断后，哪些重要的传导束损伤？出现哪些主要临床症状？其原因如何？

（四）填图

1. 大脑半球

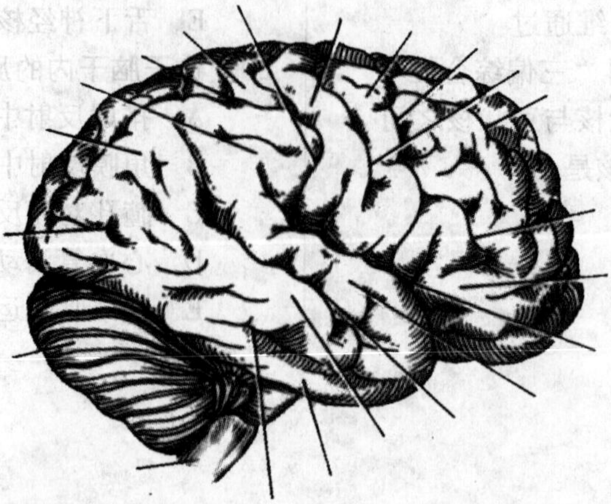

2. 内囊

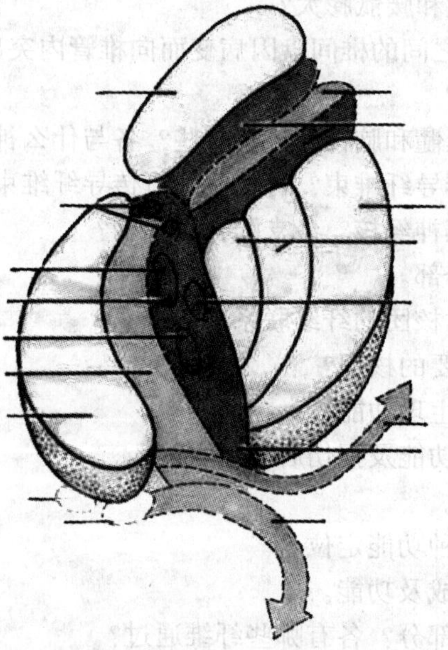

3. 脊髓

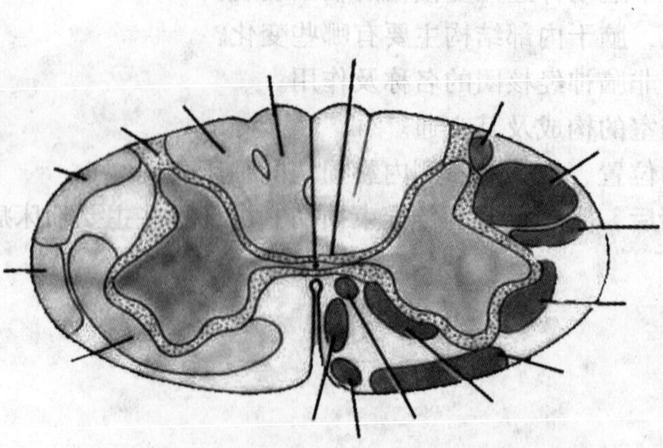

参 考 答 案

（一）填空题

1. ①中枢神经系统　②周围神经系统
2. ①椎管　②枕骨大孔　③延髓　④31　⑤8　⑥12　⑦5
3. ①1 腰椎　②3 腰椎　③脊神经前根　④运动性　⑤脊神经后根　⑥感觉性
4. ①中脑　②脑桥　③延髓
5. ①脑桥　②延髓　③小脑
6. ①左　②右　③右
7. ①背侧丘脑　②上丘脑　③下丘脑　④后丘脑　⑤底丘脑
8. ①大脑皮质　②大脑髓质　③基底核　④侧脑室
9. ①尾状核　②豆状核　③屏状核　④杏仁体　⑤尾状核　⑥壳（核）　⑦苍白球
10. ①豆状核　②尾状核　③额桥束　④丘脑前辐射　⑤豆状核　⑥背侧丘脑　⑦皮质脊髓束　⑧皮质红核束　⑨丘脑中央辐射　⑩顶枕颞桥束
11. ①动眼神经核　②动眼神经副核　③滑车神经核
12. ①三叉神经运动核　②展神经核　③面神经核
13. ①疑核　②副神经核　③舌下神经核　④下泌涎核　⑤迷走神经背核
14. ①右　②右

（二）选择题

【A 型题】

1. A　2. C　3. B　4. B　5. B　6. C　7. A　8. D　9. E　10. B
11. E　12. A　13. E　14. C　15. A　16. D　17. E　18. B　19. A　20. C
21. D　22. E　23. C　24. C　25. B　26. C　27. A　28. E　29. C　30. D
31. E

【B 型题】

1. B　2. A　3. C　4. D　5. E　6. A　7. B　8. D　9. C　10. E
11. B　12. B　13. A　14. A　15. B　16. B　17. A　18. B　19. C　20. A
21. D　22. A　23. C　24. A　25. B　26. A　27. A　28. B　29. C　30. E
31. C　32. E　33. A　34. E

【X 型题】

1. BCD　2. DE　3. ABDE　4. ACE　5. ABE　6. ABCDE
7. ABCDE　8. BCD　9. ABC　10. DE　11. ABDE　12. BCD
13. ABCDE　14. ABD　15. ABCDE　16. ABCDE　17. ABC　18. ABCDE
19. ABC　20. BCDE

（三）问答题

1、2 题答案要点查阅本章基本内容复习中相关内容。

3. 答：上下肢的传入传出神经分别与脊髓颈段和腰骶段相连，那里的神经细胞比脊髓胸段大为增多，因而形成了颈膨大和腰骶膨大。人类上肢的神经支配比下肢细致复杂，故颈膨大更为明显。

4. 答：第 4 ~5 腰椎间盘向椎管内突出时所压迫的不是脊髓而是马尾神经根。

5 ~17 题答案要点查阅基本内容复习中的相关内容。

18. 答：与脊髓相比，脑干内部结构主要有以下变化：①灰质不再连贯成细胞核，而分化为断续的脑神经核团；②许多纤维传导束在脑干交叉传导，打乱了脊髓原来灰、白质的界限；③延髓上部中央管向后扩大为第四脑室，使原来脊髓前角和后角的腹背关系变成了内、外关系，即界沟内侧为运动神经核团，界沟外侧是感觉神经核团；④脑干中央区出现了较大范围的网状结构；⑤脑干内出现了红核、黑质等新的神经核团。

19. 题答题要点参阅本章基本内容复习相关内容。

20. 答：第四脑室的构成：第四脑室是位于脑桥、延髓和小脑之间的室腔，由菱形窝和第四脑室盖构成。第四脑室盖前部由上髓帆和小脑上脚构成；后部由下髓帆和第四脑室脉络组织构成。第四脑室的交通：第四脑室上通中脑水管，下续脊髓中央管，后借第四脑室一个正中孔和两个外侧孔与小脑延髓池处的蛛网膜下腔相通。

21. 答：内囊位于背侧丘脑、尾状核和豆状核之间，在水平切面上呈“ > < ”形，可分为 3 部：①内囊前肢位于豆状核和尾状核之间，内含额桥束和丘脑前辐射；②内囊后肢位于豆状核和背侧丘脑之间，有皮质脊髓束、皮质红核束、丘脑中央（上）辐射、顶枕颞桥束、视辐射和听辐射通过；③内囊膝部位于前、后肢会合处，有皮质核（脑干）束通过。一侧内囊损伤的特殊表现为“三偏征”，即病灶对侧上、下肢瘫痪；对侧躯干和上、下肢感觉障碍以及双眼对侧同向性偏盲。

右侧内囊损伤患者可有以下临床表现：①病变累及右侧内囊后肢的丘脑中央辐射，左侧躯干及上、下肢浅、深感觉传导通路受阻，左侧半身浅、深感觉丧失；②左侧半身痉挛性瘫痪，左侧睑裂以下面肌、舌肌、躯干、上肢、下肢瘫痪是病变累及内囊后肢皮质脊髓束和内囊膝部皮质核束。③累及视辐射，双眼病灶对侧视野的光传导路（病灶侧眼视网膜的颞侧半和健侧眼视网膜的鼻侧半的视觉传导通路）受阻，出现右眼鼻侧半视野、左眼颞侧半视野偏盲。

22. 答：①同侧皮质脊髓束损伤：横断面以下脊髓前角细胞失去了大脑皮质运动神经元对其的控制，表现为脱抑制后的机能释放，即出现同侧损伤节段以下肌肉痉挛性瘫痪，随意运动丧失，肌张力增高，腱反射亢进，出现病理反射，如 Babinski 征阳性，但肌不萎缩；②同侧后索内的薄束、楔束损伤：来自同侧肌肉，肌腱、关节的本体感觉及来自皮肤的精细触觉冲动传导通路被阻断，导致同侧损伤平面以下的意识性深感觉及精细触觉障碍；③同侧的脊髓丘脑侧、前束损伤：表现为对侧损伤平面以下 1 ~2 个节段以下温痛觉、粗触觉丧失，但由于对侧精细触觉正常，粗触觉的障碍不易被察觉；④脊髓小脑前、后束损伤：表现为平衡、协调运动障碍。

（汪华侨　李振中）

第十五章 周围神经系统

一、复习要点

1. 脊神经的组成，颈丛、臂丛、腰丛和骶丛的组成。

2. 膈神经、肌皮神经、正中神经、桡神经、尺神经、腋神经、股神经、坐骨神经的走行和分布。胸神经前支的走行。

3. 各脑神经的性质、与脑相连的部位、出入颅的部位和分布。

4. 交感神经和副交感神经低级中枢的部位，主要分布范围。节前神经元、节后神经元、节前纤维和节后纤维的概念。

二、名词解释

1. 鼓索	是面神经在出茎乳孔前约6mm处发出的分支，行向前上进入鼓室，然后穿岩鼓裂出鼓室，至颞下窝，行向前下并入舌神经的部分。鼓索含有两种纤维：味觉纤维随舌神经分布于舌前2/3的味蕾司味觉；内脏运动纤维经下颌下神经节内交换神经元后，节后纤维分布于下颌下腺和舌下腺，支配腺体分泌
2. 自主神经	是指内脏运动神经，包括交感神经和副交感神经两部分。支配平滑肌、心肌的运动和腺体的分泌，共同调节和控制心、血管以及胸腔、腹腔大部分脏器的活动，直接参与人体的新陈代谢活动。由于内脏运动神经在很大程度上不受意识的直接控制，故称为自主神经
3. 节前、后神经元	内脏运动神经从低级中枢到所支配的器官须有两级神经元（肾上腺髓质例外）。第一级神经元的胞体位于脑干和脊髓内，自主神经节以前，故称为节前神经元，发出的纤维为节前纤维；第二级神经元的胞体则位于交感和副交感神经节内，称为节后神经元，发出的纤维为节后纤维
4. 白交通支	位于交感神经节与相应的脊神经之间，是节前纤维进入椎旁节的交通支，呈白色，故称为白交通支。白交通支只存在于胸1～腰3各脊神经的前支与相应的交感干神经节之间
5. 灰交通支	连于交感干与31对脊神经前支之间，由交感神经节发出返回脊神经的节后纤维组成，多无髓鞘，色灰暗，故称为灰交通支
6. 迷走神经下节	属于内脏感觉神经节，由假单极神经元聚集而成，周围支分布于颈部、胸部、腹部脏器，中枢突终止于孤束核

续 表

7. 迷走神经上节	属于躯体感觉神经节，由假单极神经元聚集而成，周围突分布于耳郭、外耳道皮肤和硬脑膜，中枢突终止于三叉神经脊束核
8. 睫状神经节	属于副交感神经节，连接于动眼神经下支上，动眼神经副核发出的纤维在此换元后支配瞳孔括约肌和睫状肌
9. 翼腭神经节	属于副交感神经节，连接于上颌神经上，由上泌涎核发出的纤维，经岩大神经在此换元后，经颧神经、泪腺神经支配泪腺分泌
10. 下颌下神经节	属于副交感神经节。连接于舌神经上，由上泌涎核发出的纤维，经面神经的鼓索加入舌神经在此换元后，支配下颌下腺和舌下腺的分泌
11. 耳神经节	属于副交感神经节，连接于下颌神经上，由下泌涎核发出的节前纤维，经岩小神经在此换元后，经耳颞神经到达腮腺司其分泌
12. 交感神经节	由内脏神经的交感神经节后神经元胞体聚集而成。分为两类：一类为椎旁节，位于交感干上；另一类为椎前节（包括腹腔节、肠系膜上节、肠系膜下节等）
13. 舌咽神经上节	属于躯体感觉神经节，由假单极神经元聚集而成。周围支分布于耳后皮肤，中枢突终止于三叉神经脊束核
14. 舌咽神经下节	属于内脏感觉神经节，由假单极神经元聚集而成。周围突分布于咽、舌后 1/3、咽鼓管、鼓室等处的黏膜以及颈动脉窦、颈动脉小球、舌后 1/3 味蕾，中枢突终止于孤束核

三、基本内容复习

1. 周围神经的纤维类型

类　别	性　质	作　用
传入神经纤维	躯体一般传入	传导皮肤和肌感受器的感觉
	躯体特殊传入	传导视觉和听觉
	内脏一般传入	传导内脏感觉
	内脏特殊传入	传导味觉和嗅觉
传出神经纤维	躯体一般传出	支配骨骼肌运动
	内脏一般传出	支配内脏运动（植物性神经）
	内脏特殊传出	支配面部某些肌的运动

2. 脊神经丛的分支

丛	神　经	皮肤分布	支　配　肌	损伤表现
颈丛	耳大神经	耳郭及腮腺区皮肤		
	枕小神经	耳后及枕部皮肤		
	颈横神经	颈部皮肤		
	锁骨上神经 膈神经	颈下部、锁骨上、肩部皮肤 胸膜、心包、肝、胆囊	膈	呼吸困难
臂丛	正中神经	手掌面（掌心，鱼际）桡侧半三个半指皮肤	前臂旋前肌、大部屈肌、鱼际肌（拇收肌除外），1、2蚓状肌	“猿手”
	尺神经	手尺侧半皮肤	前臂小部分屈肌小鱼际肌，拇收肌，3、4蚓状肌，全部骨间肌	“鹰爪手”
	桡神经	臂后、前臂后及手背面、桡侧半皮肤	臂后、前臂后群全部伸肌	腕下垂
	肌皮神经	臂外侧皮肤	前臂前群肌	
	腋神经	肩部皮肤	三角肌、小圆肌	方形肩
	胸长神经		前锯肌	
	胸背神经		背阔肌	
	肩胛上神经		冈上肌、冈下肌	
	肩胛背神经		肩胛提肌、菱形肌	
	肩胛下神经		肩胛下肌、大圆肌	
	胸前神经		胸大肌、胸小肌	
胸神经前支	肋间神经（1～11对），肋下神经（第12对）	胸、腹壁皮肤，胸膜、腹膜	肋间内、外肌，腹直肌，腹外斜肌、腹内斜肌、腹横肌	
腰丛	髂腹下神经	臀外侧、腹股沟区皮肤	腹壁肌（下部）	
	髂腹股沟神经	腹股沟区、阴囊（唇）皮肤	腹壁肌（下部）	
	生殖股神经，股外侧皮神经	阴囊（唇）、股三角皮肤 大腿外侧皮肤	提睾肌	
	股神经	大腿前面、小腿内侧，足内侧缘皮肤	股前群肌	
	闭孔神经	大腿内侧皮肤	股内侧群肌	
骶丛	坐骨神经		股后群肌	
	胫神经		小腿后群、足底肌	钩状足
	腓总神经	小腿外侧，足背皮肤第1、2趾背间皮肤	小腿外侧群肌 小腿前群肌	马蹄内翻足
	臀上神经		臀中、小肌	
	臀下神经		臀大肌	
	阴部神经	会阴区皮肤	会阴肌	
	股后皮神经	股后皮肤		

3. 主要脊神经的走行和分布

名　称	起源丛	走　　行	分　　布	损伤后的主要症状
膈神经（$C_{3\sim5}$）	颈丛	前斜角肌前面，锁骨下动、静脉之间，肺根前方，心包外侧	运动纤维→膈肌，感觉纤维→胸膜、心包、部分腹膜	膈肌瘫痪，腹式呼吸减弱或消失，严重者窒息
腋神经（$C_{5,6}$）	臂丛后来	绕肱骨外科颈，至三角肌深方	肌支→三角肌、小圆肌，皮支→肩、臂外侧上部皮肤	三角肌瘫痪，肩不能外展，呈“方肩”
肌皮神经（$C_{5\sim7}$）	臂丛外侧束	穿喙肱肌、肱二头肌和肱肌间	肌支→臂前群肌，皮支→前臂外侧皮肤	不能屈肘
正中神经（$C_6\sim T_1$）	臂丛内、外侧束	肱二头肌内侧沟，穿旋前圆肌，指浅、深屈肌之间，穿腕管入手掌	肌支→除肱桡肌、尺侧腕屈肌和指深屈肌尺侧半外的前臂屈肌，除拇收肌外的鱼际肌，第1、2蚓状肌；皮支→桡侧3个半指和鱼际皮肤	前臂不能旋前，屈腕力减弱，拇、示指不能屈，拇指不能对掌，鱼际肌萎缩，呈“猿手”
尺神经（$C_8\sim T_1$）	臂丛内侧束	肱动脉内侧，尺神经沟中，穿尺侧腕屈肌并在其外侧伴尺动脉，入手掌	肌支→尺侧腕屈肌和指深屈肌尺侧半，小鱼际肌、拇收肌、骨间肌及第3、4蚓状肌；皮支→手背尺侧半和小指、环指及中指尺侧半背面，小鱼际、小指和环指尺侧半掌面的皮肤	屈腕力减弱，拇指不能内收，指不能靠拢，掌指关节过伸，第4，5指指间关节弯曲，指远节不能屈，呈“爪形手”
桡神经（$C_5\sim T_1$）	臂丛后束	经桡神经沟，在肱肌与肱桡肌间分浅深支，浅支转向手背，深支穿旋后肌至前臂背面浅、深层肌间	至肱三头肌、肱桡肌和桡侧腕长伸肌，臂、前臂后部皮肤；浅支至手背桡侧半和桡侧两个半手指近节背面皮肤，深支至前臂伸肌	前臂伸肌瘫痪，抬前臂时呈“垂腕”，亦不能伸指
胸神经前支（$T_{1\sim12}$）	不成丛	肋间内、外肌间、肋沟中。上6对达胸骨侧缘；下6对经腹内斜肌与腹横肌间，至腹白线	肌支→肋间肌和腹肌的前外侧群；皮支→胸、腹壁皮肤，胸腹膜壁层	节段性感觉障碍
股神经（$L_{2\sim4}$）	腰丛	腰大肌与髂肌间，股动脉外侧，达股前部	肌支→股前群肌；皮支→股和膝前面，髌下、小腿内侧面、足内侧缘皮肤	股四头肌萎缩，屈髋无力，不能伸小腿，膝反射消失

续 表

名 称	起源丛	走 行	分 布	损伤后的主要症状
闭孔神经（$L_{2\sim4}$）	腰丛	腰大肌内侧缘，穿闭膜管，入股内收肌群	闭孔外肌、股内侧群肌、大股内侧面皮肤	股不能内收和旋内
阴部神经（$S_{2\sim4}$）	骶丛	穿梨状肌下孔，绕坐骨棘，经坐骨小孔入坐骨直肠窝	分布于会阴部、外生殖器及肛周的肌肉和皮肤	尿便失禁
坐骨神经（$L_{4,5}$，$S_{1\sim3}$）	骶丛	穿梨状肌下孔，坐骨结节与股骨大转子间，股二头肌深面，腘窝上方分支	肌支→股后群肌，分支→胫神经、腓总神经	小腿不能屈，足与足趾不能运动，足下垂，呈跨阈步态
胫神经（$L_{4,5}$，$S_{1\sim3}$）	骶丛	比鱼肌深面伴胫后动脉，经内踝后方入足底	肌支→小腿后群肌和足底肌，皮支→小腿后部，足底和足外侧缘皮肝肤	不能跖屈，内翻力弱，呈“钩状足”足
腓总神经（$L_{4,5}$，$S_{1,2}$）	骶丛	绕腓骨颈，穿腓骨长肌分为腓浅、深神经	腓浅神经→小腿外侧群肌，小腿外侧、足背和第2～5趾背侧皮肤；腓深神经→小腿前群肌、足背肌，第1、2趾背面的相对缘皮肤	足不能背屈，足下垂且内翻，趾不能伸，呈马蹄内翻足

4．四肢和躯干皮节分布区域

部 位	皮肤节段	皮肤分布区域
上肢	由 C_5～T_2 分布	C_5 臂上部，相当三角肌范围 $C_{6,7}$ 前臂和手的桡侧两面 C_8、T_1 前臂和手的尺侧两面 T_2 臂内面和腋窝
躯干	由 T_2～L_2 分布，皮节较为规则	T_5 平男性乳头 T_6 平剑突 T_{10} 平脐 L_1 腹股沟区 L_2 分布髂嵴上方一窄带
下肢	由 L_2～S_2 分布	$L_{2,3}$ 股前外侧面、内侧面 $L_{4,5}$ 小腿内侧、足背内侧 $S_{1,2}$ 足底、足背外侧、小腿外侧面、股后面

5. 支配四肢的神经损伤后出现的症状

受损的神经	运动障碍	感觉障碍
桡神经	不能伸腕、伸指，呈垂腕状	以手背第1、2掌骨之间的皮肤最明显
尺神经	屈腕能力减弱，拇指不能内收，各指不能互相并拢，第4，5指的掌指关节过伸而指骨间关节屈曲，形似鹰爪。小鱼际肌萎缩平坦	以手的内侧缘为主
正中神经	前臂不能旋前，屈腕能力减弱，鱼际肌萎缩，拇指不能对掌	桡侧3指掌侧感觉障碍
正中神经与尺神经同时损伤	鱼际肌和小鱼际肌萎缩，手掌更显平坦，类似“猿手”	
腋神经	三角肌瘫痪，上肢不能外展，肩部失去圆隆的外观，形似“方肩”	
胫神经	足不能屈跖，不能以足尖站立。由于小腿前外侧肌群过度牵拉使足呈背屈和外翻，称为“钩状足”	主要在足底
腓总神经	足不能背屈，足下垂并有内翻，行走时呈“跨阈步态”	小腿前外侧面下部和足背较为明显

6. 四肢神经定位诊断所检测的相关肌及神经支配

	运动	肌名称	神经	神经节段
上肢	肩外展	三角肌	腋神经	C_5
	屈肘	肱二头肌	肌皮神经	$C_{5\sim6}$
	桡侧伸腕	桡侧腕伸肌	桡神经	C_6
	伸肘	肱三头肌	桡神经	C_7
	屈指	拇长屈肌、指深屈肌	正中神经	C_8
	拇指外展	拇短展肌	正中神经	T_1
		第1骨间背侧肌	尺神经	$C_8\sim T_1$
下肢	屈髋	髂腰肌	股神经	$L_{1\sim2}$
	收髋	股内收肌	闭孔神经	$L_{2\sim3}$
	伸膝	股四头肌	股神经	$L_{3\sim4}$
	踝背屈	胫骨前肌	腓深神经	L_4
	足内翻	胫骨后肌	胫神经	$L_{4\sim5}$
	足外翻	腓骨长、短肌	腓浅神经	$L_5\sim S_1$
	屈膝	股二头肌	坐骨神经干	S_1
	踝跖屈	小腿三头肌	胫神经	$S_{1\sim2}$

7. 脑神经纤维成分

感觉纤维
- 一般躯体感觉纤维：分布于皮肤、肌、肌腱和大部分口、鼻腔黏膜
- 特殊躯体感觉纤维：分布于前庭蜗器和视器等特殊感觉器官
- 一般内脏感觉纤维：分布于头、颈、胸、腹中的器官
- 特殊内脏感觉纤维：分布于味蕾和嗅器

运动纤维
- 一般躯体体动纤维：支配眼球外肌、舌肌
- 一般内脏运动纤维：支配平滑肌、心肌和腺体
- 特殊内脏运动纤维：支配咀嚼肌、面肌和咽喉肌

8. 脑神经出入颅部位

顺序名称	进出脑部位	穿颅底部位
Ⅰ嗅神经	端脑	筛孔
Ⅱ视神经	间脑	视神经管
Ⅲ动眼神经	中脑	眶上裂
Ⅳ滑车神经	中脑	眶上裂
Ⅴ三叉神经	脑桥	眼神经经眶上裂 上颌神经经圆孔 下颌神经经卵圆孔
Ⅵ展神经	脑桥	眶上裂
Ⅶ面神经	脑桥	内耳门→茎乳孔
Ⅷ前庭蜗神经	脑桥	内耳门
Ⅸ舌咽神经	延髓	颈静脉孔
Ⅹ迷走神经	延髓	颈静脉孔
Ⅺ副神经	延髓	颈静脉孔
Ⅻ舌下神经	延髓	舌下神经管

9. 脑神经成分、起止核和分布

名称	成分	起核	终核	分布	损伤症状
嗅神经	特殊内脏感觉		嗅球	嗅黏膜	嗅觉障碍
视神经	特殊躯体感觉		外侧膝状体	视网膜	视觉障碍
动眼神经	躯体运动	动眼神经核		上、下、内直肌、下斜肌，上睑提肌	眼外斜视，上睑下垂
	一般内脏运动（副交感）	动眼神经副核		瞳孔括约肌、睫状肌	光及调节反射消失
滑车神经	躯体运动	滑车神经核		上斜肌	眼不能向外下方斜视
三叉神经	一般躯体感觉		三叉神经脊束核、脑桥核和中脑核	头面部皮肤，口腔、鼻腔黏膜，牙、眼球	感觉障碍
	特殊内脏运动	三叉神经运动核		咀嚼肌、镫骨肌	相应肌瘫痪
展神经	躯体运动	展神经核		外直肌	眼内斜视

续 表

名称	成分	起核	终核	分布	损伤症状
面神经	一般躯体感觉		三叉神经脊束核	耳部皮肤	额纹消失、眼不能闭合、口角歪向健侧、鼻唇沟变浅
	特殊内脏动动	面神经核		面肌、颈阔肌、茎突舌骨肌、二腹肌后腹	
	一般内脏运动	上泌涎核		泪腺、下颌下腺、舌下腺及鼻腔和腭的腺体	分泌障碍
	特殊内脏感觉		孤束核	舌前 2/3 味蕾	味觉障碍
前庭蜗神经	特殊躯体感觉		前庭神经核群	平衡器的半规管、壶腹嵴、球囊斑和椭圆囊斑	眩晕、眼球震颤等
	特殊躯体感觉		蜗神经核	耳蜗螺旋器	听力障碍
舌咽神经	特殊内脏运动	疑核		茎突咽肌	
	一般内脏运动（副交感）	下泌涎核		腮腺	分泌障碍
	一般内脏感觉		孤束核	咽、鼓室、咽鼓管、软腭、舌后 1/3 的黏膜、颈动脉窦、颈动脉球	咽后与舌后 1/3 感觉障碍、咽反射消失
	特殊内脏感觉，一般躯体感觉		孤束核上部、三叉神经脊束核	舌后 1/3 味蕾、耳后皮肤	舌后 1/3 味觉消失
迷走神经	一般内脏运动（副交感）	迷走神经背核		胸腹腔内脏平滑肌、心肌、腺体	心动过速、内脏活动障碍
	特殊内脏运动	疑核		咽喉肌	发音困难、声音嘶哑、发呛、吞咽障碍
	一般内脏感觉			孤束核	胸腹腔脏器、咽喉黏膜
	一般躯体感觉		三叉神经脊束核	耳郭及外耳道皮肤	
副神经	特殊内脏运动	疑核（延髓部）		咽喉肌	
		副神经核（脊髓部）		胸锁乳突肌、斜方肌	一侧胸锁乳突肌瘫痪，头无力转向对侧；斜方肌瘫痪，肩下垂
舌下神经	躯体运动	舌下神经核		舌内肌和部分舌外肌	舌肌瘫痪、伸舌时舌尖偏向患侧

10. 脑神经与脊神经的比较

项　　目	脑　神　经	脊　神　经
相连部位	脑	脊髓
数目	12 对	31 对
性质	感觉性、运动性和混合性	混合性
特殊感觉神经	Ⅰ、Ⅱ、Ⅲ	无
内脏运动神经纤维	副交感纤维，存在于Ⅲ、Ⅶ、Ⅸ、Ⅹ中	交感纤维，每对脊神经中均有
神经纤维成分	7 种	4 种

11. 内脏神经系统的组成

- 内脏神经系统
  - 周围部
    - 内脏运动神经（植物性神经）
      - 交感神经（颈、胸、腰、盆部）
      - 副交感神经
        - 颅部：参与动眼神经、面神经、舌咽神经、迷走神经的构成
        - 骶部：盆内脏神经
    - 内脏感觉神经
      - 脊神经节
      - 脑神经节：膝神经节、舌咽神经下节、迷走神经下节
  - 中枢部
    - 脊髓
      - 交感低级中枢（$T_1 \sim L_3$ 中间带外侧核）
      - 副交感低级中枢（$S_{2\sim4}$ 骶副交感核）
    - 脑干
      - 内脏感觉中继核（孤束核）
      - 一般内脏运动核（副交感低级中枢）包括迷走神经背核、动眼神经副核和上、下泌涎核心血管运动调节中枢（延髓）
      - 呼吸运动调节中枢（延髓、脑桥）
    - 间脑：情绪、行为、体温、摄食、水平衡、心血管、内分泌生物节律调节中枢
    - 大脑：边缘叶、新皮质内脏功能调节中枢

12. 内脏运动神经与躯体运动神经比较

内　容	躯体运动神经	内脏运动神经
支配组织	骨骼肌	平滑肌、心肌、腺体
低级中枢位置	脑干躯体运动核 脊髓前角运动细胞	脑干内脏运动核 脊髓灰质中间带外侧核
神经元数目	一级神经元 胞体在低级中枢，发纤维直达效应器	二级神经元 节前神经元胞体在低级中枢，发节前纤维在植物神经节换元，其节后纤维到达效应器
纤维粗细	较粗的有髓纤维	较细的薄髓或无髓纤维
纤维成分	仅有一种躯体运动纤维	有交感纤维和副交感纤维两种成分，器官大多受两种神经的双重支配
分布形式	以神经干形式分布	形成神经丛攀附血管或脏器壁，再发支分布到效应器。
与意识关系	受意识的支配	一般不受意识支配

13. 副交感神经节前、节后纤维的联系

		节前神经元胞体	节前纤维	节后神经元胞体	节后纤维	分布范围
颅部	中脑	动眼神经副核	Ⅲ	睫状神经节	睫状短神经	瞳孔括约肌、睫状肌
	脑桥	上泌涎核	岩大神经（Ⅶ分支）	翼腭神经节	随Ⅴ走行	泪腺、鼻腭粘液腺
		下泌涎核	Ⅶ鼓索	下颌下神经节	随舌神经走行	舌下腺、下颌下腺
	延髓	迷走神经背核	岩小神经（Ⅸ分支）	耳神经节	随耳颞神经走行	腮腺
			Ⅹ	器官旁、壁内副交感神经节	直接分布于靶组织	颈胸腹腔内脏（结肠左曲以上消化管）
骶部		$S_{2\sim4}$副交感核	盆内脏神经加入盆丛	器官旁、壁内副交感神经节	直接分布于靶组织	结肠左曲以下消化管、盆腔脏器

14. 交感神经与副交感神经的比较

项　目	交感神经	副交感神经
低级中枢部位	$T_1\sim L_3$ 灰质侧角	动眼神经副核，上、下泌涎核，迷走神经背核和$S_{2\sim4}$中间外侧核
神经节位置	椎旁、椎前神经节	器官内神经节或器官旁神经节
节后纤维长度	长	短
节前与节后纤维数比例	节前：节后＝1：11～17	节前：节后＝1：2
兴奋时反应的范围	较广泛	较局限
支配的效应器	遍及全身绝大多数器官	主要限于头、胸、腹和盆腔器官（皮肤和肌的血管、汗腺、立毛肌及肾上腺髓质无副交感神经支配）
神经递质		
节前纤维	乙酰胆碱	乙酰胆碱
节后纤维	去甲肾上腺素 乙酰胆碱	乙酰胆碱
活动明显增强的时间	环境急剧变化时	静息时
主要功能	促进异化 消耗能量 提高应激能力	促进同化 聚集能量、减少消耗 参与应激

15. 内脏神经丛

内脏神经丛	部　位	组　成	分　布
心丛	位于主动脉下方及主动脉与气管杈之间	由颈交感干神经节发出的心上、中和下神经，胸交感干1~4节发出的心支及迷走神经的心支组成	心肌
肺丛	位于肺根前后方	由胸交感干2~5节的分支和迷走神经的支气管支组成	支气管和肺
腹腔丛	位于腹腔干和肠系膜上动脉根部周围	由胸交感干发出的内脏大小神经和迷走神经后干的腹腔支组成	肝、胰、肾和结肠左曲以上的消化管
腹主动脉丛	位于腹主动脉两侧及前面	腹腔丛沿腹主动脉下延部分，并接受内脏神经的节前纤维，此丛又分出肠系膜下丛	结肠左曲以下肠管及下肢的血管、汗腺和立毛肌
腹下丛			
上腹下丛	位于第5腰椎体前面	由腹主动脉丛向下延续部分和下位3腰交感干神经节发出的分支组成	盆腔器官
下腹下丛	位于直肠两侧	由上腹下丛部分纤维、骶交感的节后纤维和副交感的盆内脏神经组成	盆腔器官

16. 内脏运动神经的主要功能

器　官	组　织	交感神经	副交感神经
循环器官	心肌	心率增多，收缩性增强	心率减少，收缩性减弱
呼吸器官	支气管平滑肌 支气管腺体	舒张 分泌减少	收缩 分泌增多
消化器官	唾液腺 胃肠平滑肌 括约肌 胃腺	分泌增多（黏液性） 舒张 收缩 分泌减少	分泌增多（浆液性） 收缩 舒张 分泌增多
泌尿器官	逼尿肌 内括约肌	舒张 收缩	收缩 舒张
眼	瞳孔开大肌 瞳孔括约肌	收缩（瞳孔开大）	 收缩（瞳孔缩小）
皮肤	竖毛肌 汗腺	收缩（竖毛） 分泌增多	
代谢	肾上腺髓质激素 肝	分泌增多 肝糖原分解增多	

17. 脑神经受损伤后的临床表现

受损伤的脑神经	临床表现
嗅神经	嗅觉障碍
视神经	视神经损伤：视野全盲；视交叉损伤：双眼视野颞侧半偏盲
	视束损伤：双眼对侧视野同向性偏盲
动眼神经	上睑下垂、眼外斜视、瞳孔对光反射消失、瞳孔散大
滑车神经	眼不能向外下斜视
三叉神经	运动障碍：张口时下颌偏向患侧；感觉障碍：同侧的头面部、舌，以及上、上颌牙一般感觉障碍，角膜反射消失
展神经	同侧眼内斜视
面神经	颅外面神经损伤：额纹消失，鼻唇沟变浅；口角偏向健侧，不能鼓腮；不能闭眼，角膜反射消失；面神经管内损伤：包括上述管外损伤的表现；听觉过敏；舌前 2/3 味觉丧失；泪腺分泌障碍，角膜干燥；泌涎障碍，口腔干燥
前庭蜗神经	眩晕；听觉障碍（神经性耳聋）
舌咽神经	舌后 1/3 味觉丧失，舌根及咽峡痛温觉丧失，同侧咽缩力减弱
迷走神经	脉速、心悸，食管及胃的弛缓性麻痹、呼吸深而慢、有窒息感，声音嘶哑、声调低、语言困难，吞咽困难、呛咳，软腭瘫痪，腭垂偏向健侧；双侧喉返神经损伤，声门闭合窒息→死亡
副神经	头不能向同侧屈，不能耸肩
舌下神经	伸舌时，舌尖偏向患侧（颏舌肌瘫痪）

四、试题精选

（一）填空题

1. 附着于中脑的脑神经是①________和②________，附着于桥延沟的脑神经是③________、④________和⑤________。

2. 支配眼球外肌的神经是①________、②________和③________。

3 感觉性脑神经有①________、②________和③________，运动性脑神经有④________、⑤________、⑥________、⑦________和⑧________。

4. 三叉神经的三大分支是①________、②________和③________。

5. 支配面肌的神经是①________，支配咀嚼肌的神经是②________。

6. 躯体运动中枢位于①________和②________，躯体感觉中枢位于③________和④________。

7. 传导深、浅感觉至背侧丘脑腹后核的纤维束是①________、②________和③________。

8. 动眼神经包括①________和②________两种功能成分。面神经包括③________、④________和⑤________三种功能成分。

9．分布于舌的感觉神经是①________、②________和③________。

10．支配前臂肌的神经是①________、②________和③________，分布于手部的神经是④________、⑤________和⑥________。

11．支配大腿肌的神经是①________、②________和③________。

12．支配小腿肌的神经是①________、②________。

（二）选择题

[A 型题]

1．脊神经节位于脊神经的
A　前根
B　前支
C　后根
D　后支
E　主干

2．下列受脊神经支配的肌是
A　肛门内括约肌
B　咽喉肌
C　眼轮匝肌
D　尿道膜部括约肌
E　幽门内括约肌

3．穿四边孔的神经是
A　桡神经
B　腋神经
C　肌皮神经
D　胸背神经
E　正中神经

4．患者不能用伸位的示指夹住纸片，受损伤的神经可能是
A　桡神经
B　肌皮神经
C　正中神经返支
D　尺神经深支
E　尺神经浅支

5．声带麻痹是由于损伤
A　颈交感干
B　喉返神经
C　舌咽神经
D　副神经
E　喉上神经喉内支

6．患者角膜反射消失，可能是损伤
A　面神经或三叉神经
B　视神经或动眼神经
C　动眼神经或三叉神经
D　视神经或三叉神经
E　面神经或动眼神经

7．膈神经
A　属于混合性神经
B　属于运动性神经
C　属于感觉性神经
D　含副交感纤维
E　穿斜角肌纤维入胸腔

8．支配臂肌前群的神经是
A　正中神经
B　桡神经
C　尺神经
D　肌皮神经
E　腋神经

9．“垂腕症”是损伤了
A　正中神经
B　桡神经
C　腋神经
D　肌皮神经
E　尺神经

10．受双重神经支配的肌肉是
A　股二头肌
B　股四头肌
C　股薄肌
D　耻骨肌
E　缝匠肌

11．支配小腿三头肌的神经是

A 坐骨神经
B 股神经
C 胫神经
D 闭孔神经
E 腓总神经

12. 进入收肌管的神经是
A 隐神经
B 胫神经
C 闭孔神经皮支
D 生殖股神经
E 股神经肌支

13. 患者有足下垂和足背皮肤感觉缺失，损伤可能涉及
A 闭孔神经
B 腓深神经
C 股神经
D 腓总神经
E 胫神经和腓浅神经

14. 分布舌前2/3黏膜一般感觉的神经是
A 舌咽神经
B 舌神经
C 面神经
D 下颌神经
E 展神经

15. 管理舌前2/3味觉的神经是
A 舌咽神经
B 舌下神经
C 面神经
D 下颌神经
E 展神经

16. 经过圆孔的神经是
A 眼神经
B 下颌神经
C 上颌神经
D 展神经
E 面神经

17. 舌咽神经管理的腺体是
A 泪腺
B 腮腺
C 下颌下腺
D 舌下腺
E 甲状旁腺

18. 传导头面部痛、温觉冲动的神经是
A 动眼神经
B 三叉神经
C 面神经
D 展神经
E 舌咽神经

19. 展神经
A 经眶上裂入眶
B 支配上直肌
C 含感觉纤维
D 含副交感纤维
E 主干损伤眼外斜视

20. 分布于腮腺表面皮肤的感觉神经是
A 枕大神经
B 枕小神经
C 耳大神经
D 耳颞神经
E 颊神经

21. 副神经
A 为副交感神经
B 为交感神经
C 支配环甲肌
D 为运动性神经
E 只支配胸锁乳突肌

22. 一侧舌下神经损伤时表现为
A 不能伸舌
B 伸舌时舌尖居中
C 伸舌时舌尖偏向健侧
D 伸舌时舌尖上卷
E 伸舌时舌尖偏向患侧

23. 下列含副交感纤维的脑神经是
A 动眼神经
B 三叉神经
C 展神经

D 副神经
E 舌下神经
24. 与舌咽神经无关的核团是
A 上泌涎核
B 疑核
C 三叉神经脊束核
D 孤束核
E 下泌涎核
25. 舌下神经核
A 属于内脏运动核
B 属于躯体运动核
C 属于副交感核
D 发出纤维支配对侧舌肌
E 一侧舌下神经核受损伸舌时舌尖偏向对侧
26. 星状神经节属于
A 椎旁节
B 椎前节
C 器官旁节
D 内脏感觉神经节
E 躯体感觉神经节
27. 下列属于交感神经节的是
A 耳神经节
B 睫状神经节
C 腹腔神经节
D 翼腭神经节
E 器官壁内神经节
28. 交感神经低级中枢是
A 脊髓灰质前角
B 脊髓灰质后角
C 孤束核
D 脊髓灰质侧角
E 迷走神经背核
29. 支配腮腺分泌的神经是
A 面神经
B 三叉神经
C 舌咽神经
D 耳颞神经
E 迷走神经
30. 滑车神经受损后，患侧瞳孔不能偏向
A 上
B 下
C 上外
D 下外
E 内
31. 不分布于眼球的神经是
A 眼神经
B 视神经
C 动眼神经
D 展神经
E 面神经
32. 含交感神经节后纤维的神经是
A 内脏大神经
B 内脏小神经
C 盆内脏神经
D 腰内脏神经
E 心上、中、下神经
33. 交感神经兴奋时
A 支气管平滑肌收缩
B 冠状动脉收缩
C 瞳孔缩小
D 心跳减慢，血压降低
E 胃肠蠕动减弱
34. 与腮腺分泌相关的神经节是
A 下颌下神经节
B 三叉神经节
C 翼腭神经节
D 耳神经节
E 睫状神经节
35. 内脏大神经发自交感干的
A 颈部
B 胸部
C 腰部
D 胸腰部
E 骶部

【B型题】

A 拇指对掌肌
B 拇长展肌
C 喙肱肌
D 指深屈肌尺侧半
E 第1、2蚓状肌

1. 肌皮神经支配
2. 尺神经支配
3. 正中神经支配

A 膈神经
B 阴部神经
C 闭孔神经
D 肌皮神经
E 肋间神经

4. 发自颈丛的是
5. 发自腰丛的是
6. 发自臂丛的是
7. 发自骶丛的是

A 迷走神经
B 三叉神经
C 舌咽神经
D 面神经
E 舌下神经

8. 支配镫骨肌运动的神经是
9. 支配颏舌肌运动的神经是
10. 支配舌肌的神经是

A 睫状神经节
B 耳神经节
C 膝神经节
D 星状神经节
E 下颌下神经节

11. 支配腮腺分泌的神经元胞体位于
12. 支配瞳孔括约肌的神经元胞体位于

A 滑车神经
B 颏神经
C 视神经
D 上颌神经
E 下颌神经

13. 穿经眶上裂入眶的是
14. 穿经眶下裂入眶的是

A 圆孔
B 卵圆孔
C 棘孔
D 茎乳孔
E 颈静脉孔

15. 迷走神经出颅的部位是
16. 舌咽神经出颅的部位是
17. 面神经出颅的部位是
18. 上颌神经出颅的部位是

A 动眼神经
B 面神经
C 前庭蜗神经
D 舌咽神经
E 迷走神经

19. 上泌涎核发出纤维参加
20. 下泌涎核发出纤维参加
21. 动眼神经副核发出纤维参加
22. 迷走神经背核发出纤维参加

A 桡神经
B 腋神经
C 尺神经
D 肌皮神经
E 正中神经

23. 出现“垂腕”畸形是损伤了
24. 出现“爪形手”者是损伤了
25. 出现“猿手”症状者是损伤了
26. 肘部骨折最易损伤的神经是
27. 位置上与肩关节关系最密切的神经是

28. 支配三角肌的神经是
29. 肩关节脱位的患者有可能损伤
30. 患严重肱骨骨髓炎继发垂腕症可能是损伤了
31. 管理手掌桡侧 2/3 及桡侧三个半手指皮肤感觉的神经是
32. 管理手背桡侧半皮肤感觉的神经是
33. 管理手背侧尺侧半及尺侧两个半手指皮肤感觉的神经是
34. 管理手掌侧小鱼际及尺侧半一个半手指皮肤感觉的神经是

A 迷走神经
B 盆内脏神经
C 面神经
D 交感节前纤维
E 交感节后纤维

35. 支配肾上腺髓质的是
36. 使窦房结节律减慢的神经是
37. 使瞳孔扩大的是
38. 使舌下腺分泌的神经是

A 动眼神经
B 舌下神经
C 面神经
D 迷走神经
E 舌咽神经

39. 管理舌前 2/3 味觉的神经是
40. 瞳孔扩大是由于损伤了
41. 角膜反射消失是由于损伤了
42. 接受外耳道皮肤感觉的神经是
43. 支配泪腺分泌的副交感纤维来源于
44. 支配下斜肌运动的神经是
45. 眼睑下垂是由于损伤了
46. 支配腭扁桃体黏膜的一般感觉神经是
47. 支配颈阔肌的神经是
48. 使瞳孔缩小的神经是
49. 传导舌后 1/3 味觉的神经是
50. 布于胃的脑神经是
51. 支配眼轮匝肌的神经是
52. 支配腮腺分泌的神经是

A 动眼神经
B 滑车神经
C 展神经
D 眼神经
E 面神经

53. 患者瞳孔移向内侧是损伤了
54. 患者瞳孔移向上外侧是损伤了
55. 分布于眼球角膜的是
56. 眼睑下垂是损伤了
57. 支配上睑提肌的是
58. 支配下斜肌的是
59. 角膜反射消失是损伤了

[X 型题]

1. 面神经分布的范围有
   A 下颌下腺
   B 面肌
   C 舌黏膜
   D 面部皮肤
   E 咀嚼肌
2. 属于躯体运动神经的脑神经有
   A 副神经
   B 展神经
   C 滑车神经
   D 三叉神经
   E 舌下神经
3. 分布于手的神经有
   A 肌皮神经
   B 正中神经
   C 腋神经
   D 尺神经
   E 桡神经
4. 分布于舌的神经有
   A 舌咽神经

B 舌下神经
C 上颌神经
D 下颌神经
E 面神经

5. 附着于脑桥延髓沟的脑神经有
A 三叉神经
B 前庭蜗神经
C 展神经
D 舌咽神经
E 面神经

6. 喉返神经
A 是迷走神经的分支
B 分布于喉肌和声带
C 分布于声门裂以上的喉黏膜
D 入喉前与甲状腺下动脉相交叉
E 甲状腺手术中应保护此神经免受损伤

7. 行经海绵窦外侧壁的脑神经有
A 视神经
B 动眼神经
C 滑车神经
D 眼神经
E 上颌神经

8. 穿经颈静脉孔的脑神经有
A 面神经
B 舌咽神经
C 迷走神经
D 舌下神经
E 副神经

9. 面神经在面神经管内的分支有
A 鼓索
B 岩小神经
C 岩大神经
D 颞支
E 镫骨肌神经

10. 动眼神经分布的范围包括
A 上直肌
B 下直肌
C 内直肌
D 下斜肌
E 瞳孔括约肌和睫状肌

11. 面神经分布的范围包括
A 面部皮肤
B 腮腺
C 泪腺
D 下颌下腺
E 面肌

12. 接受对侧皮质核束纤维的神经核是
A 展神经核
B 面神经核上部
C 疑核
D 舌下神经核
E 面神经核下部

13. 舌咽神经
A 经橄榄后沟出脑
B 含有副交感纤维
C 是颈动脉窦的传入神经
D 支配舌肌和咽喉肌运动
E 司舌后1/3味觉和一般感觉

14. 属于内脏运动核的有
A 副神经核
B 上泌涎核
C 下泌涎核
D 迷走神经背核
E 动眼神经副核

15. 含有内脏运动纤维的脑神经有
A 迷走神经
B 滑车神经
C 动眼神经
D 舌咽神经
E 面神经

16. 属于感觉性脑神经的有
A 嗅神经
B 视神经
C 动眼神经
D 面神经
E 前庭蜗神经

17. 关于三叉神经的叙述，正确的是
A　属于混合性脑神经
B　眼神经只有感觉纤维
C　上颌神经只有感觉纤维
D　下颌神经为混合性神经
E　支配咀嚼肌和颊肌的运动
18. 关于迷走神经的叙述，正确的是
A　穿膈的食管裂孔入腹腔
B　属于混合性脑神经
C　含有副交感纤维
D　支配胸腔内脏运动和感觉
E　分布于结肠左曲以上消化管
19. 颈丛的分支有
A　枕小神经
B　耳大神经
C　颈横神经
D　锁骨上神经
E　膈神经
20. 膈神经
A　经肺根前方
B　支配膈
C　是混合性神经
D　由第3～5颈神经前支组成
E　由颈丛发出
21. 肌皮神经支配
A　肱肌
B　肱二头肌
C　喙肱肌
D　前臂后群肌
E　前臂前群肌
22. 支配指深屈肌的神经是
A　桡神经
B　腋神经
C　肌皮神经
D　尺神经
E　正中神经
23. 腰丛的分支有
A　股神经
B　闭孔神经
C　髂腹下神经
D　生殖股神经
E　股外侧皮神经
24. 股神经
A　为腰丛最大的分支
B　沿腰大肌外侧缘下行
C　伴行于股动脉外侧
D　进入股三角分为肌支和皮支
E　支配股四头肌、缝匠肌和耻骨肌
25. 胫神经受损伤的主要运动障碍是
A　足内翻减弱
B　足不能跖屈
C　趾不能伸
D　足不能外翻
E　不能以足尖站立
26. 含有节前纤维的神经有
A　内脏大神经
B　灰交通支
C　睫状神经节副交感根
D　迷走神经中的副交感纤维
E　舌咽神经中的鼓室神经
27. 副交感神经
A　低级中枢在脑干副交感核和第2～4骶髓
B　分布于胸、腹、盆腔脏器的平滑肌、心肌和腺体
C　四肢的血管、汗腺、竖毛肌有副交感神经分布
D　节前纤维长，节后纤维短
E　神经节有器官旁节和器官内节
28. 交感神经
A　低级中枢位于脊髓胸1至腰3的中间带外侧核
B　节前纤维短，节后纤维长
C　兴奋时支气管舒张，瞳孔扩大
D　周围的分布范围较副交感神经广
E　节前纤维全部终止于椎旁节

（三）问答题

1. 简述膈神经的行程及分布范围。
2. 简述臂丛的组成、位置及分支。
3. 简述坐骨神经的走行及分支。
4. 比较内脏运动神经与躯体运动神经的特点。
5. 比较交感神经与副交感神经的特点。
6. 简述交感神经和副交感神经对内脏活动的调节作用。
7. 简述舌的神经支配。
8. 12 对脑神经有哪几对含有副交感纤维？各支配什么器官及结构？
9. 简述面神经的纤维成分、主要分支及分布。
10. 试比较面神经和舌下神经核上瘫及核下瘫的表现。

（四）填图

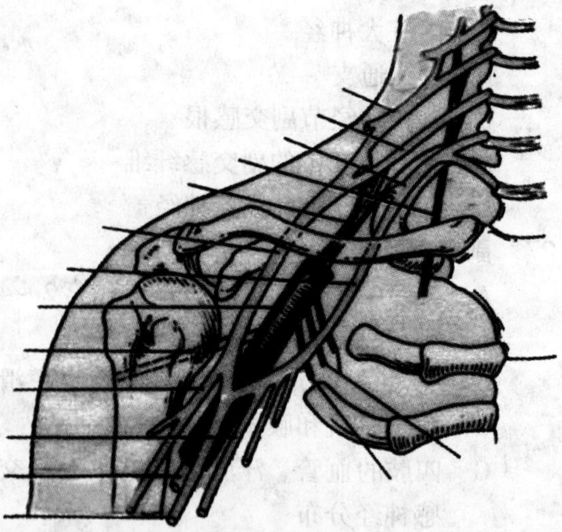

1. 臂丛的组成

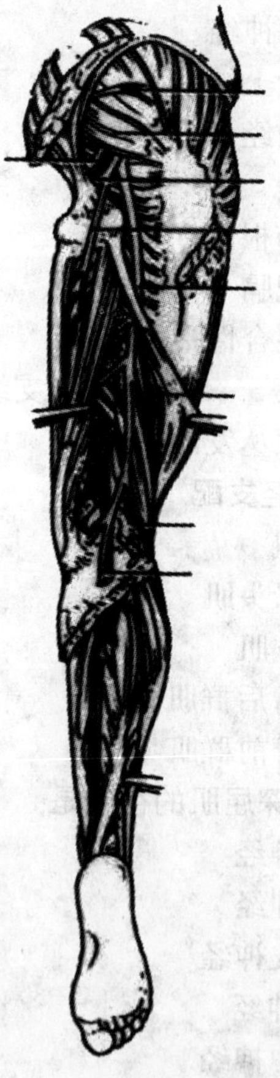

2. 坐骨神经

参考答案

(一) 填空题

1. ①动眼神经 ②滑车神经 ③展神经 ④面神经 ⑤前庭蜗神经
2. ①动眼神经 ②滑车神经 ③展神经
3. ①嗅神经 ②视神经 ③前庭蜗神经 ④动眼神经 ⑤滑车神经 ⑥展神经 ⑦副神经 ⑧舌神经
4. ①眼神经 ②上颌神经 ③下颌神经
5. ①面神 ②三叉神经
6. ①中央前回 ②脊髓灰质前柱 ③中央后回 ④脊髓灰质后柱
7. ①内侧丘系 ②三叉丘系 ③脊丘系
8. ①躯体运动纤维 ②内脏运动纤维 ③躯体运动纤维 ④一般感觉纤维 ⑤特殊感觉纤维
9. ①舌神经 ②鼓索 ③舌咽神经舌支
10. ①尺神经 ②正中神经 ③桡神经 ④尺神经 ⑤正中神经 ⑥桡神经
11. ①股神经 ②闭孔神经 ③坐骨神经
12. ①胫神经 ②腓总神经

(二) 选择题

[A 型题]

1. C 2. D 3. B 4. D 5. B 6. C 7. A 8. D 9. B 10. D
11. C 12. A 13. D 14. B 15. C 16. C 17. B 18. B 19. A 20. D
21. D 22. E 23. A 24. C 25. B 26. A 27. C 28. D 29. C 30. C
31. E 32. C 33. E 34. D 35. B

【B 型题】

1. C 2. D 3. E 4. A 5. C 6. D 7. B 8. D 9. E 10. E
11. B 12. A 13. A 14. D 15. E 16. E 17. D 18. A 19. B 20. D
21. A 22. E 23. A 24. C 25. E 26. C 27. B 28. B 29. B 30. A
31. E 32. A 33. C 34. C 35. D 36. A 37. E 38. C 39. C 40. A
41. C 42. D 43. C 44. A 45. A 46. E 47. C 48. A 49. E 50. D
51. C 52. E 53. C 54. A 55. D 56. A 57. A 58. A 59. D

【X 型题】

1. ABC 2. BCE 3. BDE 4. ABDE 5. BCE 6. ABDE
7. BCDE 8. BCE 9. ABCE 10. ABCDE 11. CDE 12. DE
13. ABCDE 14. BCDE 15. ACDE 16. ABE 17. ABCD 18. ABCDE

19．ABDE　20．ABCDE　21．ABC　22．DE　23．ABCDE　24．ABCDE
25．AC　26．ACDE　27．ABCDE　28．ABCD

（四）简答题

1．答：膈神经的行程：膈神经起自颈丛→沿前斜角肌前面下降→在锁骨下动、静脉之间经胸廓上口入胸腔→肺根前方→纵隔胸膜与心包之间下行→膈肌。

膈神经的分布：①肌支，支配膈；②感觉纤维，分布于胸膜、心包和部分腹膜；③右膈神经还分布于肝、胆囊和肝外胆道等处。

2．答：臂丛的组成及位置：臂丛由第5～8颈神经前支和第1胸神经前支组成，出斜角肌间隙，经锁骨中点后方入腋窝，包绕腋动脉周围。

臂丛的分支主要有正中神经、尺神经、桡神经、肌皮神经和腋神经。

3．答：坐骨神经的走行：坐骨神经起自骶丛，出梨状肌下孔，在臀大肌深面、坐骨结节与大转子之间至股后面下行。

坐骨神经的分支：坐骨神经至腘窝上角分为胫神经和腓总神经，腓总神经又分为腓浅神经和腓深神经。在股后部，分出股后肌支。

4～6题答题要点参考本章相关基本内容复习。

7．答：舌的神经支配如下：①味觉：舌前2/3由面神经的鼓索支传入；舌后1/3由舌咽神经传入。②一般感觉：舌前2/3由下颌神经的舌神经传入；舌后1/3由舌咽神经传入。③舌肌（舌内、外肌）的运动：由舌下神经支配。

8～10题答题要点参考本章相关基本内容复习。

（吴开云　李振中）

第十六章 神经系统的传导通路

一、复习要点

1. 意识性本体感觉和精细触觉传导通路的组成和走行。
2. 痛觉、温度觉和粗触觉传导通路，视觉传导通路的组成和走行。
3. 皮质核束和皮质脊髓束的组成和走行。
4. 角膜反射、瞳孔对光反射和排尿反射的反射弧。
5. 意识性本体感觉和精细触觉传导通路与痛觉、温度觉和粗触觉传导通路的异同点。
6. 比较上、下运动神经元损伤后出现症状的异同点。

二、名词解释

1. 传导通路	这些传导某种信息的神经元链或神经元通路称传导通路。其中，从感受器到大脑皮质的神经元链，称感觉（上行）传导通路；从大脑皮质到效应器的神经元链，称运动（下行）传导通路
2. 脊髓丘系	脊髓丘侧束与脊髓丘脑前束的纤维在延髓水平合并到一起，形成脊髓丘系，上行达丘脑腹后外侧核，传导来自躯干、四肢的痛温觉
3. 内侧丘系	传递来自对侧躯干和四肢的意识性本体觉和精细触觉冲动。该系下肢代表区的纤维，由薄束核发出，在延髓行于该系腹侧部，在脑桥和中脑则行于该系内侧部；而该系上肢代表区的纤维，由楔束核发出，在延髓行于该系背侧部，在脑桥以上则行于该系外侧部
4. 三叉丘系	三叉神经脊束核及大部分三叉神经脑桥核发出的三叉丘脑纤维，越边至对侧上行，组成三叉丘系。该系紧随内侧丘系上行，止于丘脑腹后内侧核。三叉神经脑桥核尚有部分管理牙和口腔黏膜触、压觉的神经元，发出不交叉的三叉丘脑纤维，在脑桥和中脑被盖的背侧部上行，至同侧丘脑腹后内侧核，传导对侧头面部的痛温触感觉
5. 锥体外系	是锥体系以外的与躯体运动有关的传导通路总称。在种系发生上比较古老，主要功能是调节肌张力、协调肌的运动、维持体态姿势等
6. 锥体交叉	在延髓下端的腹侧，锥体束的纤维大部分交叉至对侧形成锥体交叉
7. 核上瘫	病变发生在脑神经核以上的上运动神经元损伤
8. 核下瘫	病变发生在脑神经核以下的下运动神经元损伤

三、基本内容复习

1. 躯体传导通路

(1) 躯干和四肢浅感觉传导通路

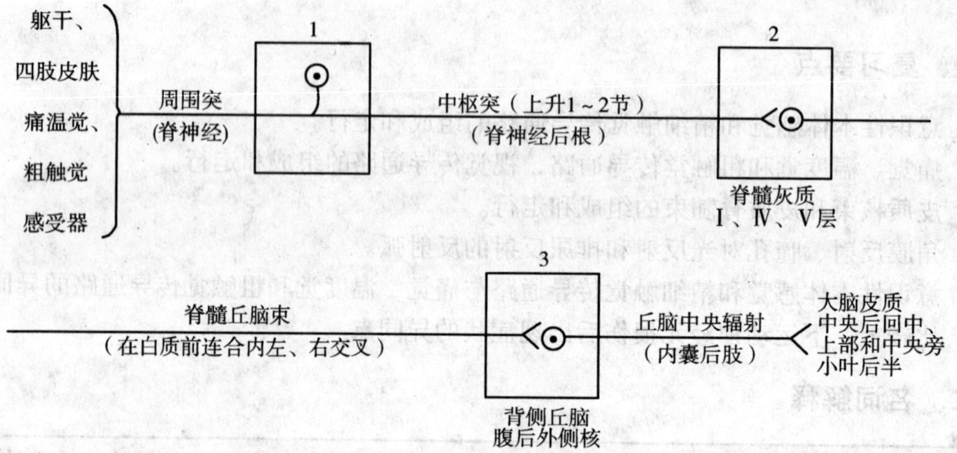

(2) 躯干和四肢本体感觉(深感觉)传导通路

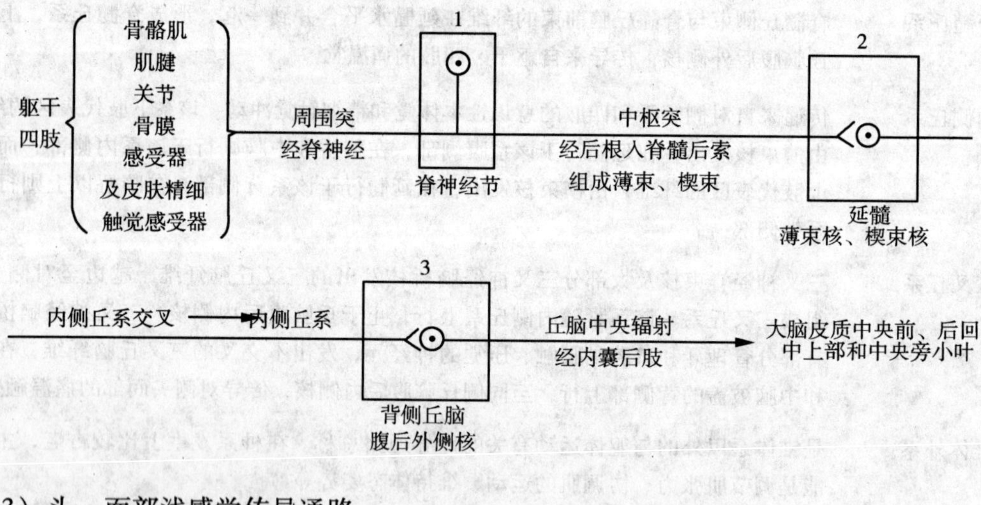

(3) 头、面部浅感觉传导通路

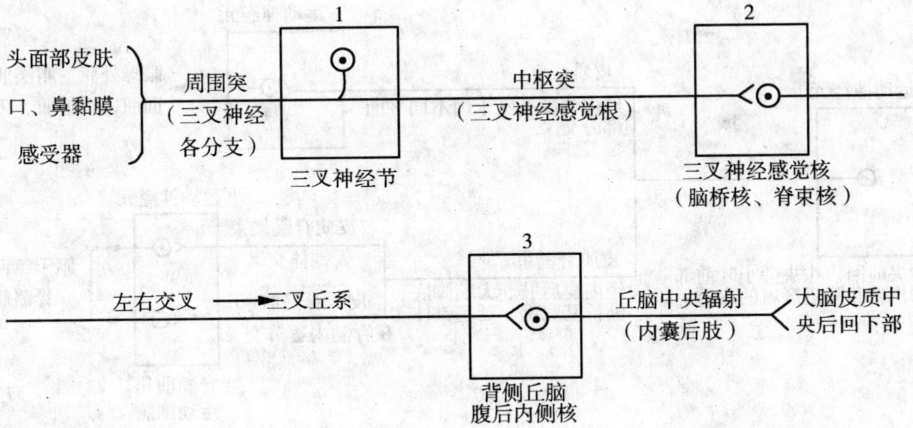

（4）听觉传导通路

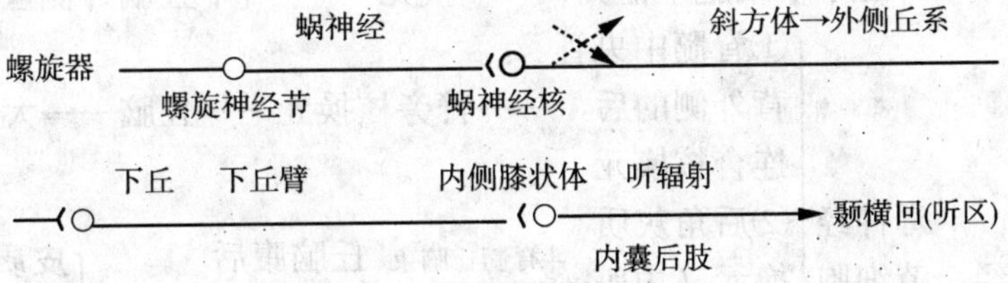

（5）视觉传导通路

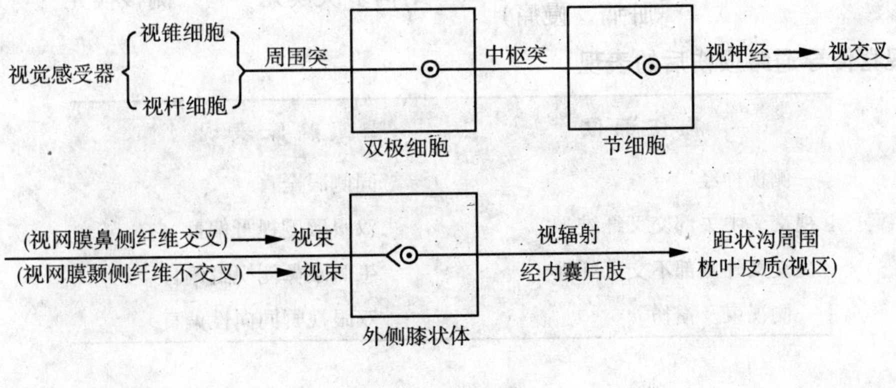

（6）运动传导通路

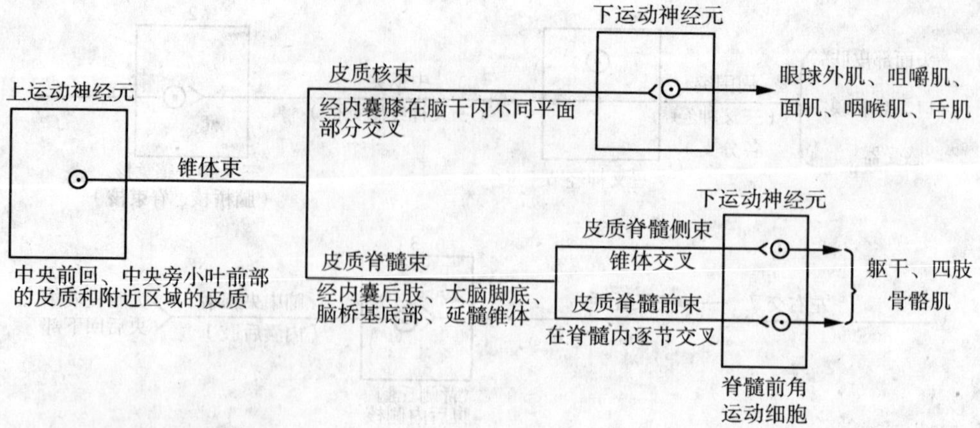

2. 内脏感觉传导通路（参考）

（1）经脑神经 膝神经节、舌咽和迷走神经下节细胞中枢突 → 孤束核换元 → {丘脑腹后内侧核；下丘脑外侧区换元} → 岛叶

（2）经脊神经 脊神经节细胞中枢突 {
①脊髓中央管背外侧的后连合核换元 → 臂旁核换元 → 丘脑 → 大脑皮质
②后角灰质换元（内脏痛、快痛）—伴脊髓丘脑束→ 丘脑腹后外侧核换元 → {皮质中央后回；大脑外侧沟上部}
③脊髓固有束内上行（内脏痛、慢痛）→ 脊髓和脑干网状结构多次换元 → 丘脑背内侧核换元 → 大脑边缘叶
}

3. 视觉传导通路损伤后的表现

损伤部位	临床表现
一侧视神经	同侧眼全盲
视交叉中央部交叉纤维	双眼颞侧视野偏盲
视交叉外侧部不交叉纤维	患侧眼鼻侧视野偏盲
一侧视束及损伤	双眼视野同向性偏直

4．瞳孔对光反射通路 视网膜⊙→视神经→视交叉→视束→上丘臂⊙→顶盖前区⊙→双侧动眼神经副核⊙→动眼神经→睫状神经节⊙→节后纤维→支配瞳孔括约肌

5. 上行纤维束三大丘系比较

项目	脊髓丘系	内侧丘系	三叉丘系
起始核	对侧后角固有核	对侧薄束核和楔束核	对侧三叉脑桥核脊束核
交叉部位	白质前联合	内侧丘系交叉	脑桥，延髓
终止核	同侧丘脑腹后核	同侧丘脑腹后核	同侧丘脑腹后核
功能	传导对侧颈以下浅感觉	传导对侧颈以下深感觉、精细触觉	传导对侧头面部浅感觉

6. 躯干和四肢浅、深感觉传导通路的比较

	躯干和四肢浅感觉传导通路	躯干和四肢深感觉传导通路
一级神经元	脊神经节	脊神经节
二级神经元	脊髓后角	薄束核楔束核
三级神经元	丘脑腹后外侧核	丘脑腹后外侧核
投射中枢	中央后回中上部	中央后回中上部
	中央旁小叶后部	中央旁小叶后部
交叉部位	脊髓白质前连合	延髓
脊髓半横断	对侧浅感觉消失	同侧深感觉消失

7. 背侧丘脑特异性中继核团

特异性中继核团
- 腹前核
- 腹外侧核
- 腹后核
  - 腹后内侧核
  - 腹后外侧核

8. 主要感觉传导通路小结

传导路	一级神经元	二级神经元	三级神经元	交叉部位	投射中枢
颈以下浅感觉	脊神经节	脊髓后角	丘脑腹后外侧核	脊髓白质前连合	中央后回中上部 中央旁小叶后部
意识性本体感觉和精细触觉	脊神经节	薄束核 楔束核	丘脑腹后外侧核	延髓丘系交叉	中央后回中上部 中央旁小叶后部
头面部浅感觉	三叉神经节	三叉神经脑桥核、脊束核	丘脑腹后内侧核	延髓和脑桥	中央后回下部
视觉	视网膜双极细胞	视网膜节细胞	外侧膝状体	视交叉	枕叶距状沟周围

9. 运动传导通路的组成

	皮质脊髓束	皮质核束
上运动神经元	中央前回中、上部 中央旁小叶前部	中央前回下 1/3 部
下运动神经元	脊髓前角运动神经元	动眼神经核 滑车神经核 展神经核 三叉神经运动核 面神经核 疑核 副神经核 舌下神经核

10. 上、下运动神经元受损后症状的区别

	上运动神经元受损	下运动神经元受损
瘫痪范围	常较广泛	常较局限
瘫痪特点	硬瘫	软瘫
肌张力	增高	降低
腱反射	增高	降低或消失
病理反射	（+）	（—）
肌萎缩	不明显	短期内明显

11. 锥体系与锥体外系比较

	锥 体 系	锥 体 外 系
种系发生	比较新	比较古老
传导通路	相对简单	比较复杂
有无环路	无	有
第一级神经元	胞体位于大脑皮质中央前回和中央旁小叶前部	广泛
神经元数量	两级神经元	多级神经元
功能	骨骼肌的随意运动	调节肌紧张、协调肌的活动、维持和调整体态姿势、进行习惯性和节律性动作

四、试题精选

（一）填空题

1. 从感受器到大脑皮质的神经元链称①________；从大脑皮质到效应器的神经元链称②________。

2. 肌、腱、关节等运动器官本身的位置觉、运动觉和振动觉为①________。

3. 本体感觉包括①________和②________。

4. 意识性本体感觉第一级神经元位于①________，第二级神经元位于②________，第三级神经元位于③________。

5. 痛觉、温度觉和粗触觉又称①________，传导皮肤黏膜的痛觉、温度觉和粗触觉。

6. 躯干四肢痛觉、温度觉和粗触觉传导通路第一级神经元的胞体位于①________，第二级神经元的胞体主要位于②________，第三级神经元胞体位于③________。

7. 头面部痛觉、温度觉和触觉传导通路第一级神经元是位于①________，第二级神经元的胞体位于②________，第三级神经元的胞体位于③________。

8. 一侧视神经损伤，可导致①________；视交叉中央部（交叉纤维）损伤，可引起②________；一侧视交叉外侧部（未交叉纤维）损伤，可出现③________；一侧视束及其以后传导通路（如视辐射、视觉中枢）损伤，可引起④________。

9. 光照一侧瞳孔，引起两眼瞳孔缩小的反射，称①________。光照侧的反应称②________，光未照侧的反应称③________。

10. 一侧视神经损伤时，患侧直接对光反射①________，间接对光反射②________。

11. 一侧动眼神经损伤时患侧眼的瞳孔直接对光反射①________、间接对光反射②________，健侧眼的瞳孔直接对光反射③________、间接对光反射④________。

12. 听觉传导通路第二级神经元发出的纤维经①________侧外侧丘系传导。

13. 主要管理骨骼肌的随意运动的运动传导通路为①________，第一级神经元胞体位于②________，第二级神经元是脑干的③________和脊髓前角的④________。

14. 皮质－纹状体系主要包括①________、②________、③________ 3个环路。

15. 由背侧丘脑腹前核和腹外侧核发出的纤维至大脑皮质运动区，形成①________。小脑借此对大脑皮质发出的冲动进行反馈调节。

16. ①________是锥体系以外的与躯体运动有关的传导通路总称。

17. 上运动神经元损伤时，出现的瘫痪称为①________，下运动神经元损伤时，出现的瘫痪称为②________。

18. 一侧皮质脊髓束在锥体交叉前受损，主要引起①________肢体瘫痪，在锥体交叉后受损，主要引起②________肢体瘫痪。

19. ①________和②________只接受对侧的皮质核束支配。

20. 病变发生在脑神经核以上的运动神经元出现的瘫痪，称为①________。

（二）选择题

【A型题】

1. 躯干四肢的浅感觉传导通路中，其第一级神经元胞体位于
   A 脊神经节内
   B 三叉神经节
   C 三叉神经脊束核
   D 下橄榄核
   E 脊髓后角固有核
2. 头面部浅感觉传导通路第二经神经元的胞体位于
   A 脊神经节
   B 下橄榄核
   C 胸核
   D 脊髓后角固有核
   E 三叉神经脊束核和脑桥核
3. 传导精细触觉的传导束是
   A 皮质脊髓束
   B 脊髓丘系
   C 外侧丘系
   D 薄束、楔束
   E 脊髓小脑后束
4. 左侧视束完全损伤后可出现
   A 双眼右侧偏盲
   B 双眼左侧偏盲
   C 双眼全盲
   D 双眼鼻侧偏盲
   E 双眼无明显视觉障碍
5. 双眼视觉存在，而瞳孔对光反射消失，可能是损伤了
   A 两侧皮质视区
   B 两侧视束
   C 两侧顶盖前区
   D 两侧视神经
   E 视交叉
6. 左眼直接、右眼间接对光射消失，可能是损伤了
   A 右眼动眼神经
   B 右眼视神经
   C 左眼视神经
   D 左眼动眼神经
   E 右侧动眼神经和视神经
7. 皮质核束
   A 只管理同侧脑神经运动核
   B 只管理对侧脑神经运动核
   C 经锥体交叉下行
   D 中枢位于中央旁小叶后部
   E 皮质核束损伤，伸舌时舌尖偏向病灶对侧
8. 锥体交叉
   A 锥体束纤维全部交叉
   B 在延髓下部交叉
   C 在脑桥下部交叉
   D 只有15%纤维交叉
   E 交叉后的纤维位于脊髓前正中裂两侧
9. 关于下运动神经元损伤后出现的症状，错误描述是
   A 肌肉逐渐萎缩
   B 腱反射消失
   C 病理反射呈阳性
   D 躯体感觉存在
   E 内脏感觉存在

［B型题］

A 中央前回
B 中央前回和旁中央小叶前部
C 中央后回
D 中央后回和旁中央小叶后部
E 中央前回、中央后回和旁中央小叶

1. 痛、温觉传导通路终止于
2. 意识性本体感觉传导通路终止于

A 脊髓丘脑束

B　内侧丘系
C　三叉丘系
D　皮质脊髓束
E　薄束、楔束
3. 由脊神经节细胞中枢突组成的纤维束是
4. 传导对侧躯干和四肢痛、温觉的纤维束是
5. 传导对侧肢体本体感觉的纤维束是
6. 传导面部皮肤感觉的纤维束是
7. 起自薄束核、楔束核的纤维束是

A　右侧内囊损伤
B　右侧脊髓外侧索损伤
C　左侧内囊损伤
D　右侧脊髓后索损伤
E　右侧锥体束损伤
8. 导致右侧肢体本体感觉消失、运动正常的是
9. 导致右侧肢体瘫痪且左侧肢体痛、温觉消失的是
10. 导致左侧肢体瘫痪且感觉消失的是

【X 型题】

1. 传导视觉的第二级纤维包括
A　视神经
B　视交叉
C　视束
D　视辐射
E　经过内囊后肢
2. 参与视觉传导的结构有
A　视网膜节细胞
B　视束
C　外侧膝状体
D　内囊后肢
E　动眼神经副核
3. 手指的精细触觉传导
A　一级神经元在脊神经节
B　一级神经元在固有核
C　二级神经元在楔束核
D　二级纤维在延髓交叉
E　中枢位于中央后回

（三）简答题

1. 简述躯干、四肢浅感觉的传导通路。
2. 简述躯干、四肢深（本体）感觉的传导通路。
3. 试比较躯干和四肢深、浅感觉传导通路的异同点。
4. 简述头面部浅感觉的传导通路。
5. 内侧丘系、三叉丘系和脊髓丘系的起止点及作用各是什么?
6. 简述视觉的传导通路。
7. 试述皮质脊髓束的传导通路。
8. 简述瞳孔对光反射通路。
9. 一侧视神经、视交叉中部、视束损伤后，患侧视野和瞳孔对光反射各出现什么变化?
10. 上、下运动神经元损伤临床表现有何不同?
11. 简述脊髓半横断损伤后的临床表现和机制。
12. 针刺小指引起疼痛导致手缩回，试问在此神经反射通路上，有哪些神经、神经核和纤维束参与活动?
13. 一侧动眼神经、面神经、副神经、舌下神经受损伤时分别有何症状?
14. 试比较上行传导通路神经元组成的异同。

（四）填图题

1. 皮质脊髓束

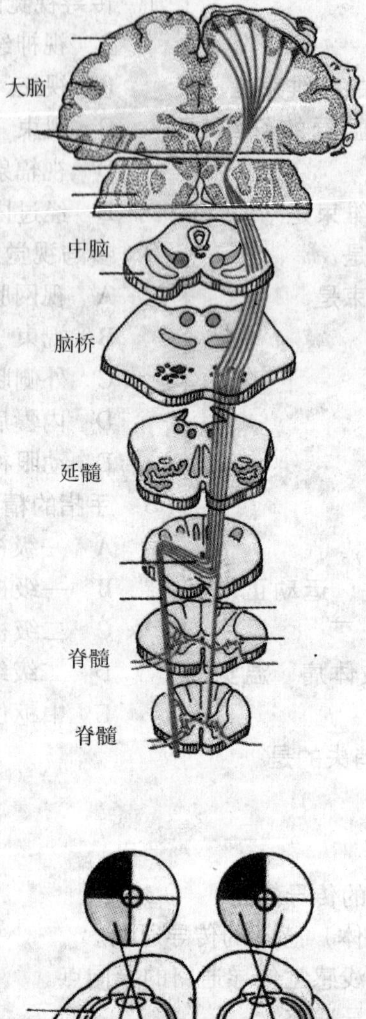

2. 视觉传导通路

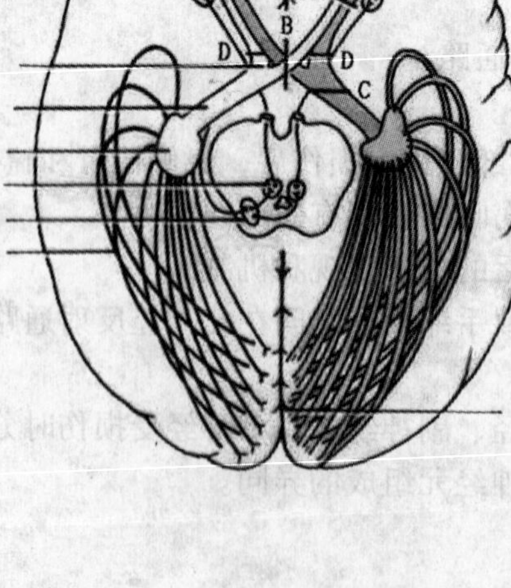

参考答案

（一）填空题

1. ①感觉传导通路　②运动传导通路
2. ①本体感觉又称深感觉
3. ①意识性本体感觉　②非意识性本体感觉
4. ①脊神经节　②薄束核　楔束核　③丘脑腹后外侧核
5. ①浅感觉
6. ①脊神经节内　②脊髓后角的固有核　③丘脑腹后外侧核
7. ①三叉神经节　②三叉神经脊束核和三叉神经脑桥核　③丘脑腹后内侧核
8. ①患侧视野全盲　②双眼颞侧半视野偏盲　③患侧视野鼻侧偏盲　④双眼对侧半视野同向性偏盲
9. ①瞳孔对光反射　②直接对光反射　③间接对光反射
10. ①消失　②存在
11. ①消失　②消失　③存在　④存在
12. ①双侧
13. ①锥体系　②大脑皮质中央前回和中央旁小叶前部　③躯体运动核　④运动神经元
14. ①皮质－纹状体－背侧丘脑－皮质环路　②新纹状体－黑质环路　③苍白球－底丘脑环路
15. ①皮质－脑桥－小脑－皮质环路
16. ①锥体外系
17. ①痉挛性瘫痪（硬瘫）　②弛缓性瘫痪（软瘫）
18. ①对侧　②同侧
19. ①面神经核下半部（管理眼裂以下面肌）　②舌下神经核
20. ①核上瘫

（二）选择题

【A 型题】

1. A　2. E　3. D　4. A　5. C　6. C　7. E　8. B　9. C

［B 型题］

1. D　2. E　3. E　4. A　5. E　6. C　7. B　8. D　9. B　10. A

【X 型题】

1. BC　2. ABC　3. ACE

（三）简答题

1．答：第一级神经元的胞体位于脊神经节内，其周围突构成脊神经内的躯体感觉纤维，分布于躯干和四肢皮肤内的痛、温觉和粗触觉等感受器；中枢突经脊神经后根进入脊髓后外侧束，上升1～2脊髓节段，终止于灰质的后角。

第二级神经元的胞体主要位于脊髓后角的固有核。其传出纤维经白质前连合交叉至对侧的外侧索和前索内上行，分别组成脊髓丘脑侧束（传导痛温觉）和脊髓丘脑前束（传导粗触觉），入延髓后改称脊髓丘系。经延髓下橄榄核的背外侧、脑桥和中脑内侧丘系的外侧，最后终止于丘脑腹后外侧核。

第三级神经元胞体位于丘脑腹后外侧核，该核发出的纤维组成丘脑中央辐射，经内囊后肢上行，投射到中央后回上2/3区和中央旁小叶后部的皮质。

2．答：第一级神经元是位于脊神经节内的假单极神经元，其周围突构成脊神经的躯体感觉纤维，分布于躯干、四肢的肌、腱、关节等处的深部感受器以及皮肤内的精细触觉感受器；中枢突经后根内侧部进入脊髓后索，在后索内上升。其中，来自第5胸节以下的纤维形成薄束，来自第4胸节以上的纤维形成楔束，居薄束的外侧。薄束和楔束的纤维在同侧上行至延髓后分别终止于薄束核与楔束核。

第二级神经元的胞体位于薄束核和楔束核内，其发出纤维行向腹侧，在中线上左右交叉形成内侧丘系交叉。交叉后的纤维转向上行，称内侧丘系，在延髓居锥体束背侧，向上经脑桥、中脑，最后终止于丘脑腹后外侧核。

第三级神经元的胞体位于丘脑腹后外侧核，其发出纤维组成丘脑中央辐射，经内囊后肢上行，投射到中央后回上2/3和中央旁小叶后部的皮质。

3．答：

	躯干和四肢浅感觉传导通路	躯干和四肢深感觉传导通路
一级神经元	脊神经节	脊神经节
二级神经元	脊髓后角	薄束核楔束核
三级神经元	丘脑腹后外侧核	丘脑腹后外侧核
投射中枢	中央后回中上部	中央后回中上部
	中央旁小叶后部	中央旁小叶后部
交叉部位	脊髓白质前联合	延髓
脊髓半横断	对侧浅感觉消失	同侧深感觉消失
内囊损伤	对侧浅感觉消失	对侧深感觉消失

4．答：第一级神经元是位于三叉神经节内的假单极神经元，其周围突构成三叉神经中的感觉纤维，随三叉神经的分支分布于面部皮肤及口、鼻粘膜感受器；中枢突构成三叉神经感觉根入脑桥，传导痛、温度觉的纤维止于三叉神经脊束核，传导触压觉的纤维止于三叉神经脑桥核。

第二级神经元的胞体位于三叉神经脊束核和三叉神经脑桥核内，此两核发出的纤维交叉至对侧组成三叉丘系，在内侧丘系背侧上升至丘脑，最后终止于丘脑腹后内侧核。

第三级神经元的胞体位于丘脑腹后内侧核，发出纤维经内囊后肢，投射到中央后回下1/3区的皮质。

5. 答：

	内侧丘系	脊髓丘系	三叉丘系
起点	薄束核、楔束核	脊髓后角固有核	三叉神经脑桥核、脊束核
止点	丘脑腹后外侧核	丘脑腹后外侧核	丘脑腹后内侧核
作用	传递对侧躯干和四肢深感觉	传递对侧躯干和四肢浅感觉	传递对侧头面部浅感觉

6. 答：第一级神经元是位于视网膜内的双极细胞，其周围突与视网膜最外层的视锥细胞和视杆细胞形成突触，中枢突与视网膜内层的节细胞形成突触。

第二级神经元是节细胞，其轴突在眼底后部视神经盘（视乳头）处集合成视神经，左右视神经穿视神经管入颅后形成视交叉，视交叉为不完全交叉，来自两眼视网膜鼻侧半的纤维交叉，来自两眼视网膜颞侧半的纤维不交叉；视交叉向后延为视束，每侧视束内含有同侧视网膜的颞侧半纤维和对侧视网膜的鼻侧半纤维；视束向后绕大脑脚，主要终止于外侧膝状体。

第三级神经元的胞体位于外侧膝状体内，由此发出纤维组成视辐射，经内囊后肢投射到枕叶距状沟两侧的皮质（视觉中枢）。

7. 答：纤维由中央前回上2/3部和中央旁小叶前部锥体细胞发出，下行组成皮质脊髓束经内囊后肢、大脑脚底中3/5的外侧部、脑桥基底部，至延髓锥体下端，约4/5的纤维左右交叉，形成锥体交叉。交叉后的纤维继续在脊髓白质外侧索内下行，即为皮质脊髓侧束，该束纵贯脊髓全长，在下行过程中，逐节终止于同侧前角运动神经元，支配四肢肌。在延髓锥体下端，皮质脊髓束小部分未交叉的纤维沿同侧脊髓前索内下行，形成皮质脊髓前束，该束仅达脊髓上胸节，在下行过程中，部分纤维经白质前连合逐节交叉至对侧，止于对侧前角运动神经元，支配躯干和四肢骨骼肌的运动；另一部分纤维始终不交叉而止于同侧前角运动神经元，支配躯干肌。所以，躯干肌受双侧大脑皮质支配，而上、下肢肌只受对侧大脑皮质支配。

8. 答：光照一侧瞳孔，引起两眼瞳孔缩小的反射，称瞳孔对光反射。光照侧的反应称直接对光反射，光未照侧的反应称间接对光反射。该反射是在视觉传导通路基础上，与动眼神经副核发生联系而完成的。其过程为：光线刺激视网膜细胞，经视神经、视交叉到视束，视束中部分纤维经上丘臂入中脑，终止于顶盖前区，顶盖前区为对光反射中枢，由此处神经元发出纤维联系双侧的动眼神经副核，动眼神经副核发出副交感节前纤维经动眼神经至睫状神经节，再由该节发出副交感节后纤维支配瞳孔括约肌，使瞳孔缩小，完成瞳孔对光反射。

9. 答：

	患侧视野	患侧瞳孔对光反射
一侧视神经损伤	全盲	直接对光反射消失 间接对光反射存在
视交叉中部损伤	双颞侧偏盲	直接对光反射存在 间接对光反射存在
一侧视束损伤	同向性偏盲	直接对光反射存在 间接对光反射存在

10. 答：如下表

	上运动神经元损伤	下运动神经元损伤
肌张力	增高	降低
瘫痪特点	硬瘫	软瘫
腱反射	增高	降低或消失
病理反射	（+）	（-）
肌萎缩	短期内不明显	短期内明显

11. 答：脊髓半横断损伤可出现感觉分离，主要表现：①损伤平面以下同侧肢体出现本体感觉和精细触觉障碍，这是因为损伤了脊髓后索的薄束和楔束；②损伤平面以下对侧肢体痛、温觉障碍，这是因为损伤了脊髓丘脑束，一侧脊髓丘脑束来自对侧的脊髓后角；③损伤面以下同侧肢体硬瘫，这是因为损伤了皮质脊髓侧束，属于上运动神经元损伤。

12. 答：针刺小指引起缩回的反射过程如下：

针刺小指→痛信息沿尺神经→脊神经节→脊神经后根→后角固有核→白质前联合→脊髓丘脑束→背侧丘脑腹后核→丘脑皮质束（丘脑中央辐射）→中央后回中部→中央前回中部→皮质脊髓束→脊髓前角运动细胞→脊神经前根→脊神经前支→臂丛→肌皮神经→缩手。

13. 答：一侧动眼神经、面神经、副神经和舌下神经损伤的症状如下：

一侧动眼神经损伤，眼外斜视，上睑下垂，对光反射调节消失。

一侧面神经损伤，额纹消失，眼不能闭合，健侧口角上斜。

一侧副神经损伤，不能向健侧转脸，不能上提患侧肩胛骨。

一侧舌下神经损伤，舌肌瘫痪，伸舌时舌尖偏向患侧。

14. 答：如下表：

	躯干和四肢浅感觉传导通路	躯干和四肢深感觉传导通路
一级神经元	脊神经节	脊神经节
二级神经元	脊髓后角	薄束核、楔束核
三级神经元	丘脑腹后外侧核	丘脑腹后外侧核

（臧卫东　丁自海）

第十七章　脑和脊髓的被膜、血管及脑脊液循环

一、复习要点

1. 硬脑膜的形态特点，大脑镰和小脑幕的位置。硬脑膜静脉窦的名称和位置。
2. 硬膜外隙、蛛网膜下隙的位置。小脑延脑池、蛛网膜粒和脉络丛的概念。
3. 各脑室的位置，脑脊液的产生部位和循环途径。
4. 颈内动脉和椎动脉的走行、分支和分布范围。
5. 海绵窦的位置和交通。
6. 血脑屏障的概念和意义。

二、名词解释

1. 硬膜外隙	亦称硬膜外腔，是位于硬脊膜与椎管骨膜之间的窄隙，内含疏松结缔组织、脂肪、淋巴管和椎内静脉丛，呈负压，有脊神经根通过。临床上行硬膜外麻醉，即将麻醉药注入此隙，以阻滞脊神经根
2. 蛛网膜下隙	亦称蛛网膜下腔，位于蛛网膜与软膜之间，其内充满脑脊液。脊髓蛛网膜下隙内有脊神经根通过，向上与脑蛛网膜下隙相通
3. 终池	为蛛网膜下隙在脊髓下端至第2骶椎水平的扩大部分，内有马尾浸泡在脑脊液中。临床上常在第3、4或第4、5腰椎间进行蛛网膜下隙穿刺，抽取脑脊液或注入药物，不会损伤脊髓
4. 大脑镰	呈镰刀形，为硬脑膜内层折叠伸入大脑纵裂内的板状突起，下缘游离于胼胝体上方
5. 小脑幕	为硬脑膜内层折叠伸入大脑横裂内的板状突起，前内侧缘游离形成幕切迹。当颅内压升高时，海马旁回和钩可能被挤入小脑幕切迹，形成小脑幕切迹疝而压迫大脑脚和动眼神经根
6. 硬脑膜窦	硬脑膜在某些部位两层分开，形成含有静脉血的腔道，称为硬脑膜窦，收集颅内的静脉血和脑脊液。窦内无瓣膜，窦壁无平滑肌不能收缩
7. 海绵窦	位于蝶鞍两侧，为硬脑膜两层间的不规则腔隙，海绵窦内有由许多结缔组织小梁互相交织成海绵状的结构。海绵窦内侧壁内有颈内动脉和展神经通过；外侧壁内自上而下有动眼神经、滑车神经、眼神经和上颌神经通过。海绵窦可借眼上静脉与面部的浅静脉交通，借卵圆孔、破裂孔处的导血管与翼静脉丛相交通，还可借岩上窦、岩下窦、横窦与颈内静脉相交通

续 表

8. 小脑延髓池	指位于小脑与延髓之间的扩大的蛛网膜下隙。临床上可在该处进行穿刺，抽取脑脊液或注入空气进行造影
9. 蛛网膜粒	在近上矢状窦处的脑蛛网膜形成菜花状突起，突入上矢状窦内，称为蛛网膜粒。主要功能是引流脑脊液入静脉血，维持脑脊液循环的动态平衡
10. 脉络丛	指在脑室壁的一定部位，血管反复分支连同其表面的软脑膜和室管膜上皮一起突入脑室内所形成的结构。脑脊液主要由脉络丛产生
11. 大脑动脉环	又称 Willis 环，位于蝶鞍上方，环绕视交叉、灰结节及乳头体，由两侧大脑前动脉起始段、颈内动脉末端、大脑后动脉起始段借前、后交通动脉吻合而成。大脑动脉环是维持脑血液供应的一种代偿的潜在动脉环
12. 侧脑室	是位于两侧大脑半球内的腔隙，内含脑脊液，可分为前角、中央部、后角和下角四部分。此四部分分别位于额叶、顶叶、枕叶和颞叶内。两侧侧脑室借室间孔与第三脑室相通。室腔内有侧脑室脉络丛，产生脑脊液
13. 脑脊液 - 脑屏障	位于脑室和蛛网膜下隙的脑脊液与脑、脊髓的神经细胞之间，其结构基础为室管膜上皮、软脑膜和软膜下胶质膜，但屏障作用较低，因此脑脊液的化学成分与脑组织细胞外液的成分大致相同
14. 血 - 脑脊液屏障	位于脑室脉络丛的血液与脑脊液之间，由脉络丛部的毛细血管内皮、基膜和脉络丛上皮共同构成。其结构基础主要是脉络丛上皮细胞之间的闭锁小带。但脉络丛的毛细血管内皮细胞上有窗孔，故仍具有一定的通透性
15. 血 - 脑屏障	位于血液与脑、脊髓的神经细胞之间，其结构基础：①脑和脊髓内毛细血管内皮细胞无窗孔，内皮细胞之间为紧密连接，使大分子不能通过；②毛细血管基膜；③毛细血管基膜外有星形胶质细胞终足围绕，形成胶质膜。毛细血管内皮细胞之间的紧密连接是血 - 脑屏障的主要结构基础

三、基本内容复习

1. 脑脊髓的动脉供应

大脑动脉环（Willis 环）：由前交通动脉、大脑前动脉、颈内动脉、后交通动脉、大脑后动脉组成

颈内动脉
- 眼动脉：主要分支有视网膜中央动脉
- 后交通动脉
- 脉络丛前动脉：内囊后肢后 2/3、苍白球、脉络丛等部
- 大脑前动脉
  - 皮质支：半球内面顶枕裂以前皮质、胼胝体和半球背外面上部
  - 中央支：额叶眶面皮质、尾状核、豆状核前部、内囊前肢、膝和后肢前部
- 大脑中动脉
  - 皮质支：半球背外面大部、颞极、岛叶
  - 中央支：尾状核体、豆状核和内囊上 3/5

- 椎动脉
  - 脑膜支：大脑镰、小脑幕及邻近硬脑膜
  - 脊髓后动脉
  - 脊髓前动脉
  - 小脑下后动脉：延髓背外侧区、小脑半球下面和第四脑室脉络丛
  - 延髓动脉
  - 基底动脉
    - 脑桥动脉
    - 迷路动脉：耳蜗、前庭、半规管
    - 小脑下前动脉：小脑半球前下面、蚓部和脑桥一部
    - 小脑上动脉：小脑半球上面、蚓部、脑桥、中脑、第三脑室脉络丛
    - 大脑后动脉
      - 皮质支：大脑半球底面和内面
      - 中央支：丘脑、下丘脑、底丘脑、中脑大部、侧脑室和第三脑室脉络丛

2. 脑血管供血区

动脉名称	供血区域
颈内动脉	额、顶、颞叶、眼和基底核等大脑半球前3/5部分
大脑前动脉	
皮质支	大脑背外侧面的上1/4、旁中央小叶
中央支	尾状核和壳前部、内囊前肢及下丘脑
大脑中动脉	
皮质支	大脑背外侧面的大部分
中央支	尾状核头，壳内侧、内囊后肢的前3/5苍白球、外囊
脉络膜前动脉	视束、外侧膝状体、内囊后肢的后2/5、丘脑及部分苍白球
后交通动脉	参与脑底动脉环的组成
眼动脉	视网膜
椎-基底动脉	大脑半球后2/5、小脑、脑干及部分间脑
大脑后动脉	
皮质支	大脑枕部，颞叶底面
中央支	大脑脚、丘脑和内囊后部
小脑上动脉	小脑上部

3. 大脑的静脉与硬脑膜窦

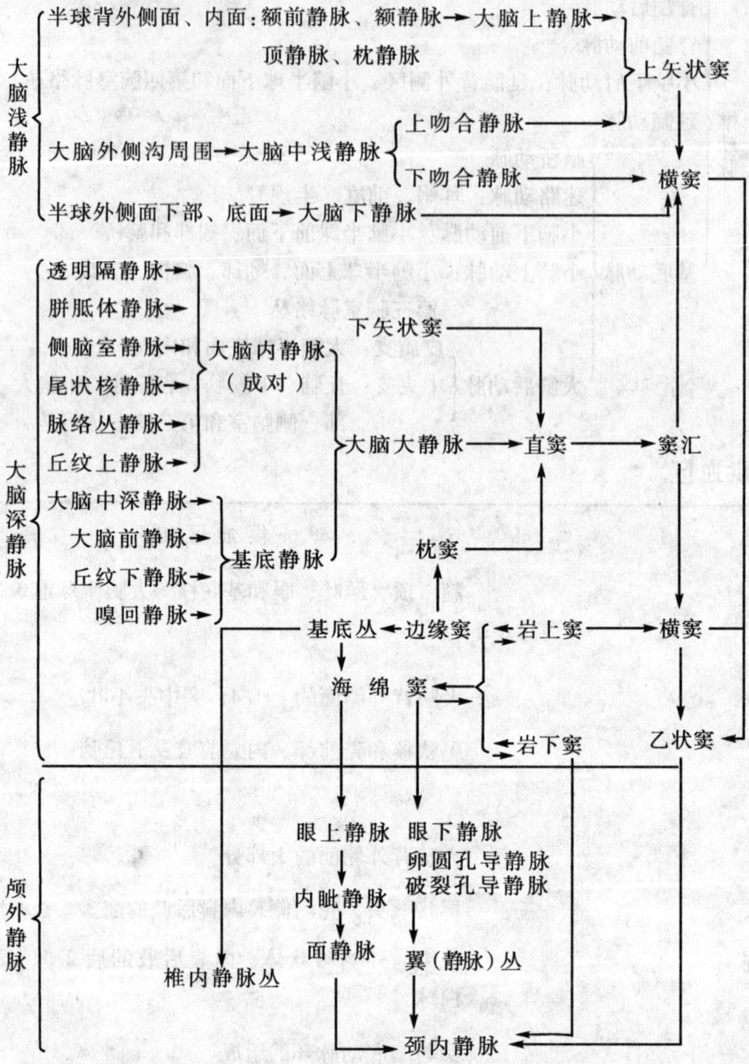

4. 颅内、外静脉的交通

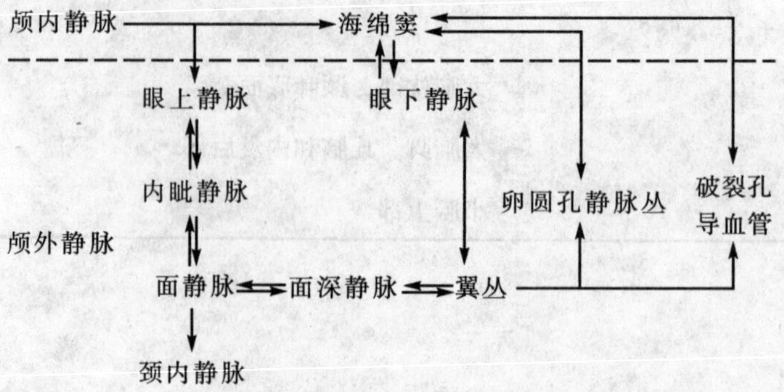

5．脑脊液循环途径

侧脑室脉络丛 ↓　　第三脑室脉络丛 ↓　　第四脑室脉络丛 ↓

左右侧脑室 —室间孔→ 第三脑室 —中脑水管→ 第四脑室 —正中孔/左右外侧孔→ 蛛网膜下隙 —蛛网膜粒→ 上矢状窦 ⟶ 颈内静脉

6．脑和脊髓被膜

被　膜	特　点
硬脑（脊）膜	①与颅顶结合疏松——颅顶骨折时易发生硬膜外血肿；与颅底结合紧密——颅底骨折时易发生脑脊液漏 ②形成三个间隔：大脑镰（两大脑半球间）、小脑幕（大脑与小脑间）、鞍膈（在蝶鞍上） ③形成硬膜静脉窦 ④硬脊膜与椎管内面之间的窄隙为硬膜外隙（可行硬膜外麻醉）
蛛网膜	①蛛网膜下隙，在某些部位扩大成池（终池、小脑延髓池） ②蛛网膜突入上矢状窦，形成蛛网膜粒（脑脊液回流的结构）
软脑（脊）膜	①紧贴脑和脊髓表面 ②在脊髓下端移行为终丝 ③连同血管、室管膜一起突入脑室形成脉络丛，产生脑脊液

四、试题精选

（一）填空题

1．脑与脊髓的被膜由外向内依次为①________、②________和③________。

2．脊髓的硬膜外隙是①________和②________之间的腔隙，临床上常在此施行③________。

3．蛛网膜与软膜之间较宽的腔隙称为①________，自脊髓下端至第2骶椎水平，此隙扩大为②________，在小脑与延脑背面之间，此隙扩大形成③________。

4．穿经海绵窦内、外侧壁的神经有①________、②________、③________、④________和⑤________。

5．脑脊液主要由①________产生，经第四脑室②________和③________进入蛛网膜下隙，最终经④________渗入上矢状窦。

6．脑的动脉来源于①________和②________，它们的分支在脑底部吻合成③________。

7．颈内动脉的主要分支有①________、②________、③________、④________和⑤________。

8. 大脑动脉环由①________及两侧的②________、③________、④________和⑤________连接构成。

（二）选择题

[A 型题]

1. 脊髓的被膜由外向内依次为
   A 硬脊膜、蛛网膜、软脊膜
   B 硬脊膜、软脊膜、蛛网膜
   C 软脊膜、蛛网膜、硬脊膜
   D 蛛网膜、软脊膜、硬脊膜
   E 蛛网膜、硬脊膜、软脊膜
2. 硬脑膜形成物不包括
   A 大脑镰
   B 脚间池
   C 小脑幕
   D 小脑镰
   E 海绵窦
3. 指出有关硬脑膜窦的错误描述
   A 由两层硬脑膜构成
   B 窦内有静脉血
   C 上矢状窦汇入窦汇
   D 直窦汇入上矢状窦
   E 乙状窦续于横窦
4. 海绵窦外侧壁自上而下排列有
   A 展神经、动眼神经、眼神经和上颌神经
   B 动眼神经、滑车神经、眼神经和上颌神经
   C 滑车神经、眼神经、上颌神经和展神经
   D 眼神经、上颌神经、动眼神经和滑车神经
   E 上颌神经、动眼神经、滑车神经和展神经
5. 不参与大脑动脉环组成的动脉有
   A 前交通动脉
   B 左、右大脑前动脉
   C 左、右大脑中动脉
   D 左、右大脑后动脉
   E. 左、右后交通动脉
6. 颈内动脉系与椎—基底动脉系的吻合支是
   A 大脑前动脉
   B 前交通动脉
   C 大脑后动脉
   D 后交通动脉
   E 大脑中动脉
7. 基底动脉的分支不包括
   A 大脑后动脉
   B 大脑中动脉
   C 小脑上动脉
   D 迷路动脉
   E 小脑下前动脉

[B 型题]

A 硬膜外隙
B 蛛网膜下隙
C 齿状韧带
D 硬脑膜窦
E 脉络丛

1. 软脑膜形成物是
2. 硬脑膜形成物是
3. 位于蛛网膜与软膜之间的是
4. 软脊膜形成物
5. 位于硬脊膜与椎管壁之间的是

A 大脑前动脉
B 大脑中动脉
C 大脑后动脉
D 基底动脉
E 小脑下后动脉

6. 视觉皮质区的血液供应为
7. 听觉皮质区的血液供应为

8. 语言中枢的血液供应为
9. 行于脑桥腹侧的是

［X型题］

1. 硬膜外隙内的结构包括
   A 椎静脉丛
   B 脊神经根
   C 脑脊液
   D 疏松结缔组织
   E 淋巴管
2. 关于脊髓被膜及其间隙，正确的是
   A 自外向内有硬脊膜、蛛网膜和软脊膜
   B 硬脊膜外隙位于硬脊膜与椎管壁之间，呈负压
   C 硬脊膜外隙中充满疏松结缔组织、脂肪和椎内静脉丛
   D 硬膜外隙与颅内硬脑膜外隙相通
   E 临床上可将麻醉药注入硬膜外隙，以阻滞脊神经根
3. 硬脑膜形成的结构有
   A 大脑镰
   B 大脑幕
   C 小脑镰
   D 小脑幕
   E 鞍膈
4. 从海绵窦内侧壁穿过的结构有
   A 颈内动脉
   B 颈内静脉
   C 动眼神经
   D 展神经
   E 视神经
5. 构成大脑动脉环的结构有
   A 大脑中动脉
   B 大脑后动脉
   C 大脑前动脉
   D 前、后交通动脉
   E 颈内动脉
6. 基底动脉的分支包括
   A 大脑后动脉
   B 脊髓前动脉
   C 后交通动脉
   D 小脑上动脉
   E 迷路动脉
7. 脉络丛存在于
   A 中脑水管
   B 蛛网膜下隙
   C 侧脑室
   D 第三脑室
   E 第四脑室

（三）简答题

1. 脑和脊髓的被膜由外向内包括哪几层？
2. 简述硬脑膜的特点及临床的意义。
3. 海绵窦在何处？有哪些重要结构通过海绵窦？
4. 大脑动脉环是怎样构成的？
5. 简述颅内、外的静脉交通。
6. 试述脑脊液的产生及循环途径。

（四）填图

1. 脑脊液循环途径

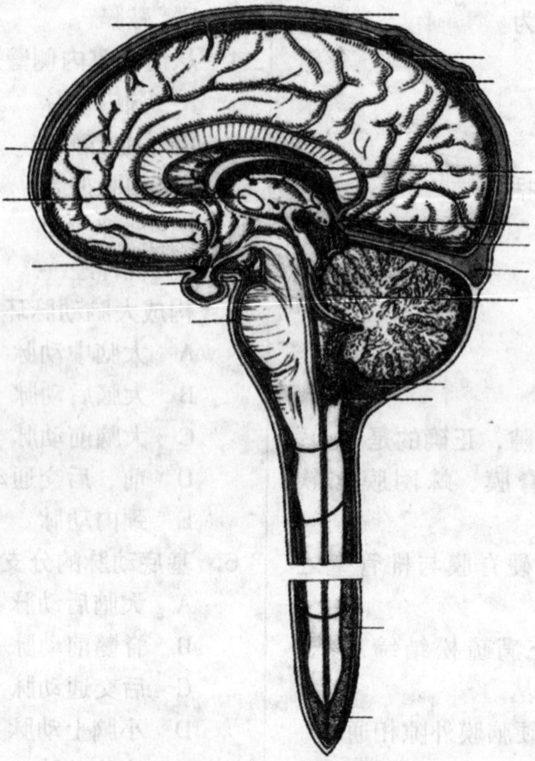

2. 脑的动脉

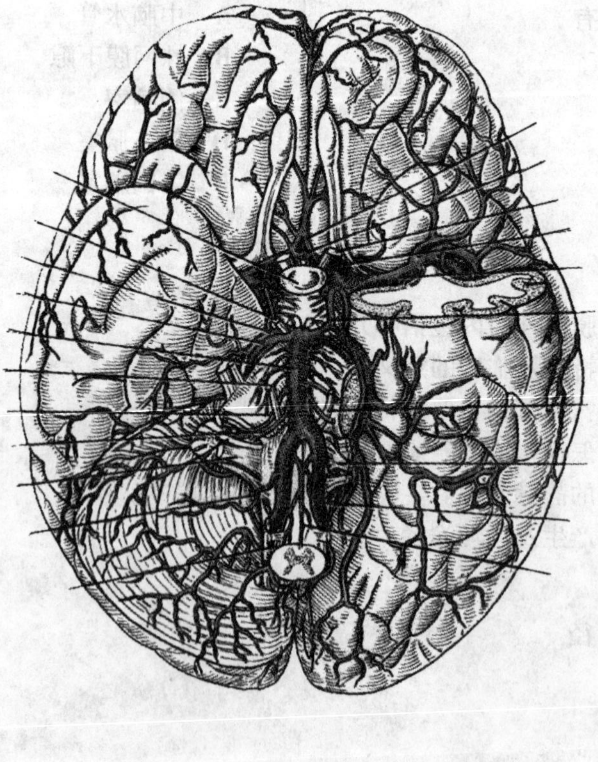

参考答案

（一）填空题

1. ①硬膜　②蛛网膜　③软膜
2. ①硬脊膜　②椎管壁　③硬膜外麻醉
3. ①蛛网膜下隙　②终池　③小脑延髓池
4. ①动眼神经　②滑车神经　③展神经　④眼神经　⑤上颌神经
5. ①脉络丛　②正中孔　③左右外侧孔　④蛛网膜粒
6. ①颈内动脉　②椎动脉　③大脑动脉环
7. ①眼动脉　②后交通动脉　③脉络膜前动脉　④大脑前动脉　⑤大脑中动脉
8. ①前交通动脉　②大脑前动脉　③颈内动脉　④后交通动脉　⑤大脑后动脉

（二）选择题

[A 型题]

1. A　2. B　3. D　4. B　5. C　6. D　7. B

[B 型题]

1. E　2. D　3. B　4. C　5. A　6. C　7. B　8. B　9. D

[X 型题]

1. ABDE　2. ABCE　3. ACDE　4. AD　5. BCDE　6. ADE
7. CDE

（三）简答题

1. 答：脑和脊髓的被膜由外向内依次为硬膜、蛛网膜和软膜。

2. 答：硬脑膜外层即颅骨的内骨膜，内层较外层坚厚。硬脑膜与颅盖骨结合疏松，当外伤时，常因硬脑膜血管损伤而在硬脑膜与颅骨之间形成硬膜外血肿；硬脑膜与颅底结合紧密，颅底骨折时，易将硬脑膜和蛛网膜同时撕裂，使脑脊液外漏。如颅前窝骨折时，脑脊液可流入鼻腔，形成脑脊液鼻漏。在某些部位，硬脑膜两层之间形成硬脑膜窦；内层折叠形成大脑镰、小脑幕等结构。

3. 答：海绵窦位于蝶鞍的两侧，窦内侧壁有颈内动脉和展神经通过；窦外侧壁有第Ⅲ、Ⅳ、V_1、V_2 对脑神经通过。

4. 答：大脑动脉环由前交通动脉、两侧大脑前动脉、颈内动脉、后交通动脉和大脑后动脉依次相互吻合而成。

5、6 题答题要点参考本章相关基本内容复习。

（丁　炯）

第十八章 内分泌系统

一、复习要点

1. 内分泌腺与外分泌腺的结构和功能比较。
2. 垂体、甲状腺、甲状旁腺、肾上腺的形态、位置和功能。

二、名词解释

1. 内分泌腺	以内分泌细胞为主形成的器官，因没有排泄管，又称为无管腺。分泌物称激素，直接进入血液或淋巴内
2. 内分泌组织	分散存在于某些器官内的内分泌细胞团，如胰内的胰岛
3. 神经垂体	为垂体的后叶，以神经组织为主，无分泌作用。其存储与释放的抗利尿激素和催产素是由下丘脑视上核和室旁核分泌的

三、基本内容复习

1. 内分泌器官

名 称	位 置	形 态	功 能
垂体	位于颅中窝的垂体窝内，借漏斗连于下丘脑	灰红色椭圆形小体	腺垂体分泌生长素及促激素等，神经垂体储存和释放抗利尿激素和催产素
松果体	位于背侧丘脑后上方，连于第三脑室顶后部	淡红色椭圆形小体，7岁后萎缩钙化	分泌褪黑素等，抑制性早熟
甲状腺	位于喉和气管前方和两侧	呈“H”形或“U”形，由两侧叶和峡部构成	分泌甲状腺激素和降钙素
甲状旁腺	两对，位于甲状腺侧叶背面	形似黄豆	分泌甲状旁腺素，调节钙磷代谢
胸腺	上纵隔前部、胸骨柄后方，贴在心包上方	分为不对称的左、右两叶（成人退化）	分泌胸腺素，产生T淋巴细胞
肾上腺	左右各一，位于肾脏上方	左侧呈半月形，右侧呈三角形	皮质分泌糖皮质激素、盐皮质激素和性激素，髓质分泌肾上腺素等
睾丸	左右各一，位于阴囊内	呈卵圆形	分泌雄激素
卵巢	盆腔卵巢窝内	呈长卵圆形	分泌雌激素、孕激素

2. 垂体各部名称及关系

- 垂体
  - 腺垂体
    - 远侧部 }前叶
    - 结节部 }前叶
    - 中间部 }后叶
  - 神经垂体
    - 神经部 }后叶
    - 漏斗部 }漏斗
  - 正中隆起 }漏斗

3. 肾上腺分泌的激素

肾上腺	分泌的激素	主要代表
皮质		
球状带	盐皮质激素	醛固酮
束状带	糖皮质激素	皮质醇
网状带	糖皮质激素	皮质醇
	性激素	脱氢异雄酮
髓质	儿茶酚胺激素	肾上腺素（主要）
	其他激素	去甲肾上腺素
		肾上腺髓质素

四、试题精选

（一）填空题

1. 内分泌系统由①________和②________组成。内分泌腺又称为③________腺，其分泌物称为④________。

2. 甲状腺可分为左、右①________和中间的②________。甲状腺峡部位于③________气管软骨环的前方。

3. 肾上腺位于①________上端，左肾上腺呈②________形，右肾上腺呈③________形。肾上腺实质由表面的④________和内部的⑤________构成。

4. 垂体位于蝶骨体上面的①________，可分为②________和③________两部。

5. 胸腺位于①________，在②________后方，胸腺素能使原始淋巴细胞从③________转化为④________的T细胞。

（二）选择题

【A型题】

1. 属于内分泌腺的是

A　腮腺

B　肾上腺

C　前列腺

D　泪腺

E　舌下腺

2. 不属于内分泌腺的是
   A 睾丸
   B 卵巢
   C 甲状旁腺
   D 松果体
   E 腮腺
3. 属于神经垂体的结构是
   A 前叶
   B 远侧部
   C 结节部
   D 中间部
   E 漏斗部
4. 甲状腺峡位于
   A 舌骨前方
   B 第2~4气管软骨环前方
   C 环状软骨前方
   D 第2~4颈椎前方
   E 甲状软骨前方
5. 缺碘可引起哪一内分泌腺体肿大?
   A 肾上腺
   B 松果体
   C 甲状腺
   D 甲状旁腺
   E 垂体

【X型题】

1. 属于内分泌腺的是
   A 垂体
   B 甲状腺
   C 甲状旁腺
   D 肾上腺
   E 松果体
2. 甲状腺
   A 分左、左两个侧叶和中间的峡部
   B 上达甲状软骨中部
   C 下抵第6气管软骨环
   D 吞咽时可随喉上下移动
   E 峡部位于2~4气管软骨环的前方
3. 肾上腺
   A 是成对的器官
   B 位于肾的上内方
   C 左侧的近似半月形
   D 右侧的呈三角形
   E 分为皮质和髓质两部分
4. 垂体
   A 位于垂体窝内
   B 分为神经垂体和腺垂体
   C 借漏斗连于下丘脑
   D 外面有坚韧的硬脑膜
   E 神经垂体合成和释放抗利尿激素和催产素
5. 松果体
   A 位于丘脑后上方
   B 儿童时期较发达
   C 成年时常出现钙化
   D 分泌褪黑素
   E 抑制性器官早熟
6. 甲状腺素分泌不足时，可引起
   A 侏儒症
   B 呆小症
   C 黏液性水肿
   D 地方性甲状腺肿
   E 突眼性甲状腺肿

（三）简答题

1. 简述甲状腺的形态，位置、功能和血液供应。
2. 试述肾上腺的形态、位置、功能和血液供应。
3. 简述垂体的形态、位置和分部。

（四）填图

甲状腺的形态

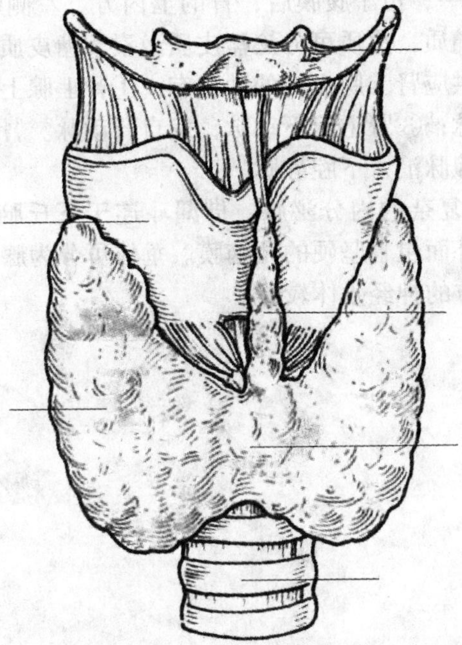

参考答案

（一）填空题

1. ①内分泌器官 ②内分泌组织 ③无管 ④激素
2. ①侧叶 ②峡部 ③第 2 ~ 4
3. ①肾 ②半月 ③三角 ④皮质 ⑤髓质
4. ①垂体窝 ②腺垂体 ③神经垂体
5. ①胸腔前纵隔上部 ②胸骨柄 ③无免疫能力 ④有免疫能力

（二）选择题

【A 型题】

1. B 2. E 3. E 4. B 5. C

【X 型题】

1. ABCDE 2. ABCDE 3. ABCDE 4. ABCD 5. ABCDE 6. BCD

（三）问答题

1. 答：甲状腺形如"H"，分为左右两侧叶，中间以峡部相连。侧叶贴附在喉下部和气管上部的侧面，上达甲状软骨中部，下抵第6气管软环。峡部位于第2～4气管软环的前面。甲状腺分泌甲状腺素。供应甲状腺血液的动脉有：①甲状腺上动脉，发自颈外动脉，分布于甲状腺和喉；②甲状腺下动脉，发自锁骨下动脉的甲状颈干，布于甲状腺侧叶下端。

2．答：肾上腺左右各一，位于腹膜后，肾的上内方。左侧的近似半月形，右侧的为三角形。其实质分为皮质和髓质，皮质可分泌盐皮质激素、糖皮质激素和性激素，髓质分泌肾上腺素和去甲肾上腺素。供应肾上腺血液的动脉有：①肾上腺上动脉，发自膈下动脉；②肾上腺中动脉，发自腹主动脉；③肾上腺下动脉，发自肾动脉。肾上腺的静脉：左肾上腺静脉汇入左肾静脉；右肾上腺静脉汇入下腔静脉。

3．答：垂体是人体最复杂的内分泌腺，借漏斗连于下丘脑，呈椭圆形，位于颅中窝、蝶骨体上方的垂体窝内，外面包着坚硬的硬脑膜。垂体可分为腺垂体和神经垂体两部分，位于前方的腺垂体较大，后方的神经垂体较小。

（丁自海）